求知若渴

未来视角下的生命与健康

(美)杨 毅 /著

HUNGRY FOR KNOWLEDGE
Life and Health from a Future Perspective

重庆大学出版社

图书在版编目(CIP)数据

求知若渴：未来视角下的生命与健康 /(美) 杨毅
著 . -- 重庆：重庆大学出版社, 2024.9. --(医学科
普书系). -- ISBN 978-7-5689-4583-7

Ⅰ. R19-49

中国国家版本馆 CIP 数据核字第 2024HK3401 号

求知若渴：未来视角下的生命与健康
QIUZHIRUOKE: WEILAI SHIJIAO XIA DE SHENGMING YU JIANKANG
〔美〕杨 毅 著
策划编辑：胡 斌

责任编辑：陈 力　版式设计：胡 斌
责任校对：王 倩　责任印制：张 策

*

重庆大学出版社出版发行
出版人：陈晓阳
社址：重庆市沙坪坝区大学城西路 21 号
邮编：401331
电话：(023)88617190　88617185(中小学)
传真：(023)88617186　88617166
网址：http：//www.cqup.com.cn
邮箱：fxk@cqup.com.cn(营销中心)
全国新华书店经销
重庆正文印务有限公司印刷

*

开本：720mm×1020mm　1/16　印张：26.25　字数：391 千
2024 年 9 月第 1 版　2024 年 9 月第 1 次印刷
ISBN 978-7-5689-4583-7　定价：69.00 元

作者简介

杨毅,毕业于四川大学华西临床医学院临床医学专业(1977届),获东南大学医学院硕士学位,英国格拉斯哥大学临床医学博士学位。作为临床前、临床药物研发和临床医学资深专家,杨毅博士拥有7年从医经验和25年药物研发经验,专精于小分子和生物制剂的安全评估及药物警戒。在心血管、肿瘤学、免疫学、疾病预防、健康医学等领域均有深入研究,曾参与多个新药的IND/NDA试验方案设计和效益/风险评估,促进多款新药成功上市。杨毅博士曾在美国先灵葆雅、诺华制药、强生制药等全球知名药企任职,并在赛诺菲(中国上海)担任亚太地区药物安全评价负责人6年。杨毅博士积极参与国际学术交流,是美国非临床数据交换标准安全药理工作小组成员,中国药理学会安全药理学专业委员会副主任委员,曾任中国外商投资企业协会药品研制和开发工作委员会(RDPAC)非临床工作组组长,国家药品监督管理局药品审评中心(CDE)国际药品研发和注册准则(ICH)工作组的跨国公司代表,以及四川大学、暨南大学客座教授。他的丰富经验和专业知识，使他成为医疗健康和药物安全领域的领军人物。杨毅博士在国际期刊发表论文27篇，参与英文专著写作2本（美国John Wiley & Sons出版公司出版）。

序　言

　　当杨毅博士邀请我为本书撰写序言时,我感到非常荣幸。我非常惊喜地发现,这本书不仅涉及地球和温室效应,还涉及医学、药学、生物学、遗传学和心理学的最新知识和概念,涉猎面之广,超过了大多数的健康科普书籍。

　　杨毅博士是恢复高考后的第一届大学生,毕业于华西医科大学,当时称四川医学院,现在已与四川大学合并。我认识杨毅博士是在1983年3月,他那时是成都市第五人民医院内科住院医师,指导我们实习医生。第一次认识他,不仅因为他的医术,更因为他文采飞扬的诗人气质。杨毅博士在出国前已经在国内两家教学医院工作多年,积累了丰富的临床经验。在英国格拉斯哥大学(University of Glasgow)医学院获得博士学位后,他先后就职于多家生物制药公司,从事临床前和临床药物安全评价工作。杨毅博士曾驻上海数年,作为亚太的药物安全部门负责人参与了一家全球制药公司的研发项目,了解中国实情。所有这些临床和科研、医学和制药、国外和国内的研究奠定了他丰富的医药领域的知识和经验，拓展了他对生命和健康的眼界、视角和水平。我想，正是这种医学、药物开发与文学修养及社会思考的结合，才促成了这本有关"未来视角下的生命与健康"深入浅出且妙趣横生的大作。

本书着眼于生活中那些充满挑战和机遇的抉择，无论是生活态度、价值定位、职业选择，还是关乎家庭和个人的健康与医疗。每个人都不可避免地要面对这些决策，它们直接塑造了我们的生活轨迹。生活中有一种智慧，称为"Evidence-based assessment or informative decision"，即基于证据的评估或信息支持的决策。在这个信息爆炸的时代，我们需要信赖可靠的数据和正确的知识，才能做出明智的选择。就像面对健康问题时，我们需要依赖医学知识和专业医生的建议，凭直觉或盲目相信谣言可能导致错误的决定。当我们拥有了临床检测结果、专业医生的意见以及医学研究的支持时，就能做出更合理的治疗决策，以实现更好的健康结果和生活质量。然而，在追求健康生活的道路上，我们常常会被误解所困扰，也会陷入谜团之中。这些误解不仅可能影响我们对健康的理解，还可能影响我们的健康抉择。本书将带领我们一起探索这些问题，看看它们是如何影响我们的生活的。

首先，本书讨论了关于健康的误解。有些人认为健康仅仅与身体状况有关，忽视了心理健康的重要性。然而事实是，心理健康和身体健康是相辅相成的，它们共同影响着人们的整体健康。譬如，人们还常常错误地将严格的节食和限制性饮食视为健康的代名词，而忽视了均衡饮食的重要性，实际上，过度的限制性饮食可能会带来营养不良和健康问题。譬如，人们有时会将外貌与健康画上等号，然而健康远远不止外表的美丽，它还包括了心理健康、营养摄入、充足的睡眠以及适度的运动。再譬如，人均预期寿命在不断提高，让人们不得不面对人口老龄化对健康的影响这一问题，老龄化社会面临着许多特殊的健康挑战，如慢性疾病的增加和营养问题，这也为人们提供了更多机会来重新思考健康，更全面地看待它，不仅局限于生命的长度，更关注生命的质量。

在一个不断演变、错综复杂，充满好奇与探索的世界里，本书将为你打开一扇超越界限的智慧之旅的大门。深入知识的领域，它邀请你穿越科学、哲学和人类经验的交叉点。透过书页，人们可以踏上一场奥德赛之旅，穿越多样的风景，从周围的奥秘到自我的谜团，从医学的复杂性到未来的远景。

旅程始于第一章，为"看世界"，揭开了笼罩在环境周围的误解和谜团、道的本质、不同生命的相互关联，以及等待我们的未知机遇，共同构成了探索的背景。从人类与自然之间充满活力的互动到存在的平行维度，每个主题都打开了一个新的透镜探索世界。

第二章为"看自己"，内省成为主要关注点，面对人们关于自身的误解和欠知，深入探讨了健康和幸福的复杂性和多维性，重新塑造我们生活的心理维度，探索影响人们的恐惧和焦虑心理，分享人生路上关于生命和健康的思考。

随着第三、四章对医学与药物的探讨，本书引领我们进入了科学与人性交汇的领域。严肃的医学元素与温情交织在一起，揭示人性的复杂和医学的意义。从药物开发与临床试验的复杂性，到医学伦理与安全的重要之处，穿越治愈和治疗的景观，揭示神话，获得洞见。

航程在第五章"看未来"中继续，读者将看到前方展开的一系列可能性。从与智能机器人共存到拥抱数字货币，从深入生物技术的奥秘到设想数字化世界中的生活，这一章将人们推向前方，挑战人们对现实的看法，鼓励人们考虑地平线之外的事物。

在本书中，杨毅博士采用快餐式的书写方式，以期适应当下快节奏的生活方式和阅读习惯。全书通过200余个思想火花捕捉人们生活中最关心的话题，用简明扼要的内容，尽量辅以科学依据，专注于传递核心概念，以便读者可以在短时间内获取信息。我相信一些读者可能因为此书提供的新的认知而感到满足，而其他人可能因为书中某些章节、某个观点与他们现有的想法不谋而合感到欣慰。我希望本书的阅读体验能够使我们在繁忙的生活中轻松地获取丰富的知识或观点，揭开多个健康误解的神秘面纱，探索它们是如何影响我们的选择和生活的。但愿通过对这些问题的深入探讨，我们能够更加明智地抉择，迈向更健康、更充实的人生旅程。

让我们一起踏上这个充满发现的探索之旅吧！

陈 雁

中国科学院上海营养与健康研究所研究员、学术副所长

2024年4月

引　言

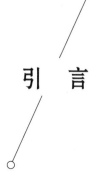

　　人生是一个充满抉择的过程,我们每时每刻都在做出各种决策,如选择职业、投资理财、婚姻和家庭规划等。在这些众多抉择中,一个我们生活中无法避免的抉择便是对自己和家人的健康医疗进行抉择。然而,为了做出明智的决策,我们需要依据合理的信息和必要的相关知识,这就是所谓以证据为基础的评估或以信息为支撑的决策。为此我们需要依赖可靠的信息和正确知识来指导我们合理选择。

　　近年来,随着生活水平和质量的显著提高,人们越来越多地关注个人健康、健康生活方式、用药安全、心理健康、工作与生活平衡,以及提高生活质量和幸福感。通过此书,我想与读者一起深入探讨,并回答这些对我们的健康和幸福生活至关重要的问题。我希望通过生动有趣又科学严谨的讲解,帮助大家走出健康认知的误区,并提升大家对药物安全的知识水平。无论你是对健康有兴趣的个人,还是专业人士,本书都将为你提供有价值的信息和见解。让我们共同解开健康生活中的误解和谜团，走上一条更健康人生的道路。

截至2021年，根据世界卫生组织（World Health Organization，WHO）的统计，全球平均人均预期寿命约为73.2岁。中国人均预期寿命提高到78.2岁，指标居于中高收入国家前列。但是，人口老龄化涉及许多特殊的健康问题，比如慢性疾病多发、营养不良、骨质疏松致跌倒和骨折、认知功能下降、记忆力减退阻碍人们更新知识及掌握新的生活技能（特别是使用智能生活设备时），以及面临对心理和身体健康造成负面影响，社交障碍和孤独感，从而进一步增加了整个人类社会对健康理念认知的挑战。

在我们追求健康生活的过程中，关于健康生活常见的几种误解举例如下。

只注重身体健康而忽视心理健康：很多人认为健康仅仅指身体的健康状况，而忽视了心理健康的重要性。实际上，心理健康和身体健康是相互关联的，两者都对整体健康产生影响。健康是一个综合性的概念，涵盖了身体、心理和社交层面的健康。仅仅关注身体健康而忽视其他方面会导致我们的健康观念不够全面和平衡。我们需要认识到健康是一个综合且多元的概念。

严格的节食和限制性饮食等于健康：有些人错误地认为通过极端的节食和限制性饮食方式可以实现健康。然而，过度限制食物摄入可能导致营养不良、代谢紊乱和身体功能紊乱等问题。健康的饮食应该是均衡多样的，包括各类营养素，并且适应个体的需求和偏好。

把外表的美丽等于或高于健康：即所谓的"宁要风度，不要温度"。年轻人的一种常见的误解是将健康与外貌联系在一起。人们往往认为只有拥有苗条的身材或漂亮的外表才算是健康。然而，健康远远不止这些，它涉及身体的各个方面，包括心理健康、营养摄入、充足的睡眠、适度的运动等。

自我诊断和治疗：许多人倾向于通过互联网搜索症状，进行自我诊断和治疗。然而,这种自我诊断和治疗的方式存在很大的风险,因为相似的临床症状可能与多种不同的疾病相关,而只依靠互联网信息容易产生误导。正确的做法是及时咨询专业医生,获得准确的诊断和治疗方案。

忽视早期预防和定期筛查:很多人都忽视早期预防和定期筛查,采取无所谓的态度,不愿意花钱和花时间。结果是可能等到疾病发展到晚期才寻求医疗帮助,这样治疗的效果可能会大打折扣。早期预防和定期筛查可以帮助发现潜在的健康问题,并采取相应的干预措施,有助于提前诊断和治疗疾病。

过度依赖药物治疗:许多人对药物治疗存在过度依赖的观念。他们希望通过服用药物快速治愈疾病,而忽视了其他治疗手段的重要性,比如改变生活方式、调整饮食、疏导心理等。药物治疗是一种重要的治疗方式,但并不适用于所有疾病,且药物也存在副作用。在接受治疗时,应综合考虑多种治疗手段,制订个体化的治疗方案。

忽视药物使用的风险和副作用:一些人在使用药物时,可能忽视了药物的风险和副作用。他们会在没有咨询医生意见的前提下,自行决定停药或改变剂量,导致治疗效果不佳或出现严重的副作用。

药物是万能的:有些人误以为药物可以解决所有的健康问题,无论是轻微的不适,还是严重的疾病。实际上,药物只是医学治疗的一种手段,适用于特定的疾病。对于许多健康问题,包括一些慢性疾病和预防性措施,改变生活方式和采取非药物治疗可能更有效。

自行购买和使用处方药:有些人可能忽视了处方药的重要性,自行购买和使用这些药物,而不经过医生咨询和监督。处方药的使用应该在医生的指导下进行,因为它们可能具有潜在的风险和副作用。医生会考虑患者的病情、过敏反应和其他药物之间的相互作用等因素,确保药物的安全性和有效性。此外,当你从药店购买药品时,是否阅读了药品说明书上的警示和安全信息?如果你阅读了药品说明书,是否理解其中的药物安全和用量信息呢?

医学治疗是唯一的选择:有些人可能过分依赖医学治疗,将其视为解决所有健康问题的唯一选择。然而，许多健康问题可以通过综合的治疗方法得到改善，包括生活方式的改变、营养调整、心理疏导等。有时，综合治疗可能比单一的药物治疗更有效，尤其是在慢性疾病的管理和预防方面。

当我们对健康存在误解时，很可能会采取错误的行为和决策。为了应对周围的误解和谜团，我们需要积极主动地寻求正确的健康知识和信息。同时，我们需要培养批判性思维，学会辨别真实和虚假的健康信息。重要的是，要建立一个支持和促进健康知识的社会环境，与他人分享正确的健康信息，以帮助他人避免误解和谜团。

本书旨在呈现关于健康和健康生活的当前知识，并揭示其中的一些误解和谜团。本书的目标前提是在尽量提供基于科学证据的信息的基础上，帮助读者更好地理解健康生活的真相，并避免常见的误解和谜团。我们将探索不同方面的健康问题，包括营养、运动、心理健康、疾病预防和医疗诊治等，并解答一些常见但不知道正确答案的问题。通过增加对健康的正确理解，可以做出更明智的决策，采取更合理有效的行动来改善自己的健康和生活。

健康不能孤立地存在，健康是一个复杂的概念。由于人类不是生活在真空中，而是生活在不断演变的大自然和日新月异的社会变更之中，我们又随时与不同的环境因素和社会文化习惯等互相作用，面对不同生命时期的不同生活挑战，包括成长、学习、求职、交友、婚姻、抚养、疾病和生死等。对于如何在这些挑战中寻求最大化的幸福感和满足感，本书将以五个章节从不同层面与读者共同探讨这些问题，以确保每个话题都得到足够的关注，同时也便于读者选择他们最感兴趣的内容。为此，在本书编写过程中，除了传统的健康相关内容，笔者还探讨了与人类健康直接或间接相关的外部环境因素，其中包括地球上与人类共存并与人类健康息息相关的其他生命形式（某些生物可能对人类构成威胁，而其他生物则有可能是人类未来健康解决方案的关键），以及关于人类赖以生存的地球和当前宇宙学说。

本书5个章节的内容如下。

看世界：探讨如何在不断变化的大环境中找到自己的位置；分析社会、文化、经济和政治如何影响我们的日常生活；提供策略和工具，帮助读者更好地适应和应对外部环境新的挑战。

看自己：深入探讨自我意识、自我认知和自我实现；分析情感、心理和生理健康的重要性，并提供相应的建议；讨论如何在关系、职业和其他生活领域中实现平衡与和谐。

看医学：介绍现代医学如何帮助我们应对生活中的健康挑战；分析传统医学和替代医学的角色和重要性；提供预防、诊断和治疗各种疾病的策略和建议。

看药物：本章主题是药物，涵盖药物的定义、疗效、研发过程、剂量和给药方式、药品安全性以及药物的副作用等多个方面；讨论抗生素抗药性和病毒如何逃避疫苗等重要议题；探讨药物在医学和健康领域的关键作用。

看未来：探讨未来的趋势，如科技、健康、经济和社会等方面的发展；分析未来的挑战和机会，并提供相应的应对策略；讨论如何为未来做好准备，实现更好的生活质量和幸福感。

有关健康的话题是如此包罗万象，不可能一一囊括在一本书里，因此对更多有关生命健康的探讨将根据读者的需求以多册继续撰写发行。

最后，我想对尊敬的读者们说，我从小就是一个好奇的孩子，最喜欢的书是《十万个为什么》，至少在青春期前，我几乎把那时少得可怜的零花钱都拿来收集了这一系列丛书。我在读小学的时候，几乎每天中午课间操都要跑回家给全家人煮饭，我就发现并思考为什么高压蒸汽锅的蒸汽从锅盖中心的出气孔喷出的时候是倒锥形的？（你有自己的答案吗？）这颗好奇的心伴我长大成人，走南闯北，漂洋过海。好奇往往求真，因此，这颗好奇心也"害人不浅"，让我在社会交往中显得很"晚熟"。我目前在这个方面最大的进步也许只是从小时候的"不成熟"到而今成人之后的"不够成熟"。这好奇心也许让我不能永远完全成熟。好在人生有不同的年龄判定标准。在此我还是要感谢我的母亲和父亲，至少是他们其中的一位把这个比较好奇的基因遗传给了我。因为没有好奇心，我就不可能把这本书分享给你们。书中所写的内容，绝大部分都是我平常生活中因为好奇而去询问、去求证、去寻找答案。我可以没有答案而活着，但是不能因为没有问题而活着。于是，平时积累的思和索，逐渐积累成集，形成了这本书，与大家分享及批评指正。对我而言，写书的目的无疑首先是供读者阅读。这个过程既是知识的传播，又是自我的思考和梳理。因此，本书中的观点和看法也不免带着自己的倾向、印迹及期望，但是这些观点只是我的管见所及，是分享，是商讨，而不是劝诫。随着知识不断积累以及人生经验的不断丰富，无知的边界会随着圆的周长变大反而增加。

沃尔特·迪斯尼（Walt Disney）曾经说过："我们不断前进，开启新的大门，尝试新的事物，因为我们充满好奇心，而好奇心不断引领我们走向新的道路。"我衷心希望本书能成为您健康方面的知识小助理，帮助您踏上探索健康和幸福的新旅程。

非常感谢陈雁博士在撰写本书序言时给予我的宝贵帮助。作为中国营养健康等学科的领军人物之一，陈雁博士学术前沿的专业知识和深刻的见解不仅极大地启发了我，并为我提供了宝贵的支持，更为整本书增添了更多的价值和深度。

特别感谢重庆精典书店创始人杨一先生始终如一地对我撰写本书的启发、鼓励和支持。没有数年前一次朋友聚会与他的攀谈，也许就没有此书与读者见面的机会。

　　最后，非常感谢重庆大学出版社所有参与此书编辑、发行的团队成员的辛勤努力。

　　谨以此书献给所有爱过我、帮助过我、启发过我的人。

杨毅

2024年4月

目录

/第一章/

看世界 我们周围的误解、谜团和探讨

/第二章/

看自己　我们或许并不了解自己

/第三章/

看医学 哪里热爱医学艺术，哪里就有对人性的热爱

/ 第四章 /

看药物 药物不是一把刀，而是一柄双刃剑

/ 第五章 /

看未来　以自信和健康的步伐走向未来

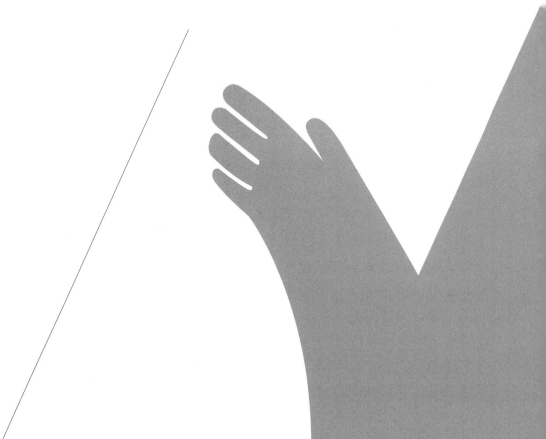

第一章

看世界

我们周围的误解、谜团和探讨

1.1 大道至简，大道相通

不知道你是否观察到，人老了，头发总是从头顶开始脱落；冬天来了，树叶通常从树顶开始凋零。这一现象引发了一个有趣的思考：为什么这些不同的生物现象之间存在如此耦合？为了更好地理解这一点，我们或许可以从人体的血管系统和树叶的脉络分布开始分析。

伸出你的手，仔细观察手背上的经脉分布与走向，你会发现它们与树叶的脉络有着惊人的相似之处。毛细血管网在人体中起着输送氧气和营养物质的重要作用，而树叶的脉络则是为了输送水分和养分。在看似不相关的生物体中，具有相似的结构是因为它们各自进化来完成相同的工作，而不一定是因为它们来自一个共同的祖先。这种相似性暗示着生物体内部的系统和结构可能存在一种普遍的优化原则，以适应其所处的环境和生存需求。

如果我们进一步观察不同脊椎动物和哺乳动物在胚胎早期的发育过程，会发现它们之间也存在着惊人的相似性和同源性。尽管这些动物出生后在形态上呈现出了千姿百态的差异，但在胚胎发育的早期阶段，它们的相似性却是如此显著（图1-1）。这表明不同生物之间存在一种共同的遗传蓝图或发育过程，从而导致它们在早期发育阶段的这样惊人的相似。

此外，让我们将目光聚焦于基因，这是携带遗传信息的生物基本单位。基因由4种碱基的不同配对组合形成。这些不同的配对组合创造了多种多样的形态特征和功能表达。就像电脑语言仅通过0和1就可以编码世界上的各种信息，与此相似，物理学中的基本波动也表现为二元状态。世间所有事物似乎都是基于这些基本单位的组合和变化。这种在生物界和非生物界之间的相似性揭示了它们之间的某种共性。

另一个例子是原子。原子是构成物质世界的基本单元。原子由带正电的原子核和带负电的电子组成，当带正电的原子核和带负电的电子相等时原子就处于稳态，这不正类似于中医学中的最根本的阴阳概念？阴阳相辅相成，构成了平衡和谐的世间体系。

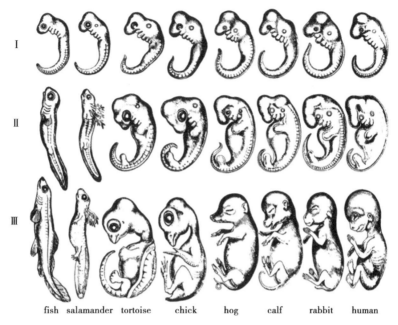

图 1-1　脊椎动物和哺乳动物在胚胎早期发育过程的相似性和同源性

注：鱼（fish）、蝾螈（salamander）、乌龟（tortoise）、小鸡（chick）、猪（hog）、小牛（calf）、兔子（rabbit）、人类（human）在其早期的发育过程中存在相似性和同源性

（图片转自《给孩子的生命简史》，中信出版集团）

最后，一个家庭、一个社区与一个国家虽然在规模和复杂性上存在很多差异，但是在相互联系、共享目标和价值观、社会互动和合作、身份和归属感、责任和关怀、治理和秩序等功能和结构层面上却有许多共同之处。

这些例子都支持"大道至简，大道相通"的观点。尽管不同的学科或不同的领域拥有各自独特的工作机制和原则，但在更高的层次上，它们可以统一起来。这意味着存在一些普遍的规律和原则，贯穿于不同学科之间，从而使得看似不相关的现象之间存在着某种联系。这种相似性与大道至简，大道相通的哲学思想密切相关。大道至简提示，不同事物的运行规律在最高层次上可以简化为阴阳、正负或 0 和 1；大道相通强调事物之间的共性和一致性，即使在表面上它们可能呈现出不同的形态和特征。

例如，在研究生命现象和物质世界时，生物学、物理学和化学都遵循一些共同的基本原则，如能量守恒、进化理论和分子相互作用等。尽管各学科有其特殊性，但在核心层面上，它们共享了许多基本原则和方法。这也许能解释为什么在业界的领导地位的某些首席执行官，并不一定必须是某个具体行业的专家。

理论物理学界有一句名言："现象是复杂的，规律是简单的，是可以被理解的"。这句话体现了科学家和数学家对于理论的追求——简洁而优雅。他们相信，复杂的现象背后，往往隐藏着一个简单、优美的规律或原理。这也是为什么当一位科学家或数学家提出一个新的理论或方程时，他们通常会选择最为简洁和直观的方式来描述它。如爱因斯坦的相对论公式 $E=mc^2$，虽然涉及的物理原理非常复杂，但它以极其简洁的方式总结了能量与质量之间的关系。由此可见，宇宙中也许存在着某种固有的秩序和美感。

总之，人体血管系统与树叶的脉络相似性，不同哺乳动物早期胚胎发育的共性，基因与计算机信息存储、原子与中国传统医学的联系，都表明了生物界内部乃至世间万物的相似性。这些相似性与"大道至简，大道相通"的哲学观点相契合，认为不同学科和领域中的机制和原则在更高层次上可能是统一的。通过深入研究和理解这些共性，我们可以更好地探索自然界的奥秘并推动学科之间的交叉融合。

英国诗人威廉·布莱克在《天真的歌》中写道："To see a world in a grain of sand. And a heaven in a wild flower. Hold infinity in the palm of your hand. And eternity in an hour.（一沙一世界，一花一天国，君掌盛无边，刹那即永恒。）"据说这首诗为当代的杰出物理学家斯坦福大学张首晟教授所爱，现在也刻在了英年早逝的他的墓碑上。

1.2　人生是一次机遇

生命在地球上的形成源于宇宙中的无数偶然事件。一百三十八亿年前宇宙诞生了，而在这广袤无垠的宇宙中，在可观测宇宙中估计有数十亿甚至数万亿颗行星,其中一颗被称为"地球"的行星成为孕育我们生命的温床。在这个宏伟的宇宙中,人类的出现是多么渺小而令人惊讶。从最早的单细胞生物到现在的高度复杂的生物体,每一步都可能是机遇与不确定性的结合。我们人类作为这个星球上的生命形式,是整个演化历程中的幸运儿。

我们的存在始于我们父母的相遇。每个人的父母在遇到彼此之前,有着自己独特的人生经历和选择。他们的相遇和结合是如此偶然,以至于稍微改变一点点过去的事情,我们可能就不会存在。例如,如果父母在不同的时间或地点相遇,如果他们在生命中的某个关键时刻作出了不同的选择,我们的命运就会完全改变。这种偶然性提醒着我们,我们来到这个世界上是一个机遇。

在我们的生命中,更微妙而神秘的偶然性发生在受精过程中。当一个精子偶然地穿过卵膜时,一个新的生命开始了。在数以亿计的精子中,只有一个能够与卵子相结合,这是一个概率极低的事件。如果我们考虑到所有可能的因素和变量,如精子的速度、形状和卵子的状态,我们就能够真正体会到生命的诞生是多么的不可思议。每个人都是这种奇迹的产物,每个人的存在都是如此宝贵和独特。

我们生活在一个充满不确定性的世界中。所有事物都在不断地运动和变化,而世界上的动态相互作用是连续不断的。无论是自然界的天气变化、地壳运动,生物的繁衍,还是人类社会中的政治变迁、经济波动、科技创新等都展示了不确定性的本质。不确定性带来了各种各样的吸引力、惊喜和风险。然而,不同人在微观层面的生活环境或从事的职业又决定了他们所面临的不确定性的种类和程度。

生命中的风险不可确定不可避免。唯一的区别在于风险的程度和类型。在面对这种不确定性和风险的时候,我们常常面临选择的困境。无论是职业发展、人际关系,还是日常决策,都会涉及一定的风险。这些风险可能带来成功,也可能导致失败,但它们都是成长和进步的机会。有些事情我们可以通过自己的努力和决策来改变或改善,但有些事情超出了我们的能力和控制范围。例如,我们无法控制自然灾害、他人的行为或全球经济的运行。在这些情况下，我们只能勇敢地面对和接受我们所遭遇的一切。

对于我们自己和孩子们来说，畏惧和躲避风险是人之本能，但有时不是一个最佳选择。如果我们总是过度保护、躲避风险、逃避挑战，我们将无法成长和发展。阿比盖尔·亚当斯（Abigail Adams）是美国第二任总统约翰·亚当斯（John Adams）的妻子，同时也是美国第六任总统约翰·昆西·亚当斯（John Quincy Adams）的母亲。她说过这样一句话："It is not in the still calm of life, or in the repose of a pacific station, that great characters are formed. The habits of a vigorous mind are formed in contending with difficulties.（伟大的人格特质不是在平静的生活或无风的太平洋港湾里形成的。一个精力充沛的人的习惯是在同困难斗争的时候养成的。）"生命中的经验和教训往往来自我们勇敢面对风险，并努力克服困难的时刻。当然，我们不是盲目地追求风险，而是要有必要和经过计算的风险。因此，不要让恐惧和不安阻止我们追逐梦想，而是让我们勇敢地迎接挑战，超越自我。

生活是充满挑战的旅程，我们必须准备好面对不确定性和风险。我们要学会接受那些我们无法改变的事实，寻找解决问题的方法，或者适应变化的环境，专注于那些我们可以改变和影响的方面。同时，我们要保持乐观和坚韧的心态，相信自己的能力和机遇的到来。正如俄国作家陀思妥耶夫斯基所说："无论我们走到哪里，总是有机会改变自己。"

生命是一个充满不确定性的机遇。

1.3　我们生活在有气息的世界

我虽然出生和生长在中国西南内陆地区，但是却特别喜爱大海。在美国生活时，我常驾车开往新泽西州大西洋沿岸的海滩散步或骑行。

"久违的新泽西海滩，风依然带着熟悉的咸味，浪还是那么有节奏地拍打岸边，这是地球的呼吸，也是我的呼吸"（作者写于 2021 年春）。刚接种新型冠状病毒疫苗后，我带着蜗居很久的家人重游新泽西海滩，深深感到一种生命与自然界再次的亲密对话,人与大海之间的重新和谐共鸣。

在海滩我几乎每次都要去看一看不知道谁刻在海里木桩上的一句话:"Down the shore, everything's alright.(在海边,一切都很好。)",如图1-2所示。

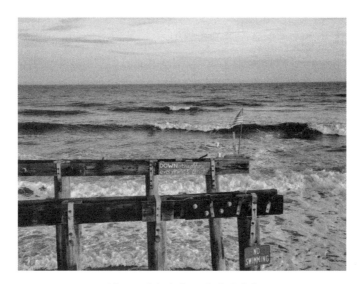

图1-2 "在海边,一切都很好"

注:拍摄于美国新泽西海滩。

在海岸上你能看到广袤的地平线,感受到宽阔的大西洋,舒缓的海浪随着你呼吸的频率拍打着沙滩,听着时有时无从岸边小店传出的美妙音乐,一阵阵惬意的凉风拂面而过,所有这些和谐的韵律无不将自己与大自然融为一体,从中找到内心的宁和静,同时收获美好的记忆,达成心灵的放松。

世界本身是到处充满着各种各样的节奏和韵律。

(1)太阳的升起和落下,季节的更替,潮汐的涨落,都展示了自然界固有的节奏。

(2)人类的心跳是生命的基本节奏。稳定地跳动象征着生命的延续和体内持续流动的能量。我们的呼吸是一种无意识的有节奏过程,这过程维持着生命。吸气和呼气的模式,平静和活力的交替,反映了我们与周围世界的和谐。如同女性的月经周期也是一种个体内的生理节奏之一。

(3)昼夜节律指导着我们的睡眠—清醒周期,使我们的身体与白昼和黑夜的自然循环相一致,这种内在的生物钟影响着我们的整体健康和寿命。

（4）海洋潮汐在月球和太阳的引力影响下涨落,潮汐的可预测节奏影响着海洋生物和沿海生态系统。

（5）季节的变化和农业周期展示了生活遵循着一种节奏模式,种植、生长、收获和休眠构成了生命循环的永恒节奏。

（6）生与死是生命循环中不可分割的一部分,新生命的诞生和老生命的逝去构成了生命的节奏。

（7）语言本身就有着节奏感,尤其是诗歌,依赖于韵律和节奏来传达情感和含义。诗歌词句之美在于精心打造的节奏,与我们的心灵共鸣。

（8）除心脏的跳动外,心灵和情感也有节奏感。情绪的高低、热情的起伏和心碎后的愈合周期都是其例证。

（9）舞蹈的气息是帮助舞者更好地表现情感和传达故事的重要元素。通过呼吸和节奏的掌控,舞者可以在表演中展现出更多的情感层次,使观众能够更深刻地感受到舞蹈所要表达的意境和情感以至有治疗作用。

所有世界的节奏和韵律来源于宇宙的节奏,如以精确而有序的星体运行、黑洞潮汐、宇宙脉冲、天体周期、星际尘埃周期等。这些宇宙节奏暗示着世界节奏和韵律的广阔性和多样性。

当我们将自己内心所感和外在所观的所有元素汇聚在一起,我们仿佛与大自然合为一体。我们不再是一个孤独的个体,而是宇宙中一个和谐的音符。这个世界虽然瞬息万变,但有着内在的秩序和平衡。我们应该学会倾听这个世界的韵律,与之共振,体验生命的美妙和无限可能性。让我们珍惜这个与大自然融为一体的韵律世界,让它成为我们生命中永恒的乐章。

我们生活在一个看似无序实则内藏有序韵律的世界。

1.4 人是水做的

不仅"女人是水做的",男人也是水做的。水是生命存在和发展的基础,对于地球上的生物体而言,水是至关重要的资源。生命与水的密切关系,又被称为水的生命之谜。

地球表面约71%被水覆盖,海洋含有地球上约96.5%的水,其余少部分存在于河流和湖泊、冰原和冰川中、土壤水分和地下含水层中,甚至存在于我们的体内。水也以水蒸气的形式存在于空气中。

1.地球上的水是怎么来的

地球上水的来源有多个途径。据科学家推测,最早期的水可能是在地球形成时由宇宙中的冰和气体聚集而来。随后,通过行星形成过程中的撞击事件,水可能被陨石和彗星带入地球。此外,地球上的水还可能来自地球内部的火山活动。在地球深处,存在着包含水的矿物,当火山喷发时,这些水会被释放到地表。还有一个重要的水的来源是通过地球上的生物活动,特别是植物通过蒸腾作用释放水蒸气,形成云和降水。

2.水对生命的存在和维持起着至关重要的作用

(1)生命的起源:在水中,分子可以自由运动和互相反应,使生物分子的组装和化学反应成为可能,为生命的起源提供了条件。

(2)生命的维持:所有已知的生物体都需要水来维持生命。水是生物体内重要的溶剂,能够在细胞内运输。水还参与到许多生化反应中,包括新陈代谢和细胞呼吸等关键过程。

(3)生态系统:水是地球上生态系统中的关键因素,它支持着各种生物的生存和繁衍。许多生物体的栖息地和生态系统均与水密切相关,如海洋、湖泊、河流和湿地等。

(4)水的适居性:地球上的生命之所以能够繁荣,部分原因在于水的特殊性质。水具有高热容量和高热传导性,使得地球的气候变化相对稳定,有利于生物的生存。

(5)水是身体的主要组成部分:人体60%~70%是水,因此水对于维持正常的生理功能至关重要。水在人体内扮演着运输营养物质、调节体温、维持器官功能等重要角色。

(6)维持水平衡:饮水有助于维持体内的水平衡。机体通过尿液、汗液和呼吸失去水分,因此需要及时补充水分以防止脱水。

(7)支持消化和吸收:足够的水有助于消化食物、吸收营养物质,并帮助体内废物排出。

(8)保持皮肤健康:水有助于保持皮肤湿润,预防皮肤干燥和皱纹的产生。

(9)调节体温:在炎热的天气或剧烈运动后,饮水可以帮助调节体温,防止中暑或脱水。

(10)支持关节和脊椎健康:适量的水有助于润滑关节和脊椎,减少疼痛和不适。

(11)改善身体能量和注意力:饮水可以改善身体的能量水平和注意力,提高工作和学习效率。

因此,保持足够的水分摄入对于维持身体健康和活力至关重要。每个人的水需求因年龄、性别、体重和活动水平而异,但一般建议成人每天饮用8杯(约2000 mL)水。

3.水中毒

然而,任何事物都有一个度,过度将有害,这也包括饮水。据美国广播公司新闻(ABC News)报道,2023年8月初美国印第安纳州的一名35岁的两个孩子的母亲,由于感到极度口渴,在20分钟内饮用了相当于4瓶16盎司(1盎司=29.57 mL)的水,她先感到头晕、头痛,然后倒在自家车库里不治身亡。美国急诊科医师和医学毒理学家斯蒂芬妮·维德默(Stephanie Widmer)博士表示,预防水中毒(water intoxication)的关键是全天间隔饮水。一般建议每人每天平均饮用2000 mL水,而且是全天饮用,但不能超过1000 mL/h。因为当我们饮水或摄入水分过快过多,超过机体排出水分的能力时将导致水中毒,从而引起电解质紊乱,特别是低钠血症(hyponatremia)。水中毒的症状包括头痛、恶心、呕吐、腹胀、抽搐、意识混乱、体温降低和呼吸困难。严重的情况下,甚至可能引发昏迷和危及生命。

4．"血比水淡"

在早期地球的生物体开始形成时，海洋是最早的生命环境之一。随着生物的进化和适应，我们的祖先逐渐从海洋环境中演化出来，但我们的生理特征仍然保留了与海洋相似的特点，包括人类和其他生物体的体液中含有与海水相似的成分，如钠、氯等盐类。这种相似性反映了我们与海洋环境的深层次联系，也展示了生物进化历史上的痕迹。

然而，人类的祖先从海里进化而来，并不等于人的血液盐浓度与海水相似。海水的盐浓度通常比人体血液高得多。海水的平均盐浓度约为3.5%，也就是每升海水中含有35 g盐，其成分主要由氯化钠等组成。相比之下，人体血液中的盐浓度远远低于海水。正常情况下，人体血液中的盐浓度约为0.9%，即每升血液中含有9 g盐。人体血液中的盐主要由氯化钠、碳酸氢钠等组成。因此，人在航海中口渴时不能饮用海水。如果我们饮用海水，体内的盐浓度会因为摄入了高浓度的盐而增加。当人体摄入过多的盐时，会导致脱水和血液浓缩。这是因为身体会试图平衡体内盐浓度和维持正常的血液盐浓度，为了稀释高盐浓度，身体会从细胞和血液中释放水分，使血液变得更加浓稠，导致血容量减少，使血液循环受影响，从而出现脱水和危及生命的现象。此外，除高盐浓度外，海水中还含有其他有害物质，如重金属、细菌和病原体，这也是不能直接饮用海水的原因。

5．水资源的污染

说到水，我们不得不提及人类活动对水资源的影响和污染，目前水污染已严重影响了水资源的质量和可持续供应。据统计，全世界污水排放量已达到4000亿立方米，污染了5.5万亿立方米的水体，占全球径流总量（total global runoff）的14%以上。除自然因素（如火山爆发、干旱地区的风蚀等）引起的水体污染外，人为的水体污染的原因还包括工业废水，农业污染（农药、化肥的使用量日益增多），以及城市污染（城市生活污水、垃圾和废气）等。每一滴污水将污染数倍乃至数十倍的水体。

更有甚者，除农药和重金属等污染物质引起的长期水资源危害外，由于不法养殖主追逐私利,本该出现在医院中的抗生素和激素也造成了大规模的水资源污染,特别是在我国的长三角和珠三角地区。由于抗生素经过动物排泄到环境中,最终可进入水体。根据世界卫生组织(WHO)的报告,水中抗生素的浓度呈逐年增加趋势,已经导致抗生素耐药性问题日益严重。抗生素耐药性是全球性公共卫生问题,可能导致感染性疾病的治疗失败率和死亡率增加。激素在畜牧业和渔业中用于促进生长和增加产量,进入水体后可能影响水生生物及人类的性别特征和生殖能力。美国国家环境保护局(United States Environmental Protection Agency, EPA)研究发现,美国在许多水体中检测出激素,包括公共饮用水源。这提示激素污染可能对生态系统和人类健康带来长期的影响。

工业废水、生活废水、抗生素、激素、农药和重金属等污染物对水资源和生态环境可造成长期危害。因此,保护水资源,减少污染物的排放和影响,是维护全球健康和生态平衡的重要挑战。

人于水,水予人。

1.5 人与自然:动植物间的相互性

了解人和自然之间的关系,必须首先知道动物和植物之间的关系。动物和植物是自然界中最常见的两类生物,它们在构建生态系统、维持生物多样性和提供人类生存所需的资源方面起着重要作用。

1.动物

动物作为多细胞有机体,能够感知并响应外界环境变化,种类繁多,从微小的昆虫到庞大的哺乳动物,如鲸鱼和大象。目前已知大约有140万种动物物种,但可能还有更多未被发现的物种存在。动物通过消耗其他生物或有机物质获得能量,同时在食物链和生态角色中发挥着关键作用。

2.植物

植物是另一类多细胞有机体,它们具有自养能力并通过光合作用从阳光中获取能量。植物包括草、树木、花朵等各种形态和大小的生物。目前科学家已经发现并描述了大约30万种植物物种,但估计这只是地球上植物物种总数的一小部分。植物通过光合作用将二氧化碳转化为氧气,对维持地球的氧气含量和生态平衡至关重要。此外,植物还提供食物、药物、建材和美学价值等方面的资源。

3.动物和植物之间存在许多区别和相似之处

最明显的区别是它们的组织结构和生理特征。动物通常具有神经系统和感知器官,可以移动和对外界刺激做出反应,而植物则缺乏这些特征。此外,动物通常需要从外部环境中获取有机物质来满足其能量需求,而植物则能够通过光合作用自主合成能量。然而,动物和植物在进化和适应环境方面也有许多相似之处。首先,它们都受自然选择的影响,并通过繁殖和遗传传递基因。我们还可以看到植物和动物之间共同之处的其他几个有趣的例子。

(1)细胞结构:植物和动物都是由细胞构成的。然而,它们在细胞结构上有一些区别。植物细胞具有细胞壁、叶绿体和中央液泡,而动物细胞则没有。这些特殊结构使植物具有进行光合作用和储存水分等功能。

(2)呼吸作用:植物和动物都需要进行呼吸作用以获取氧气和释放二氧化碳。植物通过光合作用吸收二氧化碳并释放氧气,而动物通过呼吸器官(如肺)吸入氧气并释放二氧化碳。有趣的是,植物和动物的呼吸过程在一些方面是互补的。植物在白天通过光合作用释放氧气,而夜晚则释放二氧化碳。这与动物在白天消耗氧气并释放二氧化碳的模式相对应。

(3)生长和发育:植物和动物都经历生长和发育的过程。它们都有初生阶段,通过摄取营养物质来生长并逐渐成熟。一个有趣的例子是树木的生长。树木从种子开始,在逐渐长高的同时,枝干和树叶也不断增加。这与动物的生长过程有着相似之处,如哺乳动物的幼崽逐渐成长为成年个体。

(4)繁殖:植物和动物都具有繁殖的能力。它们可以通过有性繁殖或无性繁殖来产生后代。有性繁殖涉及两个个体的结合,从而产生有遗传变异的后代。无性繁殖则不需要交配,个体可以通过分裂、萌芽或出芽等方式繁殖。植物的无性繁殖包括植株分株和地下茎的延伸,而动物的无性繁殖形式包括分裂、卵裂和出芽等。

（5）适应性：植物和动物都具有适应环境变化的能力。它们可以根据外部条件进行生理和行为上的调整，以适应不同的环境和生存需求。例如，某些植物在干旱条件下会关闭气孔以减少水分蒸发，从而保持水分平衡。同样地，动物也会通过行为调整来适应环境，如迁徙、躲避捕食者或改变体温等。

（6）能量获取：植物和动物都需要获取能量来维持生命活动。植物通过光合作用将阳光转化为化学能，并吸收水和营养物质。动物则通过摄取食物和呼吸来获取能量。这些过程均涉及将有机物转化为能量和养分的过程。

4.动物和植物之间的联系

动植物之间的互相依存关系构成了生态系统的基础。植物为动物提供食物、栖息地和氧气，而动物通过传粉、散播种子促进植物繁殖和种群扩散。此外，自然界存在着诸多共生和相互依赖的例子，比如蜜蜂与花朵、蚂蚁与某些植物之间的互惠共生关系，这些关系反映了动、植物之间紧密而复杂的联系。上述动、植物相互依存和相互作用的关系维持着生态系统的平衡和稳定。

然而，人类活动对动植物物种造成了严重的影响，导致了许多物种的消亡。森林砍伐、野生动物非法贸易、环境污染、栖息地破坏和气候变化等因素都对物种的生存和繁衍造成了威胁。根据世界自然保护联盟（International Union for Conservation of Nature，IUCN）的估计，近几个世纪以来，地球上的许多物种已经消失，而人类活动被认为是主要的原因之一。根据最新的IUCN红色名录（IUCN red list）数据，截至2021年，全球已知有超过35700个物种被评估为面临不同程度的灭绝风险，这些物种涵盖了各种生物类别，包括哺乳动物、鸟类、两栖动物、爬行动物、鱼类、昆虫和植物等。以下是几个著名的例子：①中国江豚（lipotes vexillifer），也称白鳍豚，被认为是当下极度濒危的淡水动物之一，过度捕捞、水污染和栖息地破坏导致了这一后果。②亚洲象、北美黑犀牛和西伯利亚虎等物种，因栖息地丧失和过度猎捕而濒临灭绝。这些物种的消亡对生态系统的平衡和多样性产生了负面影响。

"天人合一"是中国古代哲学中的核心观念,体现了人与自然的和谐关系。这一观念与缺乏对自然环境后果认真思考的"人定胜天"相反。"天人合一"观念认为,人类应与大自然和谐相处,尊重自然的规律,维持生态平衡,从而达到人与自然的合一状态。这不仅仅是一种生态观,也是一种哲学、伦理和精神上的追求。例如,中国古代的农耕文明依赖天时地利安排农耕活动,这是对自然的敬畏和依赖"天人合一"的典型例子。

人与自然和谐相处,就是与自己和谐相处。

1.6　环境和遗传:双胞胎的研究

英国研究人员调查了2602对双胞胎小学生学习成绩背后的遗传和环境之间的相关性。结果表明,先天遗传的影响占科学成就差异的60%以上,后天环境的影响则占其余的40%。

1.什么是双生子方法

在数量遗传学中,双生子方法(twin method)是一种在遗传学和行为遗传学研究中常用的方法,它利用双胞胎来研究遗传因素和环境因素对某些特质或行为的影响。这种设计允许研究人员探究影响表型(即其成因)的原因或影响因素,双生子提供了自然发生的准实验比较。为了估计个体差异的遗传和环境参数,双生子方法需要包括一对一模一样的双胞胎(同卵双生子)和一对非一模一样的双胞胎(异卵双生子)。一模一样的双胞胎同卵双生子在基因上是100%相似的,而异卵双生子平均只有50%相似的分离基因。简单来说,如果某一特质受遗传影响,那么在该特质上双胞胎内部的相似程度应该在同卵双生子双胞胎中比异卵双生子双胞胎更高。

双生子方法被广泛用于研究各种特质和行为,如智力、心理疾病、人格等,以确定它们是受遗传因素影响还是环境因素影响。

2.双生子方法的基本假设

（1）同卵双胞胎是100%基因相同的,因为他们来自同一个受精卵。异卵双胞胎大约50%的基因是相同的,就像普通的兄弟姐妹一样,因为他们来自两个不同的受精卵。基于以上假设,如果一个特质或行为在同卵双胞胎之间的相似度高于异卵双胞胎,那么我们可以推断这个特质或行为可能受到较强的遗传影响。

（2）双生子方法的第二个假设是双生子研究的结果可以推广到整个人群。

基于这些假设和双胞胎的遗传相关性,双生子方法使我们能够估计自然与教养在特定种群中对特定特质的相对影响,以及在特定时期的情况。

3.遗传和环境因素对人的综合影响

（1）遗传和环境因素共同塑造了个体的智力水平（智商）、情绪智力（情商）、学业和职业成就及社会行为。智商在很大程度上由遗传决定,双胞胎研究揭示了同卵双胞胎智商的高度相似性,表明遗传因素对智商差异贡献率为60%～80%。尽管如此,环境因素如家庭教育和刺激性环境,对智商的发展同样具有影响。

（2）情商受遗传和环境因素双重影响,其遗传贡献率为30%～50%,而家庭环境、教育和社会经验等环境因素也对情商的培养起着重要作用。情商在社会交往、情绪管理和人际关系中极为关键,对个人的幸福感和成功有显著影响。

（3）在学业和职业成就方面,遗传和环境因素同样起着重要作用。智商和情商对学业成绩和职业表现有着直接影响,而家庭环境、教育资源和社会支持等环境因素也不可忽视。

（4）在配偶选择和婚姻关系方面,人们倾向于选择与自己智商相近且具有相似背景的伴侣,这一现象体现了"类似性原则"。遗传因素如性格特质在婚姻质量中起着重要作用,而环境因素如双方的沟通和相互支持对婚姻的稳定性和幸福程度同样重要。

(5)社会行为的形成也是遗传和环境相互作用的结果。反社会行为与遗传背景和成长环境有关,稳定的家庭环境和良好的教育对减少反社会行为的发生至关重要。

(6)后天环境对人的影响的机制可能源于表观遗传学原理。表观遗传学研究的是环境因素在不改变基因本身的序列条件下如何影响基因的表达。例如,饮食、压力、环境污染等均可以影响表观遗传标记,进而影响基因的活性。这些改变可能会影响我们的身体生长、发育和健康,甚至可能会传给下一代。

遗传和环境因素在智商、情商、学业和职业成就及社会行为方面均发挥着重要作用,这些因素的相互作用使得每个人的发展和行为表现都呈现出多样性。

1.7 从毛发进化看环境遗传学

环境遗传学探究环境因素如何与遗传因素相互作用,影响个体的表型、发育和行为。环境因素可以影响基因的开启和关闭,即基因表达,从而影响个体的特征和行为。环境可以通过化学变化影响DNA和相关蛋白质,进而影响基因表达而不改变DNA序列。这些变化可以是可逆的,甚至在某些情况下可以遗传给后代(表观遗传学)。个体或种群通过自然选择过程,逐渐发展出对特定环境条件有利的遗传特征(遗传适应性)。

1.毛发的起源和功能

毛发的起源可以追溯到哺乳动物的祖先,在进化历程中,毛发发挥了多种重要功能。

(1)保温:毛发帮助哺乳动物保持体温,特别是在冷环境中。

(2)保护:毛发可减少皮肤受到阳光直射的伤害,并提供一定程度的物理保护。

(3)感觉:毛发根部的神经末梢对外界刺激(如触碰)非常敏感。

（4）社会交流：在某些物种中，毛发的颜色和样式用于吸引配偶或作为社会地位的标志。

2.环境因素对毛发进化的影响

环境因素，如气候变化、地理分布和生态位（物种在生态系统中的功能和位置），对毛发的进化有显著影响。

（1）气候变化：寒冷气候的动物通常具有更密集、更长的毛发以保持体温，而热带地区的动物毛发则更短、更稀疏，以便于散热。

（2）地理和生态位：动物的分布和它们所处的生态位影响了毛发的颜色和纹理，以适应不同的环境压力，如掠食者的视觉检测和伪装。

3.人类毛发的进化

比起人类的近亲，如黑猩猩或猴子，在人类进化的过程中，为什么我们许多身体部位的体毛都在进化过程中减少或消退，而某些部位的毛发如头发、腋毛、胡子等得以保存？人类体毛减少与头发、腋毛、胡须和阴毛保留的现象，是人类进化过程中的一大特征，与我们的祖先适应环境的需要有关，其中几个关键原因和理论如下。

（1）体温调节：人类的祖先开始直立行走后，较少的体毛有助于更有效地通过汗液蒸发来散热，尤其是在追赶猎物时。与此同时，头发的保留有助于防止头部直接暴露在强烈的阳光下，减少热量吸收和保护皮肤免受紫外线伤害。

（2）减少寄生虫：较少的体毛可以减少寄生虫，如跳蚤和虱子的栖息地，这对于提高卫生条件和减少疾病传播非常重要。

（3）性选择：一些理论认为，随着人类社会的发展，性选择在人类体毛的进化中扮演了角色。头发、腋毛和阴毛的保留可能与性吸引力有关，这些毛发的存在可能在社会和性选择中起到了某种信号作用，如标示性成熟等。

（4）保护和缓冲：腋毛和阴毛的保留还可能与减少摩擦、提供缓冲作用和保护皮肤免受细菌感染有关。这些区域的皮肤特别敏感，毛发的存在有助于减轻因为紧密接触或活动而导致的摩擦。

（5）胡须的社会和文化意义：对于男性而言，胡须的存在可能与某些社会和文化属性相关，如成熟、智慧和男性气概。虽然这不是一个直接的生物进化原因，但社会和文化因素可能影响了性选择和生殖成功，从而在一定程度上影响进化。

人类毛发的这种分布模式是多种因素共同作用的结果，包括生存策略、环境适应、性选择和社会文化影响。尽管我们失去了大部分体毛，但保留下来的毛发仍然执行着特定的生物学、生理学和社会功能。从毛发的进化来看，环境遗传学是我们理解生物如何通过遗传适应环境变化的一个窗口。

1.8　生活中的熵增定律

熵增定律（law of entropy increase）是热力学中的一个基本原理，也称热力学第二定律。它表明在孤立系统中，系统的熵（混乱程度）总是趋向增加的方向，而不是减少。简单来说，自然系统的有序性总是倾向于转变为无序性。

在我们的日常生活中，熵增定律是一个普遍存在的概念，它与自然界和社会系统的运动和变化密切相关。生活中熵增定律的一些表现及其潜在意义如下。

1.自然衰变

我们可以观察到许多自然过程都遵循熵增定律，一杯热咖啡的冷却、冰块融化、食物变质等都是熵增的例子。热量会从热的物体转移到冷的环境，导致系统的熵增加。这些热传导、物质的自然衰变、天气系统的运动等提醒我们自然界的有序性总是向无序性转变的趋势。

2.混乱和凌乱

当我们不断使用房间或办公桌时，物品会变得越来越凌乱，因为我们增加了系统的无序程度。

3.时间的不可逆性

熵增定律与时间的单向性相关,时间在宇宙中总是向前流动,永不倒转,这也与我们日常生活中体验到的时间流逝一致。

4.有限资源

熵增定律提醒我们资源的有限性。例如,汽车燃烧燃料会产生废气和热量,使系统的熵增加。当我们使用资源时,系统的熵会增加,这也与资源消耗和破坏相关。

5.社会系统的变化

社会学上的熵增定律表明社会系统会朝着更加复杂和混乱的方向演化,这也可能解释了社会制度的变革和文化的演变。

当熵增定律提醒我们时间的不可逆性及自然和社会系统的无序性时,我们也应知道另外一种物理现象,即"庞加莱复现"(Poincaré recurrence),也称"庞加莱回归"(Poincaré return)。

亨利·庞加莱(Henri Poincaré)是一位法国著名的数学家、天文学家和理论物理学家,是20世纪最伟大的科学家之一,他对现代物理学和天体力学有着深远的影响。"庞加莱回归"是指任何粒子在经过一个漫长的时间之后必然能回到其无限接近其初始位置的位置(但是不能回到原来位置,只能无限接近),尽管这个时间的长度远远超出了我们的想象,但是它必然会实现。2018年3月维也纳大学的研究人员成功地在一套多粒子量子系统中证实了一种"庞加莱回归"现象。研究结果已在《科学》杂志上发表。

表面上看"庞加莱复现"和"熵增定律"是两种截然不同的物理现象,但是它们之间没有直接的对立关系;相反,两者可能有一定的内在联系。

"庞加莱复现"指的是在一个孤立系统中,任何粒子在经过漫长时间之后会无限接近其初始位置,但不能完全回到原来的位置,这种现象在多粒子量子系统中得到了验证。庞加莱回归意味着系统在一定时间内会再次回到一个状态,虽然这个时间可能非常长。当你用手投出去纸飞机或旋转飞镖,发出去壁球(squash),或者打出去台球时,它们会经过几番轮回旋转后自动回到初始点。这些现象会不会与"庞加莱复现"现象耦合呢?

熵增定律表明孤立系统的熵(无序程度)在自然过程中不断增加。熵增定律指出,一个孤立系统的自然演化趋势是向着更加混乱、无序的状态发展。

熵增定律符合热力学第二定律的基本原理,它描述了自然过程中的方向性和不可逆性的重要规律,揭示了自然界中的不可逆性,即自然过程总是会导致系统的熵增加,而不会导致熵减少。换句话来说,时间的箭头总是指向熵增加的方向。然而,庞加莱复现告诉我们热力学第二定律在某些情况下是可逆的,一个孤立系统的状态可能经过漫长时间后无限接近其初始状态,虽然这个时间可能非常长。尽管在宏观上系统似乎"重现",但实际上,系统的微观状态已经发生了微小的变化,这就是熵增定律的表现。

1.9 《自私的基因》与《圣经》中的原罪

《自私的基因》(*The Selfish Gene*)是由理查德·道金斯(Richard Dawkins)于1976年撰写的一本重要的科学著作。该书在生物学、进化论和遗传学领域产生了深远的影响,道金斯在其中提出了一系列关于基因和生物进化的新观点。

《自私的基因》中的主要观点概括如下。

1. 自私的基因

道金斯认为,基因是自私的存在,它们的唯一目标是自我复制和传递。基因是生物进化的单位,个体生物只是基因的工具,用来传递它们。基因驱动着生物的行为和特征,使适应性更强的基因在种群中传播。

2. 基因选择

道金斯提出了"基因选择"的概念,认为进化是由基因之间的竞争和选择驱动的。那些有利于生物存活和繁衍的基因将在种群中更为普遍地传播,从而塑造了物种的特征和行为。

3.合作和亲属选择

尽管基因是自私的,但在某些情况下,合作和互惠行为也可以解释为基因的选择策略。亲属选择理论表明,为了帮助亲属生存和繁衍,个体可以表现出对亲属的利他行为,这样间接地有助于传递共享的基因。

4.繁衍利益

道金斯对生物行为的解释强调了繁衍利益的作用,个体表现出的行为和策略可以被解释为在繁衍后代方面的优势和适应性。

5.进化中的合作和冲突

《自私的基因》中探讨了生物界中合作和冲突的复杂关系。有时候,个体之间的合作可以带来相互利益,但在其他情况下,个体之间的竞争可能会导致冲突。

在基督教教义中,"原罪"指亚当和夏娃在伊甸园违抗上帝禁令的罪行,导致人类带有罪行,这一概念强调了人需要寻求救赎。亚当和夏娃的行为不仅违反了上帝的旨意,还带来了死亡和罪恶,影响了所有后代。与此同时,《自私的基因》探讨了生物遗传基因的自利性,即生物行为旨在促进基因的生存和繁衍。虽然《自私的基因》与圣经中的原罪这两个概念在表面上似乎截然不同,但在深入思考后,它们均涉及人性的复杂本质。

首先,人的本性在道金斯的观点中被称为"自私的基因",这意味着生物体遗传基因的主要目标是自身的生存和繁衍。生物界的许多行为都可以解释为为了个体的生存和繁衍而展现的自利行为。例如,动物为了争夺领地或资源而展开的斗争,种群中个体间的竞争等,都反映了基因在个体生存和繁衍中的影响。

其次,圣经中的"原罪"则揭示了人类的弱点和罪性。亚当和夏娃在违抗上帝的命令后被赶出伊甸园,这象征着人类堕落和罪性的遗传。在圣经中,人类被认为是有罪的,需要救赎和洗涤罪恶。这种观点强调了人类的不完美和人性与道德的冲突。

人类是具有智慧和情感的社会生物,既有自私自利的一面,也有渴望超越罪恶和寻求真理的一面。事实上,在现实生活中,我们可以看到许多例子支持这一观点。

例如,人们在社会中展现出的互助和合作,可以理解为某种程度上的自私合作。个体在合作中获得了利益,从而增加了自己的生存和繁衍的机会。同时,我们也看到了人类对于善与恶的认知和选择。一方面,有人会表现出仁慈和关爱,帮助他人并尝试改善社会;另一方面,也存在人们伤害他人或违反道德准则,甚至犯罪的情况。

科技和医学进步带来的道德和伦理困境,如基因编辑技术的争议,进一步展现了人性复杂的一面。《自私的基因》提出的观点促使我们重新审视人类行为的根源,认识到虽然基因可能影响我们的行为,但人类拥有选择的能力。了解这一点有助于我们根据人性制定更有效的政策和法律,以保护人权、维护健康的社会秩序。理解基因在其中的作用,可以帮助我们更深刻地认识到宗教冲突和战争的根源,并努力通过对话、包容和理解来促进和平解决冲突。

《自私的基因》书中的基本原理与我们熟悉的《三字经》中的"人之初,性本善"也是相悖的。道金斯在书中提出,生物体是它们基因的"生存机器"。基因驱使生物体以确保自己的复制为最高目的,即基因是"自私"的。生物进化的规律虽然不必然决定我们的道德选择和行为,但是人类社会最好有相应的约束机制和游戏规则(比如法律和规章)来防备和纠正这些人类生而有之的潜在危险。

最后,基因"自私"性促成人性的复杂本质。人类"自私"的基因为了满足人类永无止境的私欲而不断增长的物质产出需求,正在使我们的地球变得不堪重负。然而，我们相信人类既有自私自利的一面，也有对于善与恶的认知和选择的能力。人类的"原罪"需要终身的修养和法律的监管，方能与"上帝"达成真正的和解。

1.10 黄金分割不仅是艺术的美学原则

黄金分割（golden ratio）本是一个数学概念，常用符号是希腊字母φ（phi）。它是指一个数与其大于1的部分的比值等于整体与部分的比值。具体来说，如果一个数a与其大于1的部分b的比值等于整体a与b的比值，即$a/b = (a+b)/a = \varphi$，那么这个数a就符合黄金分割。黄金分割最早被提及可以追溯到公元前300年左右的欧几里得的《几何原本》中，《几何原本》是古希腊的数学与几何学著作。欧几里得和其他早期数学家如毕达哥拉斯认识到这种比例，但他们并没有称其为黄金分割。直到很久以后，这种比例才获得其"神秘色彩"。在1509年，意大利数学家卢卡·帕西奥利出版了《神圣比例论》，其中结合了莱昂纳多·达·芬奇的插图，赞扬该比例代表了神圣启发的简约和有序。黄金分割基于一个特定的比例，即约为1.618，因此黄金分割有时又被简化为"三分法则"。由于黄金分割被认为是一种美学上令人愉悦的比例关系，如今这一比例关系更多用于美学和艺术领域（图1-3）。

黄金分割在许多艺术形式中被广泛应用，包括绘画、摄影、建筑和设计。通过使用黄金分割比例，艺术作品可以达到一种平衡、和谐和对称感，从而产生美感和视觉吸引力。黄金分割被认为是视觉上稳定的比例。人们往往更容易接受和感知黄金分割比例的构图，因为它在视觉上给人一种平衡感和稳定感，不会让人感到紊乱或不舒服。更有甚者，黄金分割比例在自然界中也广泛存在，如花朵的排列、壳类动物的螺旋形状和人体的一些比例关系，使黄金分割比例与自然之美相关联。因此，在艺术中使用它可以带来一种与自然界和谐共存的感觉。

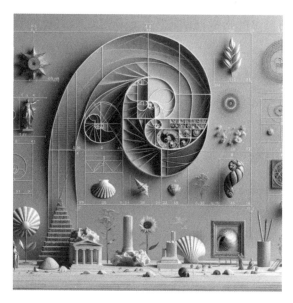

图 1-3 黄金分割比例的示例图

虽然黄金分割本身是一种美学原则,但是,黄金分割在自然界(如植物的叶子排列、动物的身体比例和壳体结构等),以及社会学、经济学乃至历史学中也似乎随处可见。黄金分割代表一个意义更宽广的规律或模式。

以下是对黄金分割比例在艺术范畴以外的一些探讨。

1.黄金分割比例的面部特征

在社会现象中,人们对黄金分割比例的偏好也可能起到一定的影响。比如,理想的脸部长度(从额头发际线到下巴)与面部宽度(两颊之间的距离)的比例接近1.618∶1。从面部侧面来看,眼睛到鼻尖的距离与鼻尖到下巴的距离应接近黄金比例。同样,眼睛之间的距离与眼睛到嘴巴的距离也应符合这个比例。在领导力评估中,具有黄金分割比例的面部特征的人可能更容易被认为具有吸引力和可信度,从而影响他们在社会中的地位和权力。

2.财富不平等存在于全球范围内

有一种说法:"如果根据黄金分割原则,世界上2/3的财富由1/3的人掌握,其余2/3的人拥有1/3的财富也许是促进更加包容性的经济体系、公平的机会和平等的财富分配的解决方案。"只有通过追求更平衡的财富分配,我们才能为所有人创造一个更公正和可持续的未来。经济学的一些研究还表明,黄金分割比例在市场行为和消费决策中也可能起到一定的作用。例如,在定价策略中,将价格设置为黄金分割比例的某个倍数,可能会给消费者留下美学上更舒适和合理的印象,从而影响其购买决策。

3.社会学研究中老年人与青壮年之间的关系

年龄依赖比值(age dependency ratio)是指年龄处于非劳动年龄的人口(通常是年龄在0~14岁和65岁及以上的人口)与劳动年龄人口(通常是年龄在15~64岁的人口)的比例。通常情况下,较低(30%左右)的年龄依赖比值是可取的,表明经济健康,有足够的就业岗位和劳动力来支持那些年龄太小或太老无法工作的人群。在这种情况下,年轻的劳动力人口相对较多,有助于经济的增长和可持续发展。通过将年龄分布与黄金分割比例进行比较,我们可以评估社会的年龄结构和不同年龄群体之间的平衡程度。这有助于我们更好地理解社会的人口结构和相关政策的制定。

4.更加有趣的观察发现

表面上看北纬30°和黄金分割是两个不同的概念,似乎它们之间没有直接的相关性(北纬30°是地理学中用来划分地球表面的纬线之一,纬度是地球表面上从赤道到北极或南极的角度测量方式。赤道位于地球的中间,纬度为0°,向北从赤道到北极的纬度逐渐增加,最大值为北纬90°。北纬30°指地球上距离赤道30°的纬线)。然而,按照黄金分割的"三分法则",北纬30°正处在从赤道到北极的1/3处!我们已经知道北纬30°附近存在着多个重要的世界古文明。具体如下。

(1)美索不达米亚文明(包括古巴比伦文明)(约公元前3500年—公元前539年):美索不达米亚文明是位于今伊拉克一带的文明,其核心地区位于北纬30°附近。美索不达米亚文明是世界上最早的城市文明之一,拥有发达的农业、城市规划、文字和法律系统等。古巴比伦文明是美索不达米亚文明的一个重要阶段或分支。由于这个古代文明的多样性和复杂性,美索不达米亚文明也包括苏美尔文明、亚卡德帝国等。

（2）古埃及文明（公元前3100年—公元前30年）：位于尼罗河流域，中心城市开罗位于北纬30°附近。古埃及文明以其庞大的金字塔、法老王统治和宏伟的神庙而闻名。

（3）华夏文明（约公元前2100年至今）：起源于黄河流域，该地区的一部分位于北纬30°附近。华夏文明以其丰富的文化、哲学、艺术和科技成就而闻名，其中中国古代的朝代、政治体制、农业技术、文字系统、思想学派等均是华夏文明的重要组成部分。中国古代文化的象征物如中国的汉字、儒家思想、道家思想、中国的建筑风格等，这些思想文化产物也是华夏文明的独特贡献。

（4）玛雅文明（公元前2000年—公元1500年）：曾经存在于今天的墨西哥、危地马拉、洪都拉斯、伯利兹和萨尔瓦多等地，位于北纬30°线以南。玛雅人的天文观测和日历系统的显著成就，城市规划和建筑精确的几何形状和高度装饰的石雕，独特的文字系统（一种复杂的象形文字系统，被称为玛雅文字），农业和水利工程等方面的建树使玛雅文明成为中美洲古代文明中独特而重要的一部分。

（5）古希腊文明（公元前9世纪—公元前2世纪）：古希腊位于东地中海地区，一些城市如雅典位于北纬30°附近。古希腊以其民主政治制度、哲学、艺术和科学成就而闻名，对西方文明产生了深远影响。

（6）古罗马文明（公元前753年—公元前476年）：古罗马位于意大利，部分地区也位于北纬30°附近。古罗马帝国是古代地中海地区最强大的帝国之一，其法律、建筑、政治制度和文化对后世产生了广泛影响。

（7）古波斯帝国（公元前550年—公元前330年）：古波斯帝国是由波斯人建立的一个伟大帝国，它的疆域包括现在的伊朗、伊拉克、土耳其等地区。

以上各个古文明或文化都聚集在神秘的北纬30°，这仅仅只是巧合吗？笔者认为，北纬30°得天独厚的温润气候条件为这些古老文明提供了绝佳的生存环境。首先，北纬30°处于地球的亚热带地区，拥有四季分明的气候，使得农耕更加容易，为农业文明的发展提供了有利条件，由此获得了丰富的农业资源和粮食生产。其次，北纬30°地区还通常拥有充足的水资源，如河流、湖泊和地下水。这给古代文明的发展和居民提供了丰富的食物和其他生存所需。最后，北纬30°也常常位于贸易路线的交汇处，使得这些地区成为文明交流和贸易的中心。这些只是北纬30°神秘的冰山一角，这条线上还存在着许多令人费解的谜团。

黄金分割的美学比例关系在其他学科也具有重要的意义。通过将黄金分割比例应用于不同社会领域的研究，我们可以更好地了解和评估自然、文化、经济、社会等关系的平衡性、公平性和稳定性，以期能够推动社会的发展和改善。

1.11 摩西伸出的海杖

笔者最近从位于美国最东北部的阿卡迪亚国家公园（Acadia National Park）回来，这里拥有风景如画的驱车游览线路、令人心旷神怡的短途徒步路径及得天独厚的东海岸的景色，因此被誉为"北大西洋海岸的皇冠明珠"。这个国家公园环护着缅因州的岩石海岸线，这里可以找到花岗岩的悬崖海岸、星罗棋布的岛屿、河口和潮间带生态环境，以及美国大西洋沿岸最高的凯迪拉克山（Cadillac Mountain）。

除了国家公园的景点，对于那些造访阿卡迪亚国家公园的游客来说，有一项很受欢迎的活动和独特的体验，那就是从巴港（Bar harbor）步行10分钟左右穿过通往巴岛（Bar island）的"陆桥"（land bridge）（图1-4）。这座陆桥仅在潮水退去时短暂显露，成为游客和当地居民从巴港步行至巴岛的路径。徒步的机会出现在低潮前后1.5小时的时间窗口内。在低潮时，沙砾和沙质表面仍然有些湿润。当你行走时，有可能在沙子中找到贝壳、海草和其他生活在陆桥上的生物，因为它们每天会经历高达12英尺（365.76 cm）的两次潮汐流动。有时鹿也会走到陆桥上觅食。然而，你必须警惕潮汐，否则你将被困在岛上很长一段时间等待下一次退潮。这段短暂而独特的路径让我想起了当年犹太人穿越红海逃离埃及的故事。圣经中记载道："At God's command, Moses held his hand out over the water, and throughout the night a strong east wind divided the sea, and the Israelites walked through on dry land with a wall of water on either side.（听从神的吩咐，摩西向海伸杖，海水便在他们面前分开，他们在海中走干地，水在他们的左右化作了墙垣。）（出埃及记14:21-22）"这个历史性而神奇的事件是否可能是在上帝的旨意下发生的潮汐波动呢？第二天早上，在酒店的早餐厅里，我刚巧遇到了一对退休的美国犹太人夫妇，他们一年中有半年居住在第二故乡美国，另半年居住在故乡以色列，他们正好坐在我的餐桌旁边，正准备吃完早餐继续开车北上到加拿大旅行。他们实际上同意了我的假设，但强调就算是潮汐波动帮助了犹太人逃离埃及，那也是潮汐遵循了上帝的吩咐。

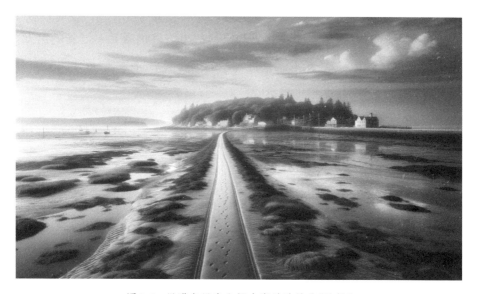

图1-4　巴港与巴岛之间由潮汐造就的"陆桥"

这样的奇特经历让我不禁思考自然与宗教之间的联系。阿卡迪亚国家公园的陆桥提供了一种与大自然亲近的体验，同时也引起了我对圣经中奇迹般的事件的思考。尽管科学可以解释潮汐的形成和变化，但有时我们会感受到大自然中的神秘力量。无论是潮汐的周期性变化，还是红海分水的故事，它们都让我们感受到自然界的奇迹和威力。

其实，在这个世界上像巴岛这样的陆桥还有不少。其中比较著名的是"弗雷泽岛陆桥"。弗雷泽岛是澳大利亚昆士兰州东海岸的一个岛屿，它与大陆之间由一座被称为"弗雷泽岛陆桥"的沙质连接。这座陆桥每天都会受到潮汐的影响，只在特定的时间段露出水面，游客可以徒步穿越到弗雷泽岛。珠穆朗玛峰陆桥位于尼泊尔和中国边境的珠穆朗玛峰地区，有一条被称为"冰川之桥"的陆桥。它是在珠穆朗玛峰附近的冰川上形成的，提供了人们徒步穿越该地区的机会。西奥斯瓦德湖位于冰岛东南部，湖面上有一座陆桥，连接着湖的两岸。这条陆桥由冰川融水形成，只在夏季时可见，为游客提供了一种特殊的穿越湖泊的体验。

这些陆桥象征着人与自然的和谐共处。它提醒我们自然界的变化不仅影响着我们的环境，也直接影响到我们的行动和生活方式。人们必须根据潮汐的规律来计划他们的行程，这种对自然规律的尊重和适应是人与自然和谐共生的象征。同时也让我对自然界和宗教故事之间的联系有了新的启发。无论是大自然的奇妙，还是人类信仰和宗教的力量，这次经历都让我对大自然更加地敬畏，并从中获得了更多的启示和智慧。

1.12　蜀人食辣

辣椒是一种健康食品，因为辣椒中含有丰富的营养物质，如维生素 C、维生素 A、钾以及抗氧化物质。它们对心血管健康、消化和免疫系统都有益处。辣椒中的辣味成分，即辣椒素，已被研究证明对健康有益，它可以提高新陈代谢，帮助减肥并减轻疼痛。

笔者是在"正宗"的无菜不辣的天府之国出生和长大的。虽然与"天天麻辣烫，周周涮火锅"级别的川西达人相比还差不少能级，但也是味觉基因深深地刻下"吃菜不辣不香"的普通蜀人。在我幼年时期，以香、辣、麻为特色的川菜馆仅限于四川和重庆两地，还有不同程度变通的川味菜系可以在湖南、湖北、云南及陕西南部等地区被发现。可是，从20世纪90年代开始，川菜逆潮流而动，从相对落后闭塞的西南地区势不可挡地逐渐"红遍大江南北"。也许这就是大家可以公认、四川人可以津津乐道的巴蜀"软实力"(soft power)，就像日本的动漫、韩国的 K-pop 或 K-drama 对全国乃至全世界无孔不入的"侵袭"，毫不夸张地说，今天的川菜几乎占领了全世界有阳光照射的国家和地区。这种趋势可能受益于四川丰富的调味品和独特的口味，是中国文化的全球传播。川菜的辣味和丰富多样的风味使其在不同地区获得了广泛的认可和喜爱。

说到香辣的川菜，自然要提到原创香辣川菜的蜀人。据说早期蜀人从商代到战国后期活动在四川盆地的西部。蜀人传说中的领袖有蚕丛、柏灌、鱼凫等人，春秋中期蜀人由杜宇氏统治，建立了蜀国，建都于郫（郫县，今成都市郫都区）。

郫县豆瓣是四川省成都市郫都区（旧称郫县）的特产，郫县豆瓣具有辣味重、鲜红油润、辣椒块大、回味香甜的特点，是川味食谱中常用的调味佳品，有"川菜之魂"之称。相传明末清初，因"湖广填四川"的移民运动，福建汀州府孝感乡翠亨村人陈逸仙迁入郫县。清康熙年间，陈氏族人无意之中用晒干后的胡豆拌入辣椒和少量食盐，用来调味佐餐，不料竟香甜可口，胃口大开，这就是郫县豆瓣的雏形。要知道郫县豆瓣制作的主要材料便是优质的红辣椒和豆瓣。

蜀人的性格以吃苦耐劳、阳刚豪爽、乐观诙谐而全国闻名，这些都是川人达观性格的具体展现。其实细心观察，四川人与其他地区的人群相比还有相当独特的忠诚、彪悍、好义的气质。也许这些特质能够部分解释当年张献忠屠蜀的背景和缘由。崇祯十七年（1644年），张献忠攻进四川，然而四川各地效忠明朝的势力反抗强烈，1645年7月，大西宰相汪兆龄对张献忠说："蜀民剽悍，屡抚屡叛，是蜀人负皇上，非皇上负蜀人也"，次日，张献忠下令在成都屠城以杀戮报复。蜀人吃苦耐劳，忠诚彪悍性格还进一步充分展现在由四川军阀部队为主体的川军在第二次世界大战期间，尤其是在缅甸抗日战争、淞沪会战、枣宜会战中以其坚忍的意志和出色的战术，为抵抗日军侵略作出了重要贡献。

蜀民的剽悍从何而来？从环境遗传学角度来看，蜀人上述独有的气性是先天生来有之，还是后天与饮食辣椒有关呢？

首先，因为清朝初期"湖广填四川"移民运动，现代的四川人大部分已经不是我们可以追溯到商周时期的蜀人了。清朝初期张烺撰写的《烬馀录》记载了当时四川人口锐减的 5 个原因："今统以十分而论之，其死于献贼（张献忠）之屠戮者三，其死于摇黄之掳掠者二，因乱而相残杀者又二，饥而死者及二，其一则死于病也"。最后能够生存下来的土生土长的四川人也就很少了。更有甚者，当时省城成都一度虎豹出没，荒无人烟。因此，从康熙时期开始，各级官府采取了一系列措施吸引外地移民。一百年间大约有 600 万人迁入四川，其中湖广（湖北、湖南）两地就有 300 万人。虽然移民来自幅员辽阔的湖广地区，但今日巴蜀民系的祖居记忆却指向湖北麻城孝感乡。四川人口从 1757 年的 268 万人，暴增到 1830 年的 3495 万人。据统计今日大约有 70% 的四川人为"湖广填四川"的后裔，以成都为例，清末《成都通览》曾记载"现今之成都人，原籍皆外省人"。

　　其次，我们从历史书中已经知道辣椒是"舶来品"，那么，辣椒是从什么时候传到中国的？是"湖广填四川"之前还是之后？

　　辣椒原产于中南美洲。在哥伦布发现新大陆后，辣椒通过西班牙和葡萄牙的航海者传到了欧洲，然后逐渐传到了亚洲，包括中国。辣椒大约在 16 世纪后期（公元 1550—1660 年，明朝中后期）传入中国。很显然，当辣椒传入中国时，当时它并未被全国各地广泛接受的。它的引入为什么仅仅改变了中国部分地区包括四川（包括今天的重庆市）、云南和贵州等地的饮食文化至今似乎还是一个谜。按理说，辣椒适合在热带和亚热带地区种植。辣椒不耐寒，理想的生长温度范围是 20～30 ℃。辣椒的自然属性虽然可以解释辣椒传入中国时为什么不能在中国北方和中原地区生长，但是却无法解释辣椒没有在与四川（包括今天的重庆市）、湖南、湖北气候同样相宜的长江流域和珠江三角区成功地落地生根。这是否暗示不远万里的辣椒在四川（包括重庆市）、湖南、湖北等地的成功"移民"不仅仅是地理环境决定的，可能还与区域性文化选择有关？辣椒成功引入不仅仅改变了四川等地的饮食文化，而是适应了当地的饮食文化！

　　据史料记载，在辣椒传入中国之前，中国人用以下调料产生辣的味道：①花椒，主要生长在四川，它在川菜料理中非常受欢迎，它有一种麻辣的口感。②姜,切片或切碎后,经常用于炒菜和汤中,产生一种轻微的辣味。③大葱,当它们被高温炒制时,也能产生轻微的辣味。④芥末,在一些地方料理中,如湖南,有时会使用芥末来增加辣味。

因此,古人的"辣"不一定是今天辣椒的"辣"。尽管这些调料提供了一种辣味,但它们的辣味与辣椒的辣味是有所不同。当辣椒传入中国后,它的鲜辣味道迅速受到原本喜辣的这些地区的居民欢迎,并与传统的辣味调料结合,形成了今天独特的川菜口感和料理文化。于是笔者大胆地猜想,在辣椒传入中国之前,由于当地原始的"辣"的食材(比如花椒)的可及性和"辣"性食材往往具有的祛寒除湿功能,正好为生存在潮热地理环境的四川和两湖居民的饮食习惯"投其所好"。由于这些天人合一的地理社会环境原因,当地人的菜肴具有比较重口味、辛辣的基色。正因如此,辣椒很容易被当地人接受并融入本土的饮食文化中。而长江三角区和珠江三角区,虽然地理环境相宜,但由于当地的饮食文化、历史传统等原因,可能对辣椒的接受程度不高,导致辣椒在这些地区的"移而未植",成了"过路客"。

辣椒的成功引入和普及在四川等地,可以被看作是一种环境适应性的表现。原本的四川地区居民因为地理和气候条件,已经形成了喜爱辛辣的饮食文化。辣椒的引入正好满足了这种需求,同时因其具有较强的适应性和在当地气候下的良好生长条件,而成为一种重要的食材。这种环境与遗传因素的互动,促进了辣椒在四川的广泛种植和消费。

在"湖广填四川"的过程中,湖南、湖北等地的移民带来了不同的遗传背景和文化习惯,包括饮食偏好。这种人口迁移不仅增加了四川地区的遗传多样性,也促进了当地饮食文化的多样化和融合。移民的融入可能加速了辣椒作为一种新食材在四川的普及和接受,因为这些移民可能已经习惯了辛辣的食物,从而加强了四川地区对辣椒的偏好。

四川和重庆的湿润气候可能促使当地居民偏好辛辣食物,因为辛辣食物有助于驱寒除湿,增加身体的热量。这种环境对食物偏好的影响是遗传和环境互动的另一个例证。随着时间的推移,这种偏好可能在当地人群中得到加强,从而形成一种文化传统。

长期食用辛辣食物可能对个体的心理状态和社会行为产生影响。例如，喜爱辛辣食物的人可能具有更高的风险承受能力或寻求刺激的性格特征。这种心理状态的差异可能部分源于遗传因素，但也受到社会和文化环境的强烈影响。

另外，除了中国，世界上还有其他国家地区的人们也会种植和烹饪辣椒。根据联合国粮食及农业组织（Food and Agriculture Organization of the United Nations，FAO）和其他相关机构的统计，2019年，全球辣椒产量大约为34.4百万吨，其中中国、印度、墨西哥、印度尼西亚和土耳其是最大的辣椒生产国。

全球有数百种辣椒品种，涵盖了各种形状、大小、颜色和辣度。这些品种是根据地理位置、气候和文化传统演变而来的。有趣的是，鸟类可以帮助辣椒的传播，这些辣椒通常会被鸟类食用，因为它们的消化系统不会受到辣椒素的影响，而在排便时会传播辣椒的种子。

辣椒的辣度通常使用史高维尔单位（Scoville Units，SHU）来评判。这是一种测量辣椒辣度的单位，由威尔伯·史高维尔在20世纪初发明。该方法最初是通过味觉测试来评估辣度的，但现在通常使用更高效和准确的高效液相色谱法来测量。辣椒的辣度主要来源于其中的辣椒素，不同品种和成熟度的辣椒含有的辣椒素量不同，因此辣度也不同。以下是最辣的3种辣椒：①卡罗来纳死神辣椒（Carolina Reaper），一般被认为是目前最辣的辣椒，原产于美国。②特立尼达莫鲁加蝎子椒（Trinidad Moruga Scorpion），也是极度辣的，原产于特立尼达和多巴哥。③魔鬼辣椒（Bhut Jolokia 或 Ghost Pepper），曾经是最辣的辣椒，原产于印度。众所周知，人们在徒步时随身携带的防熊、防狼及警用的喷雾器就是用辣椒的液体制作而成的。

总之，四川人对辛辣食物的偏好是一个复杂的现象，它涉及遗传、环境、文化和心理多个层面的互动。环境遗传学提供了一个框架，帮助我们理解这种饮食偏好是如何在特定的历史和社会背景下形成和演化的。

1.13　如何定义"污染"

WHO将污染定义为将污染物或有害物质引入环境中,导致对人类健康和生态系统产生不利影响。污染可以以多种形式出现,包括空气污染、水污染、土壤污染和噪声污染等。这些污染物可以来自人类活动和自然资源,并对环境、生物多样性及个人和社区的福祉产生有害的影响。WHO将污染视为重要的全球健康问题。

1.空气污染

空气污染是由车辆排放、工业活动和燃烧化石燃料引起的,可导致呼吸问题、气候变化和环境恶化。空气污染是日常生活中最常见的污染源之一。关于空气污染现象,我们先来回顾真实的历史事件。

(1)伦敦(1952年12月6日上午):当早晨薄雾还没有散去,伦敦的天际线又显露出一片阴沉的雾霭,承载着工业排放和车辆尾气的残留物,空气中弥漫着污染物刺激的气味。《泰晤士报》(*The Times*)于1952年12月6日报道称:"伦敦大雾笼罩城市,能见度极低,交通陷入瘫痪,人们戴着口罩行走在街头,许多航班被迫取消。"《每日电讯报》(*Daily Telegraph*)于1952年12月7日写道:"伦敦大雾使得整个城市变得朦胧,街道和建筑物都隐没在浓厚的烟雾之中。行人只能小心翼翼地摸索前行,交通完全陷入瘫痪,城市仿佛陷入了沉默。"这天的雾霾是寒冷天气、燃煤排放和大气条件相互作用的结果,导致污染物密集地停留在地面附近。浓厚的烟雾笼罩了整个城市多天,导致能见度差,引发呼吸系统问题并造成大量居民死亡。

(2)纽约(1966年11月27日下午):纽约曾经晴朗的蓝天变成了一层灰色的遮幕,被高楼大厦、繁忙的交通和工业活动产生的污染物所污染。城市标志性的天际线似乎被遮蔽,仿佛在与浓雾般的烟雾搏斗,使人窒息。《纽约时报》(*The New York Times*)于1966年11月27日发表了一篇题为"纽约的空气污染:城市的灾难"的报道。报道中写道:"纽约市的空气质量达到了令人震惊的水平,街道上弥漫着浓烟和烟雾,许多居民戴着口罩,尽量减少呼吸道污染物的吸入。"《纽约先驱论坛报》(*New York Herald Tribune*)于1966年11月28日的一篇报道中写道:"纽约市陷入了空气污染危机,许多人感到窒息和不适。烟雾弥漫的街道让行人难以呼吸,许多人选择待在室内,以避免暴露在有害气体中。"

(3)北京(2015年12月9日白天):北京笼罩在一层浓密的雾霾之中,使得城市的地标建筑在幽灵般的剪影中若隐若现。空气带有刺激性的气味,能见度降低到仅有几米。居民戴上口罩,以保护自己免受悬浮颗粒物的侵害。《中国日报》于2015年12月9日的一篇报道中写道:"北京市再次受到严重的雾霾天气影响,$PM_{2.5}$指数飙升,空气质量极差。居民戴着口罩行走在街头,许多人选择待在室内以保护自己免受污染物的侵害。"

(4)新德里(2017年11月10日夜晚):夜幕降临,新德里仍然被浓郁的烟雾所笼罩。月亮在浓厚的污染层中难以穿透,给周围环境带来了一种怪异的光芒。空气沉重,夹杂着机动车排放、农作物焚烧和工业污染物。呼吸成了一种持久的折磨,因为这座城市正与全球最严重的空气污染物之一作斗争。《印度快报》于2017年11月10日的一篇报道中写道:"新德里市再次陷入雾霾困境,空气质量严重恶化,$PM_{2.5}$和PM_{10}指数超过危险级别。政府发布了健康警报,呼吁居民遵守空气质量指导,采取措施来保护自己。"

通过对不同城市和不同时间的空气污染进行的时间戳(time stamp)反映了以下几点事实。

(1)空气污染是工业化的必然结果:随着工业化进程的推进,城市面临着更多的污染源,导致空气质量下降,表明经济发展与环境保护之间存在矛盾和挑战。

(2)空气污染没有边界:空气污染问题不仅仅局限于单个城市或国家,它具有跨越国界的特性,需要国际合作和共同努力来解决跨境污染问题。

(3)空气污染作为一个重要问题得到越来越多的认识:随着对空气污染问题认识的增加,政府加大了监测和干预力度,并提高了公众对空气污染问题的关注度,促使政府、社会和个人采取行动来减少污染并提高空气质量。

（4）空气污染水平的变化凸显了持续努力的必要性：空气污染问题没有简单的解决方案，需要持续的努力来减少排放、改善环境和保护公众健康。

（5）解决方案：包括过渡到清洁和可再生能源，推广电动车辆，提高工业排放标准，并种植树木以提高空气质量。德国一家智库机构（贝塔斯曼基金会，Bertelsmann Stiftung）在2024年2月发布的一项研究显示，在一些重要的"绿色科技"领域，中国的科研和产业能力迅速提高，已居于全球领先地位，其中包括电动车、太阳能等绿色环保设备。过去5年内，中国在这一领域的"世界级"（获得引用多、颁发国家的数量多）专利从11000项增加到37000项，仅次于美国。

2.水污染

（1）水污染是由工业废料、污水排放、农业径流和不当废物处理引起的。它危害水生态系统，影响人类健康，并减少了清洁饮用水的供应。

（2）解决方案：对工业废物管理实施严格的监管，推广废水处理厂，采用可持续的农业实践，并提高有关负责人废物处理的意识。

3.塑料污染

（1）塑料污染是由于过度使用和不当处理塑料制品所引起的。它对海洋生物、生态系统和人类健康构成了严重威胁。

（2）解决方案：减少一次性塑料消费，推广回收和废物管理计划，开发可生物降解的替代品，并支持清理海洋和水道塑料废物的倡议。

4.土壤污染

（1）土壤污染是由于使用有害农药、工业活动和不当废物处理引起的。它降低土壤肥力，影响食品安全，并损害生态系统。

（2）解决方案：实施可持续的农业实践，减少化学肥料和农药的使用，推广有机农业，并通过适当的处理方法修复受污染的土壤。

5.噪声污染

（1）噪声污染来自城市地区过度噪声、交通和工业活动。它会导致人类压力、睡眠障碍，并对整体福祉产生影响。

（2）解决方案：在城市规划中实施减噪措施，使用隔音设施，推广更安静的交通方式，并提高人们减少噪声污染的重要性的意识。

为了应对日益严重的污染，可以采取以下几个步骤。

（1）环境教育：向自己和未来的世代指出有关污染的原因和影响，以及可持续实践，增强意识并鼓励负责任的行动。

（2）政策变革：倡导并实施更严格的环境法规和政策可有助于降低污染水平。政府、组织和个人需要共同努力，以执行和遵守这些法规和政策。

（3）可持续实践：拥抱可持续生活方式，如节约能源、减少废物和负责任的消费，对减少污染做出重要贡献。

（4）技术创新：投资和推广清洁技术、可再生能源和环保替代品的发展，有助于缓解污染问题，并减少对污染物的依赖。

（5）国际合作：污染不分国界，解决污染问题需要集体努力。与其他国家合作，分享知识和最佳实践，并为共同目标努力，可以实现更有效的解决方案。

罗伯特·斯旺（Robert Swan）是一位英国极地探险家和环保主义者，他以成为首位徒步穿越北极和南极的人而闻名。他曾说过一句关于污染的名言："The greatest threat to our planet is the belief that someone else will save it.（对我们星球最大的威胁就是相信有别人会来拯救它。）"我们虽然对未来忧心忡忡，但是我们依然相信，通过采取积极措施，增强意识和实施可持续实践，我们可以对我们受污染的世界产生积极影响，并确保现在和未来世代享有更健康、更清洁的环境。

1.14　地球上的"人工圈"和"生物圈"

随着时代的变迁，人类对地球的影响越来越深远。一个至关重要的观念——"人工圈"（artificial sphere），逐渐成为我们讨论人类对地球影响的中心话题。这一术语被用来描述人类活动产生的大量全球物质产出及相关的能源消耗。而在这个人工圈不断膨胀的过程中,"生物圈"(biosphere)的稳定和繁荣受到了前所未有的威胁。如今,由于"人工圈"对"生物圈"的负面影响,我们所生活的这个星球已经与过去从表观到内涵有了本质的不同。

在过去的几个世纪里,尤其是自20世纪中叶以来,由于技术进步、工业化和全球化,人工圈的扩张速度呈指数级增长。城市化进程加速,大规模的城市化和工业化使得人类的活动高度集中,导致了大面积的土地被建筑和基础设施所占据。这不仅改变了地球表面的形态和景观,还导致了生物栖息地的大量丧失。森林是地球之肺,因为人类的开采和砍伐而面临着空前的减少,带来了生物多样性的急剧下降。同时,大规模的矿产资源开采,如煤炭、石油和金属矿石等,对大片土地造成了破坏,更进一步改变了地球的地质结构。

人类活动导致全球森林覆盖率急剧下降。世界自然基金会(World Wide Fund for Nature,WWF)数据显示,全球每年约有1.3万平方千米的森林被毁坏。此外,为了农业和人类的生活需求,大规模的灌溉和水资源的开发导致了水资源的过度利用和湿地的消失。目前,全球约有20亿人口生活在水资源紧缺的地区。

更为严重的是,塑料污染问题日趋严重。全球每年生产大约3.5亿吨的塑料制品,而其中大约8万吨最终进入了海洋,这些难以降解的物质在土地和海洋中积累,大量的海洋生物因误食塑料而死亡;对地球上的生命也造成了巨大的威胁,塑料微粒通过食物链进入人体,影响人类健康。同时,大气中的温室气体排放量也在持续增加,由于大量的化石燃料燃烧和工业活动,导致地球温度不断上升。

这些现象中的"人工圈"对"生物圈"的侵入性影响愈发显著(图1-5)。人类活动不仅改变了地球的自然环境,还对生物多样性造成了巨大的威胁。据世界自然保护联盟的数据,目前全球每年约有1万个物种濒临灭绝。在这一背景下,"人工圈"的概念应运而生。由美国地质学家彼得·哈夫于2013年首次提出,这一概念强调了人类集体对地球的巨大影响,包括人类活动产生的大量全球物质产出和能源消耗。尤其是自1950年以来,人类对环境的影响已经呈现指数级的增长。

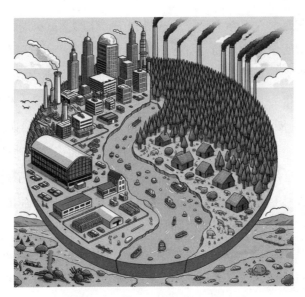

图1-5 "人工圈"对"生物圈"的侵入性

以下一些具体案例和相关的统计数据，进一步证明了人类活动对地球生物圈造成的负面影响。

1.珊瑚礁退化

由于温室气体排放导致的全球变暖和海洋酸化，珊瑚礁正在快速退化。据统计，近20%的珊瑚礁已经丧失，另有15%在未来10～20年内处于濒危状态（数据来源：世界自然基金会）。

2.大量鱼种濒临灭绝

过度捕捞导致许多鱼种数量急剧减少。根据FAO的数据，约32%的鱼类库存已被过度捕捞到低于生物安全水平。

3.农业草地转化

为了扩大农业用地，大片原生草原被转化为农田。据统计，自1950年以来，全球已有20%的草地被转化为农田或其他用途（数据来源：世界自然基金会）。

4.农药和化肥污染

过度使用农药和化肥导致地下水、河流和湖泊受到污染。根据WHO数据,每年因饮用被农药污染的水而导致的死亡人数约为20万人(数据来源:WHO)。

5.生物多样性丧失

由于人类活动如森林砍伐、土地开发和污染,全球生物多样性正在快速丧失。据生物多样性公约统计,每年约有1%的物种因人类活动受到威胁,这一数字远远超过了自然灭绝的速度。

6.全球蜜蜂种群下降

蜜蜂是重要的授粉者,对农业生产起到关键作用。然而,近年来,由于农药使用、病原体感染和栖息地丧失,蜜蜂种群正在快速减少。据统计,过去10年中,美国的蜜蜂种群每年减少了30%(数据来源:美国农业部)。

7.极地冰川消融

由于全球气温上升,极地的冰川正在快速融化。据统计,格陵兰岛的冰川每年消失约280亿吨,导致全球海平面上升(数据来源:美国地质调查局)。

8.土壤侵蚀

非可持续的农业做法、过度放牧和森林砍伐导致全球大片土地发生侵蚀。据统计,每年因土壤侵蚀造成的农业生产损失约为100亿美元(数据来源:FAO)。

9.海洋死区增多

过度的农业活动导致化肥进入水体,引发水污染并形成海洋死区,造成海洋生物无法生存。据统计,全球有超过400个已确认的海洋死区,总面积超过245000 km²(数据来源:《科学》杂志)。

10.野生动物非法交易

非法狩猎和交易导致许多野生动植物濒临灭绝。据统计，每年有约1000只非洲犀牛因非法狩猎而被杀，其主要目的是犀牛角（数据来源：世界野生动植物基金会）。

从这些事实中我们可以看到，人类集体不断扩大的"人工圈"不仅使地球的物理环境受到了损害，也使生物多样性受到了极大的威胁。但值得注意的是，人们现在已经越来越认识到这一问题的严重性，并开始采取行动。从国家到个人、从企业到非政府组织都在寻找方法和策略，以减少人工圈的负面影响，包括可再生能源的使用、绿色建筑的推广、零废弃物运动的兴起等。

地球早已不再是过去的地球。人类对地球的改变已经超过了地球自然自我净化的修复过程。面对人类不断扩大的"人工圈"对"生物圈"的毁损带来的挑战，我们每一个人都有责任采取行动，为未来更健康的地球作出贡献。

1.15 随处可见的PFAS

全氟烷基物质和多氟烷基物质（per-and polyfluoroalkyl substances，PFAS）是由人类人工合成的一类由碳和氟组成的化学物质，具有耐热、耐腐蚀和防水性能。PFAS首次开发和使用始于20世纪中叶，其商业生产最早始于20世纪40年代的美国。其中最早且最知名的PFAS化合物之一是全氟辛烷磺酸（PFOS），它于20世纪50年代由3M公司引入。它们广泛应用于各种工业和消费品中，包括防水涂层、消防泡沫、烹饪用具、纺织品和电子产品等。然而，近年来，人们对PFAS的安全性问题日益关注。

1.PFAS引起全球的安全关注的原因

一些PFAS化合物被发现具有潜在的健康风险。其中，两种PFAS化合物，即全氟辛烷磺酸（PFOS）和全氟辛酸（PFOA）引起了特别关注。这些物质具有生物持久性,难以降解,且能在人体中累积。目前经科学研究发现接触一定水平的PFAS可能导致以下情况。

(1)生殖效应,如降低生育能力或增加妊娠高血压的发病率。

(2)儿童发育延迟,低出生体重、加速青春期、骨骼变异或行为改变。

(3)某些癌症的风险增加,如前列腺癌、肾癌和睾丸癌。

(4)人体免疫系统抵抗感染能力降低,疫苗反应减弱。

(5)干扰人体的天然激素。

(6)增加胆固醇水平和/或肥胖的风险。

2.无所不在的PFAS

PFAS的广泛使用导致它们在环境中广泛存在。它们可以通过空气、水和土壤传播,并进入食物链,最终进入人类和动物体内。因此,全球范围内的环境和食品中都发现了PFAS的存在。一些国家和地区已经采取了法规和限制措施来减少PFAS的使用和排放。例如,欧洲联盟(European Union,EU)在2019年采取了全面限制PFAS的措施,包括禁止某些PFAS的使用。

我们周围存在着成千上万种具有潜在不同效应和毒性水平的PFAS,但大多数研究集中在少数较为知名的PFAS化合物上,人们可以通过不同的方式和在生命的不同阶段接触到PFAS。PFAS的类型和用途随着时间改变而改变,这使得追踪和评估这些化学物质的暴露方式及其对人体健康的影响具有挑战性。例如,PFOA和PFOS是PFAS群体中使用和研究最广泛的两种化学物质。近年来,PFOA和PFOS已在美国被其他PFAS替代。

PFAS几乎无所不在(图1-6)。它们可能存在于饮用水(在公共饮用水系统和私人饮用水井中),垃圾场附近的土壤和水(在垃圾填埋场、废物处置场和危险废物场等地),灭火泡沫[在用于扑灭可燃液体火灾的含水膜形成泡沫(AFFF)中],生产或使用PFAS的制造或化工厂(如铬电镀、电子、某些纺织和纸张制造商),食物(如在受PFAS污染水域捕捞的鱼类和暴露于PFAS的牲畜的乳制品),食品包装(如在防油纸、快餐盒/包装纸、微波爆米花袋、比萨盒和糖果包装纸中),家庭产品和灰尘(如在用于地毯、家具、服装和其他织物上的防污和防水处理,清洁产品,不粘锅,油漆、清漆和密封剂),个人护理产品(如某些洗发水、牙线和化妆品），生物体（如废水处理厂产生的肥料会影响地下水、地表水和放牧在该土地上的动物。人们可能以多种方式接触PFAS）。因此，可以认为几乎生活在当今这个世界上的我们都接触过一些PFAS。根据美国疾病控制与预防中心（Centers for Disease Control and Prevention，CDC）的数据，大多数已知的接触水平相对较低。

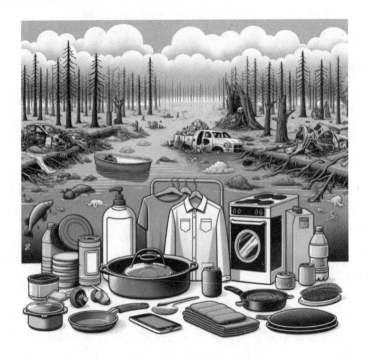

图1-6　PFAS无所不在

因此，人们可能通过以下方式接触到PFAS：从事灭火或化学制造和处理等职业；饮用被PFAS污染的水；食用可能含有PFAS的食物，包括鱼类；吞食被污染的土壤或灰尘；吸入含有PFAS的空气；使用含有PFAS的产品或使用含有PFAS材料包装的产品等。

3.如何尽量自我防护

尽管人们无法完全避免PFAS的暴露（数千种不同的PFAS，各种不同的PFAS化合物在不同的行业和产品中得到广泛应用），但是，我们可以借鉴首先使用PFAS的美国等发达国家的做法，如美国国家环境保护局（U.S. Environmental

Protection Agency，USEPA)的建议。我们还可以通过产品选择、饮食和环境意识，最大限度地减少PFAS在日常生活中的风险。

(1)饮用水：确保饮用水的安全性，可以咨询当地水资源管理部门或进行水质测试，了解是否存在PFAS污染。如果发现饮用水中存在PFAS，可以使用经过认证的水过滤设备(如活性炭过滤器)来减少PFAS的含量。

(2)食物：尽量选择健康饮食，多摄取新鲜、有机的水果、蔬菜和肉类。注意谨慎食用可能受到PFAS污染的鱼类，可以咨询当地环保机构或食品安全机构获取相关建议。减少食用包装食品，特别是那些使用防油纸、快餐盒、糖果包装纸等可能含有PFAS的食品包装。

(3)家居和个人护理产品：注意选择无PFAS的产品，如无PFAS的清洁剂、洗发水、牙膏等。避免使用防油、防水和防污剂处理的家具、地毯和纺织品。

(4)减少环境暴露：避免使用含有PFAS的灭火泡沫和类似产品。注意环境中的工业和废物处理区域，避免接触可能受到PFAS污染的土壤、水源和空气。

(5)教育和意识：关注当地政府和环保机构发布的有关PFAS的信息和建议，了解当地环境和产品中的风险。了解个人的职业和生活环境中是否存在潜在的PFAS暴露风险，并采取相应的预防措施。

然而，随着替代技术的发展和法规的改变，许多产品和材料已经不再含有PFOA和PFOS，或者含量已经显著减少。现在市场上销售的不粘锅和家具涂层通常使用更安全的替代品。消费者可以查看产品标签确定产品是否含有PFOA和PFOS。

随着对PFAS潜在环境和健康风险的认识不断增加，全球范围包括中国在内的许多国家都在采取措施限制和减少PFAS的使用。在中国，监管机构也在逐渐加强对PFAS的管理，包括限制其在某些领域的使用、监测环境中的PFAS水平，并进行相关研究和评估。

1.16　城市化与热岛效应

1.城市化

城市化(urbanization)是指人口不断涌入城市,形成城市人口密集区,建设与发展城市的过程。城市化带来了许多好处,如经济发展、资源整合、文化繁荣等。然而,城市化也带来了一些负面影响,其中之一就是热岛效应。城市热岛效应通常在相对较大的城市规模下出现。这种现象主要在大城市和人口密集的城市地区较为显著,特别是拥有高密度建筑和大量硬质表面(如混凝土和玻璃)的城市。

2.热岛效应

热岛效应(heat island effect)是指城市及其周边地区相较于农村地区,在夜晚温度更高的现象。这是由于城市中大量的混凝土建筑、道路和工厂等人工结构导致了更多的太阳辐射被吸收和储存,并在夜间释放出来。这使得城市温度昼夜差异变得不那么明显,尤其在夏季,城市中的高温可能导致一系列问题,如健康风险、能源消耗增加和环境压力增大等。

3.城市化与热岛效应的关系

近几十年来,全球城市地区迅速增长。促使城市化的主要因素是经济发展不足和人口增加。尽管全球人口增长速度较缓,但预计到2030年,人口数量仍将持续增加。据估计,到2030年全球城市区域预计将增长100多万平方千米。由于经济的飞速发展,城市化在发展中国家较为普遍。中国是世界上城市化最为突出的国家之一。据估计,中国的城市土地面积以每年13.3%的速度扩张。

城市化对人们的生活产生了积极的影响,期待使人们能够通过减少车辆里程和温室气体排放来缓解气候变化,改善生活水平并减少能源消耗。然而,由于过去几十年的人类活动,城市范围不断扩大,这个过程带来了正面和负面的影响。在城市中,建筑密集且绿地有限,形成了相对于郊区更高温度的"岛屿"。城市的昼夜温度都比郊区高出几摄氏度。随着城市植被覆盖的减少,城市热岛效应将增加。曾有一项研究对影响城市发展的各种因素进行了全面分析,该研究调查了天津市2005—2020年的土地利用与覆盖变化情况。该研究得出以下结论:建设用地面积的增加主要是由于农用地面积减少了11.9%。研究区(天津市)2005—2020年5—9月的平均地表温度从23.50 ℃增加到36.51 ℃。预计从2020年到2050年,地表温度将增加9.5 ℃。

4.城市热岛效应的主要原因

(1)城市的大量硬质表面(如混凝土、玻璃等)能够吸收并储存太阳能量,导致温度升高。

(2)交通拥堵、工业和家庭排放的废气和热量导致城市内部温度升高。

(3)城市化使绿地减少,造成了自然的热调节能力减弱。

5.治理城市热岛效应的方法

(1)增加城市内的绿地和树木可以提供阴凉和蒸发冷却效应,降低周围空气温度。

(2)采用高反射率和高辐射率材料,降低建筑物表面的吸热能力。

(3)在建筑物上增加绿色屋顶和墙壁,可以吸收和释放热量,减少温度升高。

(4)减少交通拥堵和尾气排放,切换使用新能源交通工具。

(5)在城市规划中,考虑温度调节和热岛效应缓解,确保合理的绿地分布和公共空间设计。在世界范围内,一些城市因其在治理城市热岛效应方面的创新和成功做法而被认为是模范城市,其中包括深圳、东京、芝加哥等城市。

中国是一个拥有大量人口和城市的国家,城市热岛效应在许多城市中都是一个显著的问题。这种现象导致了高温、能源消耗增加及环境质量下降,因此需要制定有效的治理规划来减缓城市热岛效应。通过科学规划和可持续发展,我们可以更好地平衡城市化带来的利与弊,保护城市环境,改善居住条件,为人们创造更好的生活环境。

1.17　人类赖以生存的"温室效应"

当谈到地球变暖，我们不得不首先说明什么是"温室效应"（greenhouse effect）？温室效应其实是一种本来就存在的自然现象，它使地球保持温暖，适宜居住，形成地球生物赖以生存的环境。简单来说，地球接收到太阳的光照（短波辐射），然后地表会反射一部分光照（长波辐射）回太空，而这一部分被大气中的温室气体[如二氧化碳（CO_2）、甲烷（CH_4）]吸收、转化为热能并再次发出一些辐射。这一过程就像一个温室或车窗玻璃，可以使阳光进来但阻止热量散出，所以称为"温室效应"。

如果没有温室效应，地球会变冷很多，可能不适合大多数生命存在。但现在的问题是，人类的活动使温室气体增多，导致过多的热量被"锁"在地球上，从而引起全球气候变暖。

1.如何测定温室效应

确定温室效应的主要指标涉及多个方面，特别是与温室气体的排放和浓度有关的一些关键指标如下。

（1）温室气体浓度：特别是CO_2、CH_4、氧化亚氮（N_2O）和氟化气体的大气浓度。其中，CO_2是最主要的，因为它的浓度增加最快，对温室效应的贡献也最大。

（2）全球平均温度：温室效应导致的全球变暖可以通过观测地面、海洋和大气的平均温度来确定。

（3）冰盖和冰川：北极和南极的冰盖及全球的冰川都在减少，它们的变化可以作为温室效应的一个指标。

（4）海平面上升：因为冰盖融化和海水热胀，导致海平面上升，这也是一个关键指标。

（5）海洋酸化：大气中的CO_2部分会被海洋吸收，导致海洋酸化，这也是一个衡量温室效应的指标。

（6）极端天气事件：如热浪、强降水、飓风和干旱等极端天气事件的频率和强度的变化。

这些指标综合起来可以为我们提供一个关于温室效应和气候变化的全面画像。然而，我们必须首先要明白一个非常重要的问题：目前地球增强的温室效应究竟是地球本身运转变化的一个周期，还是因为人类现代生活方式的改变而人为造成的结果？

目前，根据不同的测试数据综合得出的答案是：地球在历史周期上确实有过自然的温室效应变化，但现在我们遇到的快速增温现象，很大一部分是人类的活动所致，如烧油、烧煤和释放大量的 CO_2。因此，虽然地球有它的温度变化周期，但这次问题的答案主要是人类人为造成的。

2. 支持上述论断的理由和数据

（1）冰芯数据：通过分析地球的冰芯数据，科学家可以看到过去几十万年来大气中 CO_2 的浓度。近些年 CO_2 浓度比以往任何时候都高，而且上升得非常快。冰芯数据是非常有趣的。冰芯其实就是从冰川或者南、北极的冰层中取出的长柱形冰块。这些冰块里面有小气泡，保存着过去大气中的气体样本。通过分析冰芯数据，我们知道距今8万年来，CO_2 浓度通常在 180～280 ppm（每百万分之一）波动。但从工业革命开始，这个数值已经超过了 400 ppm，并且还在上升。冰芯数据还显示，当 CO_2 浓度上升时，地球的温度也跟着上升；当浓度下降时，地球温度也跟着降低。这表明它们之间有很强的关联性。

（2）卫星观测：从1980年开始，卫星数据显示北极冰盖在缩小，特别是夏季，这与温度上升是一致的。

（3）海平面上升：由于冰盖融化和海水因温度上升而膨胀，海平面也在上升。过去的一百年里，海平面平均上升了约 20 cm。

（4）动植物分布变化：很多动植物开始往更高的海拔或更靠地球北部的地区迁移，因为它们原来的栖息地变得太热了。

（5）工业革命后的变化：从工业革命开始，人们开始大量烧煤、油和天然气，导致大量 CO_2 释放到空气中，这与温度上升的时间线很吻合。

（6）海洋酸化：因为 CO_2 增加，海洋开始吸收更多 CO_2，导致海水酸化，这对很多海洋生物造成了威胁,如珊瑚和贝类。

(7)极端天气事件增多:很多地方开始经历更多的极端天气,如暴风雨、热浪等,这些与气候变化的模型预测是一致的。

以上这些数据说明气候确实在变化,而且与人类活动释放的CO_2有很大关系。

3.改善温室效应的措施

(1)减少碳排放:转向使用清洁能源,如太阳能、风能和核能,减少煤、石油和天然气的使用。

(2)提高能效:建造更加节能的房屋和办公建筑,推广节能汽车和公共交通。

(3)重建森林:由于树木可以吸收CO_2,大规模植树和防止森林砍伐都很关键。

(4)碳捕捉和储存:这种技术可以从大气中捕捉CO_2并储存在地下,减少温室气体排放于大气中。

(5)推广可再生材料:使用生物降解和可再生材料,减少塑料和其他不易降解材料的使用。

(6)鼓励研究与创新:支持关于气候变化和清洁技术的研究。

(7)国际合作:地球是全人类的。气候变化是全球问题,需要各国共同合作,共同努力来解决。

(8)提高公众意识:通过教育和宣传,让更多的人意识到气候变化的严重性,并采取行动。

1.18　浅谈森林大火

引起森林大火的原因主要可分为自然原因和人为原因。自然原因包括闪电(闪电引起的火灾约占烧毁土地的85%)、火山爆发等,而人为原因包括失火、烧荒、点烟、没有完全熄灭的篝火、火车制动产生的火花等。每年全球都会有大量的森林大火发生,其中以地中海、加拿大、美国西部、澳大利亚、非洲草原及亚马孙雨林等地区的森林大火最为频繁。

森林大火的危险因素主要有极端气候、火源、森林燃料和风向。其中,气候变暖和干燥是导致火灾频繁和难以控制的重要因素。

历史上,有一些重大火灾备受关注。例如,1987年中国大兴安岭的森林大火、2019年亚马孙雨林的大火及2020年澳大利亚的大火,乃至最近2023年持续长达半年的加拿大森林大火。

当我完成本节时,新闻正在报道:"受飓风'多拉'(hurricane Dora)风势助长,因创纪录的高温引发的夏威夷野火造成风景迷人的大岛(Big island)及毛伊岛(Maui island)大面积森林植被受损,建筑物焚烧,民众被迫疏散,大火还迫使成人和儿童跳入海中避火逃生,至今已经造成上百人死亡。"这也再次提醒我们,气候变化给我们的生活带来的影响是如此真实和近在咫尺。

森林大火对环境的影响是巨大的。首先,大火会直接烧毁森林生态系统,导致生物多样性的减少;其次,大火会释放大量的CO_2,加剧全球气候变暖;最后,大火产生的烟雾和气溶胶会对空气质量造成严重的影响,同时对人类健康造成威胁。

森林大火的频率其实与人类活动有着密切关系。人类的扩张、开发和现代生活方式对森林大火的频率和强度都产生了负面影响。

1. 人类扩大居住范围

(1)人与野生生态系统的接触点增加:当人类扩大其居住范围并侵入原始森林时,与野生生态系统的接触点增加。这增加了由于营地、焚火、焚烧废物、电线短路等人为原因引起的火灾的风险。

(2)火灾响应与管理:随着人类居住范围的扩大,火灾响应与管理在人口稠密地区变得更加紧迫。当火灾发生时,人们通常会迅速做出响应并进行扑灭,以保护生命和财产。然而,这也意味着这些地区可能缺乏自然发生的小规模火灾,这些小火灾对某些生态系统是有益的。自然的小火灾在很多情况下可以帮助减少发生大火灾的风险,因为它们可以清除积累的易燃物,防止更大规模火灾的发生。因此,尽管火灾管理在保护人类社会方面发挥了重要作用,但它也可能在无意中增加了某些地区发生大火的风险。

2.人类侵入原始森林地区

(1)破坏生态平衡:当人类侵入原始森林并进行开发时,常常会破坏当地的生态平衡,导致森林健康状况下降,从而增加火灾的风险。

(2)土地利用变化:森林砍伐和转变为其他用途(如农田)可能会改变土地的火灾模式。例如,某些转为农用的地区可能更容易发生火灾。

3.人类现代生活引起的温室效应

(1)气候变化:由于温室效应,全球平均温度上升,导致某些地区变得更加干燥和炎热,这都增加了火灾的风险。此外,更频繁的极端气候事件,如热浪和长时间的干旱,也使火灾更容易发生。

(2)更长的火灾季节:在某些地区,温暖的季节变得更长,这意味着火灾季节也相应延长,从而增加了火灾的风险。

然而,森林大火不是今天才有的。早在唐代,诗人白居易在《赋得古原草送别》中就对野火进行了生动的描绘:"野火烧不尽,春风吹又生"。尽管森林大火会带来许多负面影响,但在一些自然环境中,火灾也是一种重要的生态过程,对维持自然环境的健康有益。

4.森林火灾的益处

(1)生物多样性的维护:在一些生态系统中,火灾可以帮助一些耐火的物种(如某些树木和草种)进行生存和繁衍。有些种子需要经历火灾才能萌发,因此,火灾对于维持这些生态系统的生物多样性起着关键作用。

(2)养分循环:火灾可以将死亡的植物质转化为矿物质,这些矿物质随后可供新生长的植物使用。这样的过程有助于加快营养的循环,并有利于森林的再生。

(3)打开种子外壳:有些植物种子的外壳非常坚硬,只有经过高温的火灾才能打开,促使种子萌发。

(4)控制害虫和疾病:火灾可以有效地清除一些害虫和疾病,为森林生态系统的健康发展创造更好的条件。

（5）减少火灾风险：周期性的小规模火灾可以消耗掉地面的可燃物，减少大规模火灾的风险。

（6）创造新的生境：火灾可以烧毁老旧的森林，为新的生态系统的形成创造条件。

尽管森林火灾有这些潜在的益处，然而，过度的森林火灾，尤其是人为引起的火灾，会对环境造成严重破坏，尤其是在人口稠密的地区，森林火灾可能会给人类的生活和财产安全带来严重的威胁。此外，森林火灾加剧了全球气候变化，会对人类生活和社会经济造成长期负面影响。因此，我们需要制定和执行更加有效的森林管理策略，防止森林火灾的过度发生，保护我们共享的地球家园。

1.19　咆哮的杀手——骤发洪水

1.骤发洪水是洪水的一种特殊形式

山洪暴发或称骤发洪水（flash flood）是指在短时间内由于暴雨、山洪暴发或冰雪融化等因素引起的快速洪水形成。其特点是水流迅猛、速度快、规模庞大，会给人类的生命和财产带来严重威胁。根据已知的数据，全球每年至少发生数百起骤发洪水事件。

2.骤发洪水对人类生命的影响是巨大的

首先，骤发洪水的来势迅猛、发展迅速，人们往往无法提前预警和逃离，这使骤发洪水成为导致许多伤亡的原因之一。其次，骤发洪水的水流强大，能够瞬间冲垮房屋、道路和桥梁，造成基础设施的破坏，导致交通中断和人员被困。最后，骤发洪水还会引发泥石流和土地滑坡等次生灾害，进一步加剧对人类生命的威胁。

3.骤发洪水的高发季节因地区而异

在一些地区，骤发洪水可能与季节性的暴雨有关，如热带地区的雨季；而在其他地区，融雪期间的洪水可能更容易引发骤发洪水。一般来说，春季和夏季是骤发洪水的高发季节。

2013年我在内蒙古响沙湾亲身经历过一次骤发洪水。内蒙古的响沙湾位于内蒙古自治区鄂尔多斯市达拉特旗的库布齐沙漠中，地处中国沙漠东端，是一个以沙漠风光为主的旅游胜地。响沙湾是中国最大的流动沙漠，也是中国四大沙漠景观之一，最高的沙丘高达110 m。响沙湾的名字来源于当地的一种特殊的沙子，这种沙子在沙丘上跳动时会发出"咯吱咯吱"的响声。

响沙湾是由沙丘下面的一条名为罕台川的河勾画出来的。罕台川发源于内蒙古自治区鄂尔多斯市东胜区罕台庙乡苗家圪台南山顶，穿过库布齐沙漠，通过冲积平原向北流经达拉特旗贺家营子注入黄河，流域全长90.4 km。罕台川河的河道响沙湾段相对狭窄，平常要么干枯，要么有些一步即可跨越的小溪流，于是有不少小贩在此搭建临时棚屋，招揽顾客，甚至还有些人在河道内停车。当时响沙湾局部天气晴空万里，一点雷雨的征兆都没有。我们随行开始参加一个旅游项目——从山坡上像滑雪一样地滑沙。当我们刚刚下滑到坡底接近河床时，突然噪声大作。高音喇叭在呼叫："洪水来了！"让大家赶紧离开河底。我远远地往上游一瞧，汹涌的洪头瞬间而至，不到20秒就已经抵达脚下。我们赶紧反身往上爬，但是沙子是松的，下易上难。上两步，下一步。好在当天除了河床上的棚架被冲走，并无人员伤亡。这个亲身经历让我更加真切地感受到大自然的无情和威力。

2022年8月13日15时30分许，四川省成都市彭州市龙门山镇后山下雨，引起龙漕沟区域突发骤发洪水，共造成7人死亡。龙漕沟风景区是成都附近的一处网红打卡地。加之那天天气炎热，很多成都附近的游客趁着周末约了朋友去龙漕沟消暑。"当时山顶出现了乌云，在山下的人并没有意识到山里在下雨。"躲过一劫的一位游客说，15点左右，他听到路下面有人叫"快跑，涨水了！"随声音望去，看到不少人朝山边跑。根据该游客所述："过了十几秒，上面混浊的水就冲了下来，夹杂了不少杂物，木块、游玩时候的天幕、游泳圈……"然而，当时有不少游客在河中玩水，水忽然涨了起来，导致有人被困水中，少数游客抵挡不住越来越大的洪水冲力而不幸被骤发洪水卷走。

除了上述龙漕沟骤发洪水的悲剧外,还有值得一提的骤发洪水是发生在1997年的美国安特洛普峡谷(Antelope canyon)骤发洪水事件(图1-7),造成了数人死亡和数人受伤。安特洛普峡谷是美国亚利桑那州的一处著名的旅游景点,因其壮丽的狭缝峡谷而闻名于世。1997年8月12日,11名游客在下羚羊峡谷因骤发洪水暴发身亡,其中包括7名法国人、1名英国人、1名瑞典人、2名美国人。当天现场降雨量很小,但早些时候的一场雷暴将大量的水倾倒入上游7英里(11 km)处的峡谷盆地。当时,游客们在探索峡谷时被突如其来的洪水困住。洪水迅猛而汹涌,水位迅速上涨,导致峡谷内的空间迅速被淹没。许多人被困在狭小的空间中,无法逃脱洪水的冲击。由于缺乏适当的警告和逃生设施,救援行动变得非常困难,造成了严重的人员伤亡。唯一的幸存者是导游弗朗西斯科·"潘乔"·金塔纳(Francisco "Pancho" Quintana),他之前接受过激流训练。当时,梯子系统由业余建造的木梯组成,这些梯子被洪水冲走了。如今,梯子系统已用螺栓固定到位,可展开的货物网已安装在峡谷顶部。收费处还备有美国国家气象局的气象收音机和警报喇叭,如上游下雨,峡谷马上会对游人关闭。

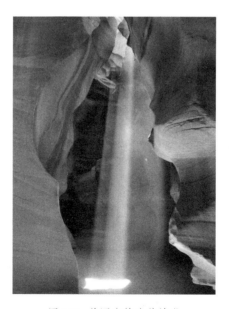

图1-7　美国安特洛普峡谷

骤发洪水不仅仅发生在野外，也可能发生在城市中的特定地点，如纽约地铁、郑州地铁及北京高架桥下发生的骤发洪水事件。①纽约在过去几年中遭受了几次严重的骤发洪水事件，其中一次发生在2022年7月12日，此次骤发洪水事件导致纽约市地铁系统多个站点被淹没，造成数十名乘客被困，并有数人因此丧生。此外，大量的车辆被淹没、道路被损坏，估计造成了数亿美元的财产损失。②2021年7月郑州遭受了一次严重的骤发洪水事件，这是中国历史上罕见的极端降雨。这场骤发洪水导致了大规模的灾害，造成了数百人的生命丧失和重大经济损失。③2023年6月18日发生在北京的骤发洪水事故导致了郊区一座高架桥下的严重洪水，造成数十人被困，其中一些人不幸丧生。

4.引发骤发洪水的原因多样性

引发骤发洪水的原因包括强降雨、冰雪融化、疏漏不及的水坝和堤防、城市化导致的排水系统失效等。骤发洪水的发生与人类活动及环境破坏之间存在一定的关联。虽然自然因素如降雨量和地形起着骤发洪水事件的主要作用，但人类活动也可以对骤发洪水的发生和严重程度产生影响。

5.人类与骤发洪水发生的风险

（1）城市化和土地利用变化：大规模的城市化和土地利用变化会改变自然水文循环，导致雨水迅速汇集到建筑物和街道上，增加了城市地区骤发洪水的风险。人类活动如城市扩张、水泥化和铺设大面积的硬质表面，减少了土壤的吸水能力，使降雨无法迅速渗透，增加了径流量和骤发洪水的概率。

（2）河道改道和河床改造：人类为了开发土地或进行水利工程，可能会进行河道改道、河床加固或修建堤坝等活动。这些干预措施可能会改变水流的路径和速度，影响河流的自然排水能力，增加了骤发洪水的风险。

（3）水库和排水系统管理：水库的建设和管理可以在一定程度上调节洪水的储备和排放。然而，不合理的水库管理、排水系统不完善或堵塞，可能导致水体过度集中和排放不及时，增加了骤发洪水的风险。

（4）森林砍伐和土地开垦:过度的森林砍伐和土地开垦可能导致植被覆盖的减少,减少了植被保持水源和吸水的能力。这会导致水土流失加剧,降雨水分无法被有效地吸收,从而增加了洪水和骤发洪水的可能性。

然而,历史见证了一些人类工程可以提供自然灾害的防护和调控。都江堰水利工程是中国古代伟大的水利工程之一,被视为人与自然和谐共生的典范。都江堰工程通过修建水坝、引水渠和分水堰等设施,有效地控制了大量的洪水和水源,并为当地农业提供了稳定的灌溉系统。这个工程的设计和管理方式为后世留下了重要的经验教训,展示了人类与自然和谐共生的可能性。

6.骤发洪水的早期征兆及预防

（1）强降雨:突然而剧烈的降雨是骤发洪水的主要诱因之一。如果出现持续性强降雨,特别是在短时间内累积大量降水,这可能是骤发洪水即将来临的信号。

（2）骤发洪水迹象:身处山区或附近,注意观察骤发洪水的迹象,包括急剧增加的水流、滚石和泥土的迅速移动、河流水位迅速上涨等。

（3）提前了解风险:在前往或居住在容易发生骤发洪水的地区之前,了解该地区的气候和地理情况。了解潜在的洪水风险区域,以及紧急疏散路线和避难所的位置。

（4）避免危险区域:尽量避免进入或通过已知的洪水风险区域,如狭窄的峡谷、河床或低洼地区。遵循标志和指示,远离潜在的危险区域。

（5）制订应急计划:制订家庭或团体的应急计划,包括疏散路线、紧急联系人和应急物资的准备。确保所有家庭成员了解应急计划,并进行定期演练。

（6）提高自我保护意识:了解自救和急救技巧,特别是水上安全技巧。如果被困在洪水中,应寻找高地或坚固的建筑物避难,尽量避免穿越洪水。为了预防骤发洪水事故,不仅需要注意天气预报,也要避免在可能发生骤发洪水的区域搭建帐篷或停车,特别是在河滩。此外,在面对积水时,应避免开车进入不清楚深度的积水区,以确保个人安全。

（7）寻求高处避难：如果骤发洪水来临，应寻找高处避难，如楼顶、树木或山丘。尽量避免进入深水区域，因为水流可能会非常强大和危险。

总之，骤发洪水是一种威力巨大的自然灾害，对人类生命和财产造成了严重威胁。虽然无法完全消除骤发洪水的发生，但我们可以通过加强监测预警、改善城市排水系统和提高公众的防范意识来最大限度地减少骤发洪水带来的风险。

1.20　沉默的杀手——中暑和失温

1. 中暑

（1）案例1。2023年盛夏高温的一天，一位中年的研学团导游带领一队小朋友到颐和园参观学习。历史讲解是他最喜欢，也是最擅长的部分，每次来到颐和园，他都能滔滔不绝地讲上2小时，但这天参观到后半段时，他的讲解越来越少。由于孩子们多，又吵闹，没有人注意到这一微小的异样。中午时分，从颐和园出来之前，导游用微信联系了大巴车司机，此时，他的声音已经有些许反常，大巴车司机没有太注意。稍后，导游看着孩子们上车后，自己坐到了车子的第一排，按照正常的工作流程，导游一般会在这时候拿着话筒告诉游客们下一站去哪里，多长时间，但他一路没再说话。半小时后，大巴车到达餐厅，研学团的老师们带着孩子们下了车，导游还是不动弹，大巴车司机感觉不对劲，他走上前去，此时的导游呼吸急促，意识模糊，嘴里嘟囔着"歇会儿，歇会儿"，大巴车司机喊来研学团的老师，一起拨打了120。急救车很快就赶到了，在现场为其注射了1针肾上腺素后，紧急送往附近的一家医院。医院的医生说："患者送到时体温已经高达42 ℃。"结果导游在医院再也没有醒来。[三联生活周刊《一位48岁的研学团导游在烈日下死去》2023年7月10日]

（2）案例2。2023年6月25日，来自佛罗里达州的一位31岁的继父和他的两个继子（14岁和21岁）在有名的得克萨斯州大本德国家公园（Big Bend National Park）内的马鲁福·维加小径（Marufo vega trail）徒步旅行，当时公园内气温高达119 ℉（48.3 ℃）。公园管理局称，马鲁福·维加小径蜿蜒穿过极其崎岖的沙漠和岩石悬崖，因为没有树荫或水源，在夏天的酷热中尝试这条艰难的小径是非常危险的。

在徒步旅行期间，年龄为14岁的最小的孩子在小径上病倒并失去了知觉。这位年轻的继父随后离开现场徒步返回他们的车辆寻求帮助，而另一位21岁的兄弟试图把弟弟背回小径起点。公园管理局称，大本德国家公园通信中心于下午6:00接到一通请求紧急援助的电话。公园巡警和美国边境巡逻队特工于晚上7:30左右到达现场，并在小径上找到了14岁的孩子，但是已经身亡。随后，当局开始寻找其继父。大约在晚上8点，他们找到了他的车辆，车辆在博基利亚斯俯瞰点冲出路堤，31岁的男子在车祸现场即被宣布死亡。公园管理局称，已故男孩21岁的哥哥没有受到身体伤害。

无独有偶，不到1个月，即同年7月22日周六下午，在内华达州赌城拉斯维加斯附近的火焰谷州立公园（Valley of Fire State Park）两名女性徒步者也因中暑而亡。当天气温114 ℉（45.6 ℃）。更不可思议的是，根据南内华卫生局的消息，差不多同一周，一位71岁的名叫史蒂夫·柯瑞（Steve Curry）的徒步者刚不久才接受完《洛杉矶时报》的记者关于在高温下徒步危险性话题的采访，事后几小时就被确认在金色峡谷（Golden Canyon）的洗手间外因中暑倒毙。

中暑又称热射病，它是一种由于身体长时间暴露在高温环境下，导致体温升高过快，超过了机体调节能力，引起体内热量无法有效散发的疾病。早期征兆包括头痛、头晕、乏力、恶心、呕吐、皮肤潮红、口干、心率增快和体温升高、尿量减少和尿色深黄等，进而导致中枢神经系统受损、肌肉痉挛、晕厥、意识丧失等严重后果。热射病是一种急性疾病，需要立即采取紧急措施进行救治，以防止发展为危及生命的情况。热射病的发病率和死亡率取决于多个因素，包括气候条件、人体暴露程度、预防和治疗措施的有效性等。

高温比低温更容易被人忽视，这往往导致个人在行动中以及公众制定政策时容易低估其影响或误判其风险。这是因为人类对低温有更强的适应能力（在寒冷的环境中，我们往往习惯采取相应的措施来保护自己，如穿厚衣服、使用加热设备等）；人体对低温的感知相对较敏感，而对于高温的感知相对较迟钝。当环境温度上升时，人体的感知系统可能会有一定的滞后；在一些地区，高温天气可能是相对常见的现象，人们对于高温天气的习惯可能会导致对其风险的低估。

预防热射病的关键是采取适当的预防措施。这包括保持充足的水分摄入，避免在炎热的时段进行剧烈体力活动，穿着轻便透气的衣物，遮阳和使用防晒霜等。此外，及时休息、避免长时间暴露在高温环境下也是重要的预防措施。

对于已经发生热射病的患者，及时的治疗非常关键。治疗包括将患者转移到凉爽的环境中，降低体温，补充体液和电解质，以恢复体液平衡。严重病例可能需要住院治疗，并接受进一步的监测和支持治疗，如氧气疗法和药物治疗。

2.失温

2021年5月22日在甘肃省白银市景泰县黄河石林景区举行的黄河石林山地马拉松百公里越野赛遭遇极端天气，导致21名参赛者不幸丧生，另有多人受伤。这是中国马拉松历史上发生的最严重的伤亡事故之一，引发了全国范围的震惊和哀悼。

事故发生当天下午1:00左右，百公里越野赛高海拔赛段20~31 km处，受突变极端天气影响，局地出现冰雹、冻雨、大风等灾害性天气，气温骤降，参赛人员出现身体不适、失温等情况，部分参赛人员失联，比赛停止。当地马上组织多方力量搜救失联人员。参加越野赛的参赛队员衣着单薄，而且当地气温非常低，山上的温度可能接近0 ℃。由于赛段内地形地貌复杂，加上夜间气温再度下降，使搜救难度进一步加大。另外，由于景区的地形高度差为60~200 m，很多地区的通信信号很差，这也给搜救造成了一定困难。在事故发生后，紧急救援队伍迅速展开救援行动，但部分选手在救援不及时的情况下不幸丧生。

甘肃白银山地马拉松事故是中国体育史上的一次重大悲剧。这起事故引发了对马拉松赛事安全管理和应急准备的广泛关注和质疑，也对中国的山地马拉松运动产生了深远影响。

与热射病不同,失温是由于身体长时间暴露在极寒的环境中,导致体温过低的疾病。在寒冷环境中,机体无法产生足够的热量来保持正常的体温。失温可能导致血液循环减慢、冻伤、低血压、心脏停搏等危险情况。失温是一种严重的疾病,同样需要紧急处理和医疗干预。

失温的早期征兆包括寒战、颤抖、乏力、冷汗、皮肤苍白和寒冷感等。随着失温的进一步发展,患者可能会出现行动不便、言语困难、疲劳、意识紊乱或丧失及心率减慢和呼吸减弱等症状。失温可以造成多器官衰竭,甚至死亡。在极寒的环境中,机体无法产生足够的热量来维持正常的体温。随着体温的下降,身体各系统功能逐渐受损。

失温的发病率和死亡率取决于多个因素,包括环境温度、暴露时间、个体耐寒能力及预防和治疗措施的有效性。在极寒地区,外出活动时发生失温的风险更高。老年人、婴幼儿、体弱者和无家可归者等特定人群更容易受到失温的影响,其发病率和死亡率可能较高。

预防失温的关键是采取适当的防寒措施,包括穿着足够保暖的衣物,特别是三层穿着原则(内层为吸湿排汗的衣物,中层为保暖层,外层为防风层和防水层),戴帽子和手套,穿着保暖的鞋子。同时,避免长时间暴露在极寒的环境中,保持适当的体力活动和休息,及时补充热量和液体,也是预防失温的重要措施。

对于已经发生失温的患者,应迅速将其转移到温暖的环境中,并尽快升温。轻度失温可以通过穿上干燥保暖的衣物、提供热饮和使用暖气设备来恢复体温。严重的失温需要立即就医,并在专业医疗人员的指导下进行进一步的治疗。治疗可能包括使用温暖的输液、外部加热设备、康复热疗和监测生命体征等。

热射病和失温预防是首要,及时识别早期征兆是关键。

1.21　震源深度10 km

地震是自然界中最强大且常见的地质事件之一。发生地震的原因主要是地球内部的构造板块活动。地球的外壳分为几个大的和许多小的构造板块,这些板块在地球的软流圈上缓慢移动。地震通常发生在这些板块的边界处,包括板块相互碰撞(造成挤压)、拉开(引发裂谷)或相互擦过(产生走滑断层)的地区。当板块的边缘因摩擦而被锁住时,板块之间的能量会累积。当这种能量累积到足够大以克服摩擦时,板块会突然移动,并释放出巨大的能量,造成地震。

1.为什么地震报道震源深度大多在10 km

有关地震震源深度的报道通常为10 km的原因主要是出于测量和统计的便利。在地震学中,震源深度指地震发生的地点在地壳内的深度。测量地震的震源深度需要依靠地震波在地球内部的传播特性,这是一个复杂的过程。

(1)测量限制:对于许多较小的地震,精确测量其震源深度可能很困难。这是因为这些地震产生的地震波信号较弱,难以精确分析。

(2)默认值:在某些情况下,如果地震的震源深度数据不可用或不够精确,地震学家可能会使用一个标准或默认值。10 km这个数字常被用作默认值,因为它大致对应于浅层地壳的平均深度。

(3)统计原因:实际上,许多地震确实发生在地壳较浅的部分,大约10 km的深度。因此,即使这个数字有时作为默认值使用,但它的确反映了许多地震的实际情况。

(4)报告简化:为了快速传达信息给公众,地震报告可能会使用这个标准深度,特别是在初步报告中。

2.地震与人类的关系是双向的

一方面,人类活动如大规模的水库建设、地下流体注入(如油气开采)、矿业活动等,有时可以在特定条件下诱发小到中等强度的地震,称为"诱发地震"；另一方面，人类社会受地震影响极大，尤其是在地震多发区。建筑、基础设施的抗震设计、应急准备、教育和预警系统的建立，都是减少地震灾害影响、提高人类社会抗震能力的重要方面。

3.地震的关键统计数据

（1）频率：全球每年大约发生500000次地震，其中约100000次能被人类感觉到，100次左右具有潜在破坏力。

（2）震级：地震通常用里氏震级（震级）来衡量，小于2.0级的地震被认为是微小地震，而超过7.0级的则可能造成严重破坏。

（3）震源深度：地震的震源深度通常在0～700 km。大多数地震发生在地壳浅层，约10 km深，尤其是沿着构造板块边界。

（4）死亡人数：自1900年以来，地震已造成超过150百万人死亡。其中，2004年印度洋地震和继发的海啸是最致命的，造成约230000人死亡。

（5）高风险区域：环太平洋地震带（又称"火环带"）是世界上地震活动最频繁的区域，占全球约75%的活动性火山和90%的地震带。

1.22　从《乌合之众》看网络暴力

随着世界转向更多的技术创新，我们的生活也变得数字化。虽然数字技术使我们的生活更加便捷，促进了商业、沟通、政府等方面的发展。然而，正如大多数事物一样，有好的一面也有坏的一面，而互联网使用的一个负面结果就是网络暴力。

1.网络暴力

网络暴力，简称"网暴"（internet violence），是指在互联网形式上进行的一种暴力行为，其中个人或群体使用网络平台发布攻击性、侮辱性、威胁性或诽谤性的言论，针对特定的个人、群体或组织进行恶意攻击。这种行为常常伴随着群体性的动员和扩散，可能会导致受害者在社交媒体、论坛、微博等网络平台上遭受大规模的谩骂、谣言传播、人身攻击等，从而给受害者带来严重的精神和心理伤害。

从社会学上来看,"网暴"这个概念(而不是这个词)可以追溯到19世纪末法国社会心理学家古斯塔夫·勒庞(Gustave Le Bon,1841—1931)影响百年的经典论著《乌合之众:大众心理研究》(*The Crowd: A Study of the Popular Mind*)(1895年首次出版)。勒庞在这本书中研究了群体心理学和群体行为的现象,深入探讨了群体对个体的影响和群体行为的特点。该书的主要观点如下。

(1)群体心理学:勒庞深入研究了群体的心理,并认为当个体成为群体的一员时,他们往往会失去个性,更容易受到群体中盛行的情绪和观念的影响,群体思维主导了理性思考。

(2)情感传染:勒庞强调了群体内情感的传染性。情绪,无论是积极的还是消极的,都会在个体之间迅速传播,形成共享的情感氛围,导致兴奋、热情,甚至是侵略性的情绪。

(3)不合理和冲动:根据勒庞的观点,群体具有不合理和冲动的行为特征。群体成员可能表现出其为个体时不会有的行为,往往是受到群体情绪和建议的驱使。

(4)领袖的影响:群体中具有魅力或权威的领袖会对群体的行为和走向产生重大影响。领袖的言行对塑造群体的心态和行动有深远的影响。

(5)责任的减少:在群体中,个体可能会对自己的行为感到责任减轻,他们将自己视为无名之众的一部分,这可能会导致鲁莽和破坏性的行为。

(6)易受暗示:勒庞讨论了群体中个体变得高度易受暗示的情况,使他们更容易接受群体或领袖推崇的观念和信仰。这种易受暗示性可以用来操纵和控制群体的行动。

(7)历史中的群体行为:该书提供了历史上群体行为的例子,如革命、起义和群众运动,以说明群体在塑造历史重大事件方面的影响。

(8)个体性与集体思维:勒庞强调了个体性与群体的集体思维之间的张力。他认为,即使与个人的信念和价值观相悖,个体也会轻易受到群体意愿的影响。

在群体中,个体常常失去独立思考的能力,容易受到群体舆论的影响和操控。特别是在互联网时代，网络平台的快速传播和信息扩散能力，使得群体的行为更容易被放大和传播。

在互联网上，当群体情绪被激发，个体可能会放弃理性思考，跟随群体的行为，从而导致"网暴"现象的发生。一旦某个个体或群体成为"网暴"的目标，他们可能会遭受无数不实指责、侮辱和攻击，这种攻击往往会在网络上迅速蔓延，形成一种"病毒式"的传播效应。面对网络暴力的不分青红皂白的人云亦云，很难指望普通民众会在快速运行的地铁里、拥挤的电梯上、忙碌的会议间、嘈杂的餐桌旁保持一个清醒的头脑，于是导致了一种被称为"傻子共振"的网络现象的出现。

2."傻子共振"

"傻子共振"（fool's resonance），也称"愚人共振"或"傻瓜共鸣"，是指在社交媒体或互联网上，一些不太真实、不准确或甚至是虚假的信息被大量传播和分享，而受众往往不做深入思考和事实核实，而是盲目地相信、传播和共鸣这些信息，从而形成一种虚假的共识或集体认知。这种现象往往会在社交媒体上迅速蔓延，尤其是在没有明确事实来源的情况下，虚假信息可能通过"点击头条""转发""点赞"等行为被迅速传播，使得虚假信息在短时间内获得大量关注，甚至形成一种群体共识。"傻子共振"的结果是可能导致群体的误导、误判和盲目行动。由于信息的传播速度和规模，虚假信息可能会对社会和个人产生不良影响，甚至引发社会舆论的波动和误解。

对抗"傻子共振"需要人们在使用社交媒体和互联网时保持理性和批判性独立思维。重要的是，要对信息来源进行核实和验证，不盲目相信和传播未经证实的信息，避免被虚假信息所误导。同时，媒体和社交平台也应该加强信息审核和监管，减少虚假信息的传播，保障网络信息的准确性和可靠性。

网络让人平等，也容易鱼龙混杂，不管你是什么人，只要有一个终端就能同等地发表看法。但是，同样因为互联网的易接触性，往往使人们未经认真思考、理智判断和事实论证就匆忙发表感言和回应，也会造成有意无意间加入网络暴力或网络欺凌。今天你是网暴的参与者，明天可能就是网暴的牺牲者。

1.23 一夫一妻制的社会经济学原因

人类是如何从昨天的一夫多妻制演变为今天的一夫一妻制的？其背后的推动力和历史原因是什么？人类的婚姻模式和繁殖策略在历史和地理上都有很大的变化，但我们可以从一般的角度来探讨这一转变的背景。

很难确定一个确切的时间点显示从一夫多妻制到一夫一妻制的转变，因为这种转变在不同的文化和地区是逐渐发生的。但在某些文化中，一夫一妻制的崛起与农业社会的出现有关。一夫一妻制的社会经济学原因包括：

（1）资源分配：在农业社会中，土地和资源的继承变得更为重要。一夫一妻制为资产和土地的传承提供了一个更清晰的框架，确保资源能在家族内部更有序地传递。

（2）社会稳定：一夫一妻制可能会减少男性之间的竞争，因为在一夫多妻制的社会中，一些高地位的男性可能会有多个配偶，导致地位低的男性难以找到配偶。这种竞争可能会引发社会紧张和冲突。

（3）宗教影响：世界上有许多宗教，在不同程度上都倾向于或鼓励一夫一妻制。这种宗教教义的传播可能促使了一夫一妻制在某些社区中的普及。

（4）经济动因：随着社会变得更加复杂和分工更加明确，双方都需要参与家庭和经济活动，这促使男女之间的合作关系更加紧密，也使一夫一妻制更加合适。

（5）后代投资：在一夫一妻制的家庭结构中，双方都会对子女的养育和教育进行大量的投资，从而提高子女的生存和成功机会。

由此可见，生产力的发展造成生活物资的不断丰富，促成社会经济的稳定和社会需求以及文化价值取向的改变，是人类从一夫多妻制演变为一夫一妻制的主要推手。然而，尽管一夫一妻制在许多文化和社会中已经成为主流，但仍然有很多社会和文化仍然实践或允许一夫多妻制。这种多样性表明，婚姻和繁殖策略的选择受到许多复杂因素的影响。

1.24　婚姻在现代社会中的地位

　　随着社会的快速发展和文化变革,我们会发现一个明显的趋势:在许多发达国家中,单身未婚的比例正在增加,或者人们选择更晚结婚。这种现象引发了社会、文化和心理上的多种讨论,让我们重新审视婚姻在现代社会中的地位。

1.单身未婚:一种新的社会现象

　　随着女性独立、职业发展和教育程度的提高,许多人选择更晚结婚或不结婚。他们更倾向于追求个人发展,而不是传统上被视为"完整"的家庭生活。美国经济合作与发展组织(OECD)数据显示,日本、韩国和德国的未婚率都在上升,尤其是在25~29岁的年轻女性中,这一现象更为明显。据中国民政部公布的一组数据,中国的单身成年人口已高达2.4亿,其中7700万成人为独居状态。从结婚人数来看,自2013年达到1346.9万对的最高峰后,至2022年连续9年下降(图1-8)。

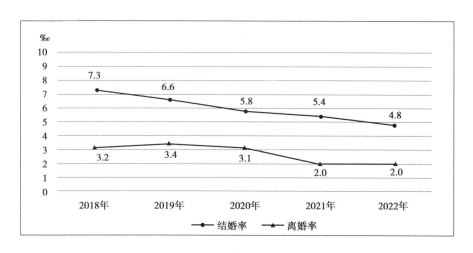

图1-8　2018—2022年中国结婚率和离婚率统计

(数据来源:中国民政部《2022年民政事业发展统计公报》)

2.延迟结婚或不结婚的原因

(1)经济压力：在发达国家，生活成本和教育债务的增加导致年轻人更难承担婚礼和家庭的费用。根据美国联邦储备的一项研究，大约有1/4的被调查者表示，他们因经济原因而延迟结婚或生子。

(2)职业和教育：更多的人选择继续他们的教育和职业发展，这可能延迟他们的婚姻计划。根据美国人口调查局(USCB)的数据，过去几十年，女性在大学的入学率和毕业率都超过了男性，这可能与她们更晚结婚有关。

(3)文化和社会价值观的变化：独立、自主和个人成就被高度重视。根据皮尤研究中心(Pew Research Center)的数据，现在的年轻人与几十年前相比，更少的人看重婚姻。

3.关于婚姻调查数据的一些解读

国内《当代青年群体婚恋观调查报告》揭示了当代中国社会中关于婚恋观念的转变。以下是根据调查数据的一些解读。

(1)愿意等待不愿意将就(69.53%)：这一高比例显示了当前年轻人更加注重个人情感和生活质量。他们不想仓促决定人生中的这一重要事务。这反映出现代社会中的自我认知、自主选择和追求真爱的趋势。

(2)只想保持单身状态(15.61%)：有一部分人选择独立生活，这可能与个性、生活方式或对当前恋爱文化的不满有关。他们可能更加重视自我发展、职业生涯或其他生活目标。

(3)考虑降低标准(9.34%)：有些人可能在经过一段时间的寻找后，愿意适当调整自己的期望。他们可能更实际，认为没有完美的伴侣，而是在两人相处中培养和发展的关系。

(4)迫于压力愿意将就(5.52%)：这部分人可能感受到了社会和家庭的压力，特别是在传统文化中，到了一定年龄还未婚可能会受到关注和议论。但这个比例相对较低，说明现代社会中这种压力已经减轻，年轻人有了更多的自主选择空间。

此调查显示，大部分人更倾向于选择自己认为对的，而不受社会压力或传统观念的束缚,这是现代社会更加开放和尊重个人选择的表现。

4.婚姻的传统与现实

虽然婚姻被许多文化视为成人生活的重要组成部分,但现代社会的许多现实使人们重新考虑了其价值和意义。对于很多人来说,生活的满足感不再仅仅取决于是否结婚。

5.社会影响及应对方法

随着单身未婚人群的占比增加,或者结婚年龄的延迟,这无疑会对社会产生多方面的影响。以下是一些可能存在的社会影响及应对方法。

(1)人口结构和生育率。①影响:结婚年龄的延迟可能导致生育率下降,进而影响人口的增长。在许多发达国家,生育率已经低于替代水平,这可能导致老龄化问题加剧。②应对:为鼓励生育,政府可以提供更多的生育和育儿补贴,提供更长的带薪产假,并创建友好的育儿环境,如托儿所和早教中心。

然而,随着时代的进步,未婚但不独身、未婚生子或通过试管婴儿途径生育等非传统家庭形式正变得越来越常见。根据皮尤研究中心的数据,美国未婚生子的比例从1980年的18%增长到2017年的40%。同样地,许多欧洲国家的非婚生育率也在上升,如冰岛、法国和瑞典。试管婴儿技术的进步使得许多未婚的女性可以选择成为单身母亲。例如,英国的一项研究显示,选择单身使用体外受精(IVF)的女性数量在近10年翻了一番。

(2)文化和社会价值观。①影响:随着未婚和晚婚成为一种趋势,社会对于"成功"和"完整"的定义可能会发生变化。尽管不结婚或未婚生子在许多传统文化中被视为不孝,但当今"男大当婚,女大当嫁"的传统观念正在被多元化生活方式的现代价值观所取代。家庭被定义为由已婚的男女组成,他们生育并抚养子女。但现在,家庭的定义更加多元化,包括单亲家庭和未婚伴侣家庭等。②应对:教育体系可以强调多元的生活方式和选择,鼓励年轻人根据自己的情况和意愿做出决策,而不受到传统观念的束缚。

(3)经济影响。①影响:未婚或晚婚的人可能更加重视自己的职业生涯,这可能导致劳动力的变化,更多的人选择进修或追求更高的教育程度。②应对：企业和政府可以鼓励终身学习，并为员工提供更多的培训和进修机会。

(4)社会服务和福利系统。①影响：随着更多的人选择单身生活，可能需要更多的单人住房、医疗和心理健康服务。②应对：政府和社区可以增加对单身人群的服务，如修建更多的小户型住房，提供心理咨询等。

(5)社交网络和亲密关系。①影响：随着更多的人选择单身，传统的家庭结构可能会发生变化，友情和其他非亲属关系可能会变得更加重要。②应对：社区可以建立更多的社交团体和活动，帮助人们建立和维护社交网络。

虽然在传统观念中，婚姻被视为是成年后的重要里程碑和社会责任感。但现在越来越多的人认为婚姻不再是人生中的必需品，而是一种选择。

1.25 "叶落归根"与"哪里黄土不埋人"

"叶落归根"与"哪里黄土不埋人"这两句中国谚语深刻地反映了中华文化中对生命归宿和人生旅途的哲学思考。"叶落归根"象征着无论人生如何漂泊，最终总有归宿之所，强调了归属感和根源的重要性。而"哪里黄土不埋人"则表达了一种无论在何处，生命最终都归于尘土的平等观念，反映了人们对人生终点的一种淡然接受。

1."叶落归根"是回归故土的渴望

"叶落归根"的想法体现了人们对故乡文化、家庭联系和祖先土地的深厚情感。这种情感不仅是出于对家乡传统和文化的怀念，也包括了对家庭责任和长辈期望的认同。对于他们来说，回归故土不仅是一种情感上的归宿，也是对生命循环和家族延续的一种尊重。

2."哪里黄土不埋人"是在异国他乡寻找归属感

与此同时，"哪里黄土不埋人"的观念则体现了一种对现实的认识和适应。对于在异国他乡生活多年的移民来说，新的生活环境、社会关系及个人成就往往会逐渐成为他们生活的一部分。他们在新的国家建立了自己的家庭、事业和社交圈，形成了新的生活方式和价值观。在这种情况下，即便他们对故乡有着深厚的情感,也会逐渐接受并尊重在异国他乡结束生命旅程的可能性。人类史其实就是一部移民史。

在美国移民的现代历史中,第一代中国移民面临着文化和传统价值的巨大差异。根据美国人口调查局的数据,截至2023年,美国的亚裔人口已经超过2200万(在2022年据统计美国总人口是3.33亿),其中中国移民及其后代占了相当大的比例。这一数据显示了中国移民对美国社会结构的重要影响,同时也反映了中国移民在适应和融入美国社会的过程中所面临的中西方文化交汇的挑战。美国作为一个移民国家,其文化价值观念更加强调个人主义、自由与机会的追求。相比之下,中国文化更加重视集体主义、家庭和社会和谐。据霍夫斯泰德的文化维度理论,美国的个人主义指数高达91,而中国仅为20,这种巨大的差异反映了两种截然不同的社会和文化背景。美国的高个人主义指数强调个人自由和独立,而中国的低个人主义指数则强调集体和谐及家庭之间的紧密联系。对于第一代中国移民来说,这种差异不仅体现在日常生活的方方面面,也深刻影响着他们对于归属、身份和未来的思考。

对于在国内从农村走向城市的移民其实只是没有走出国门的移民,他们的经历与走出国门的移民有着相似的心路历程。这两种移民经历都涉及从一个熟悉的环境迁移到一个新环境,并在新环境中寻找认同和成功。根据中国国家统计局的数据,截至2022年底,中国城镇化率已经达到64.72%,这意味着超过9亿人居住在城市中。这一转变不仅改变了数亿人的生活方式,也引发了对传统价值观和家庭结构的重新思考。在城市化进程中,许多农村移民面临着文化身份的转换,他们在追求经济上的改善同时,也在探索如何在城市环境中保留自己的文化根源和价值观。国内的农村到城市移民面临的是快速城市化和社会变迁带来的挑战,包括就业、教育及生活方式的巨大变化。

无论是第一代欧美移民,还是从农村走向城市的第一代"农民工"移民都要面对年老以后是"叶落归根",还是"哪里黄土不埋人"的痛苦思考和选择。每个人的选择都是个体化的,依赖于他们的个人经历、价值观及对生活的期待。在这一过程中,理解和尊重个人的选择至关重要。选择"叶落归根",还是"哪里黄土不埋人"没有对与错的答案。

1.26 现代社会的"生长痛"

在医学上，生长痛（growing pains）指儿童和青少年（尤其是在3~5岁和8~12岁），在成长过程中经常出现的腿部疼痛。生长痛通常被描述为一种钝痛或酸痛，主要出现在大腿、膝盖和小腿前部。它通常出现在夜间，一般来说，持续时间很短，只有10~30分钟，但在某些情况下可能会持续更长时间。大多数孩子在早晨醒来时不再感到疼痛，并且不会因此导致日常活动受到限制。众多研究和文献报道，生长痛在儿童中是相对常见的。其预估的发病率在不同的研究中有所变化，但大多数研究估计其发病率为10%~40%。这种疼痛的确切原因尚不完全清楚，但有些理论包括筋膜张力不平衡、骨骼生长速度与肌肉和韧带的伸展速度不匹配，或者是孩子在日常活动中的过度使用导致的。在更广泛的语境中，"生长痛"也可以用来形容个体或组织在成长和扩张过程中遇到的问题和挑战。

现代社会在其迅速的发展和变革中，我们时常也经历了自己的一种"生长痛"。

在一个日益全球化的世界中，社会、经济和文化都在持续地、有时是颠簸地成长和进化。就如同孩子在夜晚由于生长痛而醒来，许多社群和文化也经常因为适应新的环境、新的技术或新的价值观而经历痛苦的挑战。这种"痛"并非总是负面的，它也标志着成长和改变，预示着新的可能性和未来。

就生长痛的生理原因而言，虽然我们称其为"生长"痛，但目前并没有确切的证据显示这种疼痛与生长过程直接相关。同样地，现代社会的"生长痛"也常常与快速的变化和发展不同步。例如，技术的飞速发展带来了无数便利，但同时也引发了关于隐私、工作与生活平衡、人际关系等的新问题。

再来看发病率，研究显示生长痛可能影响到将近1/3的儿童。现代社会的"生长痛"则是一个更为广泛的现象，几乎每个人、每个社区都会或多或少地受到其影响。快节奏的生活、经济的不稳定、环境问题、文化的冲突与融合等都是当代社会在成长中必须面对的挑战。

　　然而,不论是生理上的生长痛还是社会的"生长痛",它们都是暂时的,都预示着进一步的成长和发展。正如孩子在经历了生长痛后会长得更高、更壮,现代社会也会在经历了这些挑战和变革后,变得更加繁荣、和谐和进步。

　　总之,不论是个体还是社会,生长与发展都是一个持续、充满挑战的过程。面对"生长痛",我们应当坦然接受,积极应对,相信每一次的"痛",都是通往更好未来的必经之路。

1.27　被误传的"5秒原则"

　　网上流行这样一种说法:"食物掉在地上5秒内捡起来食用是安全的。"这种说法是否有科学依据,还是一种谬误?

　　这种说法被称为"5秒规则"或"5秒原则",意味着当食物在地上掉落后,只要在5秒内将其捡起来,就可以安全地食用。然而,这种说法并没有科学依据,而是一种谬误。

　　实际上,当食物掉在地上,很快就会受到细菌和其他微生物的污染。微生物存在于地表,可能会在食物表面繁殖,甚至在短短几秒内就会附着在食物上。因此,无论是5秒、4秒还是其他时间,都不能确保食物的安全。

　　食物是否会受到污染取决于多种因素,包括食物的类型、地面的清洁程度、环境温度等。此外,不同的微生物有不同的生存时间和传播速度,因此时间并不能作为唯一的判断标准。

　　为了确保食品安全,应遵循下述原则。

　　(1)避免将食物放置在可能受到污染的地方,尤其是在地面上。

　　(2)如果食物掉在地上,最好不要捡起来食用,以防止细菌污染。

　　(3)定期清洁和消毒与食品接触的表面,如餐具、砧板等。

　　(4)注意个人卫生,包括经常洗手,避免直接用手触摸食物。

　　总的来说,食物的安全和卫生需要我们保持警觉,并采取适当的卫生措施,而不是依赖于没有科学依据的谬误或说法。

1.28 "水土不服"是病吗

"水土不服"是指在前往陌生地区旅行或居住时，由于环境、气候、饮食等方面的改变导致身体不适、腹泻，可能伴有其他症状如腹痛、发热、恶心、呕吐或体重减轻等现象。水土不服的最常见原因是"旅行者腹泻"（traveler's diarrhea）。

1."旅行者腹泻"的由来

最具地方传奇色彩的"水土不服"是美国旅游者到墨西哥旅游时经常发生腹泻等胃肠道症状，被当地人称为"墨西哥肚子"或直译为"蒙特祖玛的复仇"（Montezuma's revenge）。"蒙特祖玛的复仇"是一种俚语或口头传统的说法，形容旅行者在前往墨西哥或（延伸到）其他发展中国家时经常出现的胃肠道不适或腹泻症状。这个说法的历史来源可以追溯到20世纪30—40年代，当时墨西哥旅游业开始兴起，越来越多的美国旅客前往墨西哥旅行，尤其是前往古代遗址、历史名胜和海滨度假胜地。然而，许多旅行者在墨西哥旅行期间经常遭遇胃肠道不适，如腹泻、腹痛等，这些症状很可能是旅行者暴露于陌生的食物、水源或细菌等因素导致的。蒙特祖玛（Montezuma）是阿兹特克帝国的皇帝，他在16世纪初西班牙征服者埃尔南·科尔特斯（Hernán Cortés）入侵墨西哥时被俘虏。蒙特祖玛在后来的冲突中去世，其死亡的原因和过程一直存有争议。传说蒙特祖玛的灵魂因西班牙人的侵略而受到干扰，因而诅咒这些入侵者及其后代。西班牙征服者在征服过程中带来了疾病、暴力和压迫，对阿兹特克文明造成了毁灭性影响。"蒙特祖玛的复仇"这一说法以幽默的方式暗示，现代旅行者在墨西哥遭遇的腹泻是蒙特祖玛对西班牙人及其后代的报复。随着时间的推移，"蒙特祖玛的复仇"这一俚语逐渐被"旅行者腹泻"所取代，因为这个俚语在医学上没有明确的定义，仅仅是一种幽默和形象的说法，用于描述旅行者在墨西哥旅行时常见的胃肠道不适现象。

2."旅行者腹泻"的主要特征

"旅行者腹泻"的主要特征通常是在旅行后抵达新环境后的几天内开始出现3次或更多次的未成形或稀水样大便,通常持续几天。其主要致病细菌是大肠杆菌,特别是肠道感染性大肠杆菌。其他可能的病原体包括霍乱弧菌、沙门菌、志贺菌和寨卡病毒等。它可以在一年四季的任何时间发生,但在某些地区的雨季或热季可能会有所增加。它主要流行地区通常是发展中国家和新兴市场经济体地区,特别是在南亚、非洲、中东、拉丁美洲和加勒比地区。

3."旅行者腹泻"的流行病学原理

(1)饮食因素:旅行者前往陌生地区,由于食物和饮水的种类、加工方式和卫生条件可能与个体习惯和适应的饮食不同,食物中可能含有新的菌种或病原体,导致出现肠胃问题和食物中毒。

(2)环境因素:旅行目的地的环境条件可能与个体习惯和适应的环境不同。例如,气候、温度、湿度等方面的变化可能会对身体产生影响。此外,水质、空气质量等环境因素也可能导致身体不适。

(3)免疫状态:个体的免疫系统对于新的环境和病原体可能没有足够的适应能力,导致易感性增加。此外,旅行时可能面临更多的压力和紧张情绪,从而影响免疫系统的功能。

(4)疫苗接种:某些目的地可能存在特定的传染病或疫苗可预防的疾病,未进行相应疫苗接种的旅行者可能会更容易感染这些疾病。

(5)肠道微生物菌群微生物学:肠道微生物菌群在肠道健康中起着关键作用。旅行者暴露于新的细菌和食物时,肠道微生物菌群可能会受到扰动,导致肠道失衡。有害的细菌取得优势,从而引发腹泻等症状。一些旅行者可能具有更多样化和丰富的肠道微生物菌群,使其对陌生环境更具适应性,从而较少发生腹泻。

(6)基因和遗传因素:个体的基因组和遗传背景可能影响其对环境变化和病原体的适应性。某些基因变异可能增加或减少个体对特定疾病的易感性。

（7）个体健康状况:个体的健康状况和患有的慢性疾病可能会影响其对新环境和病原体的应对能力。身体虚弱或患有免疫系统相关疾病的旅行者可能更容易受影响。

（8）社会学:旅行者腹泻也与社会因素相关。旅行者有不同的生活习惯和饮食习惯,对当地食物和饮用水的适应性也有所不同。

预防主要依赖于食品和饮水的安全措施。尽量只食用煮熟的食物和被包装或用瓶装的饮料,避免食用生或半生的食物和自来水。如果出现腹泻,最重要的治疗是补充水分和电解质,以防止发生脱水。

1.29 鱼是只有7秒的记忆吗

"鱼只有7秒钟的记忆"这种说法的确切起源并不清楚,但它通常被用作一种幽默的方式来描述某人的短暂注意力或健忘。

然而,这种说法是一个误解。以下是一些相关的研究成果和事实。

实际上,研究已经表明许多鱼的记忆时间要长得多。

（1）实验与训练:许多鱼类都能通过训练学会并完成特定的任务。例如,金鱼(经常是这种误解的目标)已被证明有长达几个月的记忆。它们可以被训练识别一天中的不同时间、不同的个体,甚至按下杠杆获取食物。这些鱼不仅能记住如何完成这个任务,还能在几个月后记住如何做。

（2）领地与导航:许多鱼种有很强的领地性,它们会记住其领地的具体边界和特点。此外,一些迁徙性的鱼种如三文鱼,可以在数年后准确地回到它们出生的地方。

（3）社交交互:某些鱼种如丝足鱼,已被证明可以识别并记住其他个体。这些鱼能够基于以前的交互选择合作伙伴。

（4）逃避捕食者:如果一个鱼群中的鱼曾经遭受过捕食者的攻击,它们会记住那种捕食者并在将来尽量避开他们。

鱼的这些行为和能力表明,它们的记忆和学习能力远不止7秒。尽管不同种类的鱼可能有不同的认知能力,但从总体上说,鱼类的记忆能力与其生存和繁衍有直接关系,并不像经常被误解的那样简单。

1.30　信鸽的信念——不死必归

正如泰戈尔笔下所描写的:"思念,是一只养熟的信鸽,无论放飞多么长的时间和距离总能飞回原处。"将人内心深处的思念比喻为信鸽坚定回家的本能和决心。自古以来,人类就一直对这种神奇的鸟类有着浓厚的兴趣。"不死必归"这句话强调了信鸽坚韧不拔的性格和对家的深深执着。

信鸽属于鸽科,具有优异的方向感和记忆能力。它们的体型适中,身材健壮,翅膀有力,能够长距离飞行。

1.信鸽在历史上曾多次被用作传递信息

早在古罗马和古埃及时期,人们就已经开始利用信鸽传递信息。特别是在第一次世界大战和第二次世界大战中,信鸽被用作传递紧急和重要信息的工具。它们的速度快,难以被捕捉,因此成为一种可靠的通信方式。

2.全球估计有数百万只信鸽

目前,世界各地都有多个信鸽协会,其中最著名的是比利时、英国和荷兰的信鸽协会。中国信鸽协会和相关赛事近年来也与日俱增。

3.信鸽比赛的规则

信鸽比赛通常基于飞行的速度和准确性。比赛的规则严格,要求信鸽必须在特定的时间和地点到达。

为什么信鸽能记住家?信鸽能够记住家的能力至今仍是一个谜。有学者认为这可能与其大脑的某些部位有关。还有研究表明,地球的磁场也可能是信鸽找到方向的关键。因此,天气、风向、磁场干扰等因素都可能影响信鸽的导航能力。

4.历史上的信鸽记录

信鸽在历史上曾飞行过长达上千千米的距离。其中有一个很著名的故事，法国信鸽"Cher Ami"，它在第一次世界大战期间挽救了许多士兵的生命：1918年，当时惠特尔西上将和手下剩余的200多名士兵被敌方士兵围困于阿登森林，与外界失去了联系，而德军的炮火也在不断压缩他们的阵地。在这种情况下，他们试图用多只信鸽向总部发送求援信息，但大多数信鸽都被击落。最后，只剩下"Cher Ami"。尽管它在飞行中受到了重伤，包括失去了一只脚，但它仍成功飞回了总部，帮助总部获知了确切位置，并成功组织了营救行动。这次行动挽救了200多名士兵的生命。因为这一英勇行为，"Cher Ami"后来被授予法国"英勇十字勋章"。

在中国，信鸽以决然的勇气踏上了一次又一次归家的征途，也谱写出了一段段感人至深的故事：2019年10月19日，一只被放飞180千米的信鸽5天后归巢。主人看到它回巢的那一刻，满脸惊愕。鸽子的颈部已被树枝贯穿，血肉模糊。树枝的沉重，连同身体被贯穿的疼痛，都没能让它停下脚步。网友十分感动，称之为"鸽坚强"。

5.我们从信鸽身上能学到什么

信鸽的归巢能力是其生物本能，是生存和繁衍后代的需要。然而，它的这种本能与人类对故乡的眷恋有着惊人的相似性。无论我们走到哪里，无论我们遭遇多少风风雨雨，当我们面临困境或孤独的时候，内心深处总是渴望回到那个温暖的地方，那里有我们的家人、朋友和儿时的回忆。

"落叶归根"是中国古老的哲学和文化中的一个深沉的概念，它反映了人们对生命循环的理解和对家的深深眷恋。无论我们在外面多么成功，无论我们遭遇多少风浪，最终，都有一天想要回到自己的根，那里是我们的起点，也是我们情感的归宿。

"不死必归"与"落叶归根"都在告诉我们一个简单而深沉的真理：不论我们身处何方，家始终是我们心灵的港湾，是我们最终的归宿。这种对家的深深眷恋和回归的渴望，无论是在动物中还是人类中，都是生命中最真实、最美好的情感体现。

1.31　转基因食品及其安全性

不久前我的一位朋友告诉我,她的女儿每次喝了超市购买的用转基因大豆制成的豆奶后,嘴唇都会出现肿胀,并伴有口腔麻木。但她的女儿换成喝有机大豆制成的豆奶则没有问题。我告诉她,她的女儿有可能对转基因大豆或者豆奶中的其他成分产生了过敏反应。她的女儿应该首先停止饮用由转基因大豆制成的豆奶,如果有需要的话,应该咨询有关医疗专业人士。事实上,研究表明,转基因大豆,特别是被改良为耐草甘膦的转基因大豆(如Roundup Ready®大豆),可增加大豆的致敏性。这些转基因大豆可能含有新的蛋白质或已存在蛋白质的水平发生改变,会引发敏感个体的过敏反应。另一个相似的例子就是转基因玉米,特别是经过基因改造产生苏云金杆菌(Bt)毒素以抵抗害虫的品种。一些研究表明,食用Bt玉米与个别人群的过敏反应增加之间存在潜在联系。人们认为玉米中Bt毒素的表达可能改变蛋白质组成,从而引发敏感个体的过敏反应。

1. 转基因食品

转基因食品(genetically modified food,GM food)也称基因工程食品,是通过基因修饰技术生产的,这些技术涉及改变生物体的DNA,通常是植物或动物。这个过程使科学家能够将特定特征或特性引入生物体中,这些特征或特性在传统育种方法中可能不会自然发生。世界上首个引入的转基因食品是Flavr Savr番茄。它于1994年获得商业种植和消费的批准。Flavr Savr番茄通过抑制导致软化和腐烂的酶来延长保质期。然而,尽管是转基因食品的最早示例之一,Flavr Savr番茄仍面临了一些挑战,导致其在市场上停产。其中一个主要问题是难以取得广泛的商业成功。与传统番茄相比,这种番茄的风味和质地不太吸引消费者。此外,Flavr Savr番茄的生产和分销成本相对较高,使其对种植者来说在经济上不太可行。另一个挑战是,当时围绕着转基因食品的监管环境和公众认知,使Flavr Savr番茄成为第一个吃螃蟹的"开拓者"。

2.转基因食品的益处

(1)增加作物产量：GM作物通常被设计成对害虫、疾病和环境条件更具抵抗力，从而增加作物产量和生产效率，有助于解决粮食安全挑战，并能更有效地利用农业土地。

(2)增强营养成分：基因修饰可以用于增强食品的营养成分。例如，可以通过基因修饰将富含必需维生素和矿物质的作物进行生物强化，以解决依赖某些主要作物的人口的营养缺乏问题。

(3)改善作物品质：GM作物可以表现出改善的品质特征，如增强风味、延长保质期和减少采后损失，有助于提供更好的食品供应和减少浪费。

(4)减少环境影响：一些转基因作物被设计成对某些除草剂具有抗性，从而实现更有针对性和高效的除草控制，可以减少对化学除草剂的需求，并能促进更可持续的农业实践。

(5)增加对非生物胁迫的耐受性：GM作物可以被设计成能够抵御干旱、盐碱或极端温度等恶劣环境条件，有助于确保在易受此类条件影响的地区作物的生存和产量，提高农业的适应性。

(6)制药生产潜力：基因修饰技术可以用于在作物中生产药物物质，称为植物制药或"农药"。有潜力促进疫苗、抗体和其他医疗方法的生产。

3.转基因食品例子

以下是3个具体的转基因食品例子：一个来自植物界，一个来自水果界，一个来自动物界。

(1)*Bt*棉是一种经过基因修饰的棉花品种，它被设计成能够产生一种名为苏云金杆菌(*Bt*)毒素的细菌蛋白质。苏云金杆菌毒素对于某些害虫如棉铃虫和毛毛虫，具有毒性，它们是棉花作物的主要威胁。为了创建*Bt*棉，科学家将苏云金杆菌的基因插入棉花植物的基因组中。这种基因修饰使得棉花植物能够产生*Bt*毒素，具有天然的抗虫能力，减少了对化学杀虫剂的需求。

(2)彩虹木瓜，也称转基因番木瓜，是一种经过基因工程改造的木瓜品种。它的开发旨在解决番木瓜环斑病毒(*PRSV*)对夏威夷和其他地区番木瓜作物造成的严重影响。基因修饰涉及将 *PRSV* 的基因引入木瓜的基因组中，从而赋予木瓜对该病毒的抗性。通过引入抗 *PRSV* 的基因，科学家成功创建了对该病毒具有抗性的木瓜植株，使其能够生长和产出健康的水果。

（3）AquAdvantage 大西洋鲑是一种经过基因工程改造的大西洋鲑。它通过引入金鲑鱼中的生长激素调控基因和大西洋鳕鱼中的启动子序列，实现了比传统鲑鱼更快的生长速度。这种基因修饰使得 AquAdvantage 大西洋鲑能够在较短的时间内达到市场尺寸。其加速生长速度是通过促进转基因鲑鱼全年持续产生生长激素，而非转基因鲑鱼的生长受季节变化影响，仅限于特定时间段。

4.转基因食品相关的安全性

早在2013年，Bawa 和 Anilakumar发表的一篇综述文章中详细介绍了与转基因食品相关的安全性、风险和公众关切。该文章强调，在转基因食品获得商业使用批准之前，转基因食品已经过严格的安全评估。这些评估评估了转基因食品对人类健康和环境的潜在风险。该文章指出，市场上的转基因食品在长期安全食用方面有着悠久的历史，没有记录到对人类健康产生的不良影响，并强调了转基因食品的潜在好处，如增加作物产量，提高营养含量及改善对害虫、疾病和环境条件的抵抗力。该文章承认风险评估是一个持续的过程，并强调需要对转基因食品进行持续监测和评估以确保其安全性。该文章还解决了关于转基因食品的公众关切，包括与过敏原性、基因转移和潜在长期健康影响相关的问题。该文章强调了通过科学研究来解决这些问题的透明沟通的重要性。最后，该文章讨论了不同国家转基因食品的监管框架，强调了需要综合考虑科学、法律和伦理等因素的复杂性。

总体而言，转基因食品在全球范围内已引起了广泛的讨论和辩论，不同国家对其监管和采纳的态度不同。在决策制定的过程中，需要权衡食品安全、环境可持续性、农业生产效率和公众意见等多个因素。

中国已经建立了GM食品的监管框架。中国的监管政策主要由中华人民共和国农业农村部和中华人民共和国国家卫生健康委员会负责监督。监管政策的关键方面包括批准流程、进口规定、生物安全管理、生物安全证书、安全评估、标签要求、可追溯性系统、进出口规定、公众参与和沟通等方面。

目前的科学共识是此类转基因作物及其副产品的健康安全风险并不高于传统食品，也就是说转基因作物的安全性是可以保证的，不过即便如此，目前对转基因的安全评估依然十分严格。

1.32 戴太阳镜可以改善雾里开车的能见度吗

记得有位朋友曾经问我："戴太阳镜可以改善人们雾里开车的能见度吗？"回答是否定的。戴太阳镜通常不会改善人们在雾中开车的能见度，反而可能会使情况变得更糟。太阳镜的主要功能是减少阳光和眩光，它们通过减少进入眼睛的光线量来达到这一效果。在雾天驾驶时，能见度已经很低了，环境中的光线被大量散射。在这种情况下，戴太阳镜会进一步减少可见光的量，可导致驾驶员看得更不清楚。

1. 认知误区的可能原因

（1）对太阳镜功能的误解：许多人认为太阳镜的主要作用是提高视觉清晰度，而不仅仅是减少阳光和眩光。因此，他们可能错误地认为，在任何视觉障碍的情况下，太阳镜都能提供帮助。

（2）过度推广经验：在强光或眩光条件下，太阳镜确实能提高舒适度和视觉清晰度。这种经验可能被错误地推广到其他低能见度的情况，如雾天。

（3）心理安慰作用：有时人们可能因为戴太阳镜而感到更自信和舒适，即使这并不实际增加能见度。

（4）市场营销影响：一些太阳镜品牌宣传其产品能在多种环境下提高视觉清晰度，这可能导致人们误认为太阳镜在雾天也有效。

（5）对不同天气条件的理解不足：不了解雾天环境中光线如何传播和散射，可能导致人们错误地认为太阳镜在这种情况下同样有益。

2.在雾中驾驶时正确的做法

（1）开启雾灯：雾灯设计用于在低能见度条件下提供更好的照明。

（2）降低车速：在雾中视线不良时，减速驾驶更为安全。

（3）使用低束车灯：高束灯（远光灯）在雾中会造成光线反射，降低能见度。

（4）保持更大的安全距离：由于能见度低，应增加与前车的距离，以应对突发情况。

因此，在雾中驾驶时应避免使用太阳镜，并采取其他安全措施是更为明智的选择。这种认知误区是由对太阳镜的作用、一般经验的过度泛化和对特定天气条件下视觉需求的误解共同造成的。正确的做法是基于科学理解和实际驾驶安全指南，选择适当的防护和驾驶方法。

1.33　口服碘可以降低或避免核辐射伤害吗

碘对于正常甲状腺功能至关重要。甲状腺是一个位于颈部前方的内分泌腺体，它负责合成甲状腺激素，包括四碘甲状腺原氨酸和三碘甲状腺原氨酸两大类。这些激素在调节身体的新陈代谢、能量消耗、心率、体温等方面起着重要作用。甲状腺激素中的碘是必不可少的成分，没有足够的碘，甲状腺无法合成足够的甲状腺激素，从而导致甲状腺功能减退。患者常表现为体重增加，疲劳感，体温可能降低，导致易感冒或怕冷，心率可能降低，心律失常，皮肤干燥、头发脆弱，以及性欲下降。

核辐射包括α射线、β射线和γ射线等离子体，其中γ射线对人体伤害最大。在核事故或核爆炸发生时，会释放大量的放射性碘（碘-131）到环境中。甲状腺对碘非常敏感，当人暴露在含有放射性碘的环境中时，甲状腺会吸收碘，导致甲状腺组织受到辐射损伤。

碘剂的作用是通过提供大量的稳定非放射性碘（碘-127），让甲状腺先吸收到足够的非放射性碘，从而减少或阻止放射性碘的吸收。这种方式可以保护甲状腺免受过量放射性碘的伤害,特别是在核辐射暴露前或早期使用碘剂效果更好。

然而,碘剂并不能:①对其他核辐射(如γ射线和β射线)产生直接保护作用;②它只是对甲状腺的保护,并不能阻止核辐射可能对其他器官和组织造成的损伤。因此,在核事故或核辐射暴露的情况下,采取其他防护措施(如避难、穿戴防护服等)仍然非常重要。

此外,碘剂并非适合所有人,尤其是存在碘过敏反应或甲状腺问题的个体。

1.34　核辐射测量的误区

核辐射测量仪通常用来测量α、β、γ和X射线等放射性粒子的强度。其中最常见的一种是盖革-穆勒(Geiger-Muller counter, GM)计数器或盖革计数器。

1.盖革计数器的工作原理

(1)构造:盖革计数器主要由1个金属外壳和1个中央金属丝电极组成,中间充满了一种特殊的气体,如氩气或氖气。

(2)原理:当放射性粒子(如α、β或γ射线)穿过充满气体的这个室腔时,它会将气体分子电离,产生离子和电子。这些电子会被中央的金属丝电极吸引,产生一个微弱的电流信号。

(3)计数:每1个穿过的放射性粒子都会产生1个电流脉冲,这个脉冲可以被计数器计数和记录。通过测量单位时间内的脉冲数量,可以确定放射性粒子的强度。

2.合理使用和解读测量结果

(1)选择适合的探测器:不同的盖革计数器对不同类型的辐射敏感度不同,例如,有的对α射线敏感,有的对β或γ射线更敏感。因此,应根据需要测量的辐射类型,选择适合的计数器。

（2）校正背景辐射：在开始测量之前，先测量一段时间的背景辐射，然后将其从实际测量结果中减去，以获得更准确的读数。

（3）测量时间：测量的时间越长，结果的准确性会越高。因此，尽可能地增加测量时间，但也要考虑放射源的衰变速率和你的安全。

（4）距离和屏蔽：放射性粒子的强度与距离的平方成反比。因此，要尽量减小测量的距离，但也要考虑安全因素。此外，如果可能的话，可以使用屏蔽材料来保护自己。

（5）解读结果：盖革计数器通常会显示单位时间内的脉冲数量，如每分钟的脉冲数（CPM）或每秒的脉冲数（CPS）。这个数字可以转换成辐射剂量，如毫西弗特或微西弗特。不过，注意这个转换因子可能因为不同的辐射类型和计数器的特性而不同。

3.盖革计数器读数

与环境宇宙背景读数的对比。在使用盖革计数器进行辐射测量时，通常需要考虑到环境背景辐射，其中一部分来自宇宙射线。环境背景辐射还可能包括来自地壳的放射性物质，如钍、铀和钾的放射性。这些背景辐射通常是很低的，但却是无法避免的。

在进行任何辐射测量之前，首先应该测量一段时间的背景辐射，然后将这个背景读数从实际测量结果中减去，以得到更准确的辐射强度。这是因为我们感兴趣的是额外的辐射，即超过正常背景水平的部分。

例如，如果背景辐射是每分钟20个计数（CPM），而在一个特定区域测得的读数是每分钟100 CPM，那么该区域的额外辐射应该是100-20＝80 CPM。

还需要注意的一点是，背景辐射可能会随地点、时间和天气的变化而变化。因此，最好在每次测量之前和之后都测量背景辐射，以获得最准确的结果。

4.盖革计数器测量与电磁辐射测量目的和工作原理不同

盖革计数器和用于测量手机、电视、电脑屏幕电磁辐射的仪器是不同的，它们测量的辐射类型不同，工作原理也不同。但是人们时常将它们混淆。

如前所述，盖革计数器是用于测量放射性粒子，如α、β、γ和X射线的强度。它的工作原理是基于放射性粒子能够电离气体分子，产生离子和电子，从而产生电流脉冲，这些脉冲可以被计数器计数和记录。

电磁辐射测量设备，如用于测量手机、电视、电脑屏幕辐射的设备，是用于测量电磁场的强度。电磁场是由电荷产生的，它可以是静止的（产生静电场），也可以是运动的（产生磁场）。电磁辐射测量设备通常包含一个或多个电磁场传感器，这些传感器可以检测到电场和磁场的强度。这些设备通常能够测量不同频率范围的电磁辐射，如低频（LF）和高频（HF）范围。

因此，如果想测量放射性辐射，应该使用盖革计数器；如果想测量电磁辐射，应该使用电磁辐射测量设备。两者是不同的设备，用于测量不同类型的辐射，并且它们的工作原理也不同，千万不要混淆。

参考文献

[1] 董瑞丰，李志浩.深化医改"划重点"如何让医疗服务体系从"有"到"优"[N].新华社，2023-07-30.

[2] 李雅，殷丽萍，刘丹，等.中国抗生素污染现状及对浮游生物的影响[J].应用生态学报，2023,34(3):853-864.

[3] CLAIRE M A H, PHILIP D, ROBERT P. A Twin Study into the Genetic and Environmental Influences on Academic Performance in Science in nine-year-old Boys and Girls[J]. Int J Sci Educ, 2008, 30(8): 1003.

[4] 美国环境保护署. Meaningful and Achievable Steps You Can Take to Reduce Your Risk [R]. 2024.

[5] FOLEY J A, DEFRIES R, ASNER G P, et al. Global consequences of land use[J]. Science, 2005, 309(5734): 570-574.

[6] ZHANG Q W, SU S L. Determinants of urban expansion and their relative importance: A comparative analysis of 30 major metropolitans in China[J]. Habitat Int, 2016, (58): 89-107.

[7] ULLAH N, SIDDIQUE M A, DING M Y, et al. The Impact of Urbanization on

Urban Heat Island: Predictive Approach Using Google Earth Engine and CA-Markov Modelling (2005-2050) of Tianjin City, China[J]. Int J Environ Res Public Health, 2023, 20(3): 2642.

[8] GOODMAN R E, VIETHS S, SAMPSON H A, et al. Allergenicity assessment of genetically modified crops—what makes sense? [J]. Nature Biotechnology, 2008, 26(1): 73-81.

[9] BAWA A S, ANILAKUMAR K R. Genetically modified foods：safety, risks and public concerns—a review [J]. J Food Sci Technol, 2013, 50(6): 1035-1046.

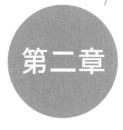

第二章

看自己
我们或许并不了解自己

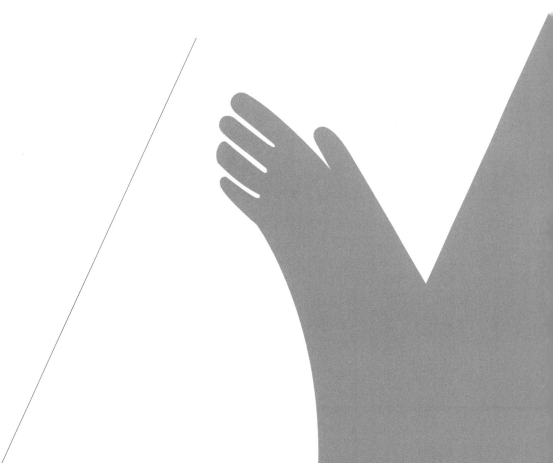

2.1 如何定义"健康"

人们常常认为自己是"健康"的个体，那是因为我们没有疾病或感觉虚弱。然而，早在1948年，WHO在其宪章中对健康进行了定义："健康是完全的身体、心理和社会幸福状态，而不仅仅是无病或无虚弱的状态。"

这一定义强调了健康的整体性质，不仅考虑了疾病的缺失，还包括个体的整体幸福。它承认了健康不仅局限于身体方面，还包括心理和社会维度。WHO的定义凸显了在生活的所有方面追求最佳福祉的重要性，涵盖了身体、心理和社会各个方面。它承认了健康是一个多方面的概念，超越了无病的状态，包括过上充实和有意义的生活的能力。以下是定义人们在健康时需要考虑的一些关键要点。

（1）健康包括没有疾病，能够在日常生活中正常运作。它涉及具有良好的身体功能，保持健康的体重，进行体育活动及拥有强大的免疫系统。

（2）健康还涵盖了心理和情感方面，包括具有积极的心态，应对压力和挑战的能力，以及体验整体幸福感和满足感。

（3）健康受到社交因素的影响，如社交支持系统、人际关系及与他人进行有意义的互动和参与能力，包括拥有支持性的社交网络，参与社区活动及体验归属感。

（4）应全面地看待健康，考虑个人生活的各个方面之间的相互关联。它承认身体、心理和社交因素相互关联并互相影响，实现整体健康需要关注和培养所有这些维度。

（5）健康是一个主观概念，个人可能根据其文化、个人和社会环境而对健康有不同的感知和优先级。在定义健康时，尊重个人的观点和经验非常重要。

根据以上定义，你觉得自己符合国际认同的健康标准吗？笔者的建议是，对于生活在现实世界的我们，健康没有一个固定的标准，它既是一个目标或向往，更是一个不断修行的过程。

2.2　从表观遗传学谈健康的生活方式

1.表观遗传学的概念

表观遗传学(epigenetics)是研究基因表达调控的一门学科,涉及基因活性的变化,而非基因序列本身的改变。它研究的是在细胞分化、发育和环境影响下,如何通过化学修饰来调节基因的表达,从而影响细胞功能和特性。表观遗传学的研究对理解细胞发育、分化和疾病的发生具有重要意义。基因治疗利用基因的特殊表达来修复或替代异常基因,治疗遗传性疾病和其他疾病,了解表观遗传学的知识也可以帮助研究人员更好地设计和优化基因治疗策略。

在表观遗传学中,基因组的DNA序列并没有发生改变,但通过化学修饰或结构上的改变,可以影响基因的表达情况。这些化学修饰主要如下所述。

(1)甲基化:最常见的表观遗传修饰是DNA甲基化,指在DNA分子上添加甲基基团,通常添加在CpG位点上。DNA甲基化可以使基因表达受到抑制,即基因变得不易被转录和翻译。

(2)组蛋白修饰:组蛋白是DNA包裹蛋白,它们的结构和修饰状态可以影响染色质的紧密程度。不同的组蛋白修饰可以促进或抑制基因的表达。

(3)非编码RNA:除了编码蛋白质的RNA分子外,还存在一类不编码蛋白质的RNA,它们可以通过与DNA或RNA相互作用来调节基因表达。

2.表观遗传学与普通遗传学的异同和关系

(1)异同:普通遗传学主要研究基因的遗传传递和表达,关注基因序列的变化对遗传特征的影响。而表观遗传学研究的是基因表达的调控,即在基因组中没有发生改变的情况下,通过化学修饰来影响基因的表达活性。表观遗传学探讨的是细胞在分化、发育和环境影响下,如何调整基因的表达状态。

(2)关系:表观遗传学与普通遗传学密切相关,两者共同决定了个体的遗传特征和表现。表观遗传学的研究可以为普通遗传学提供更深入的解释，帮助了解遗传和环境之间的相互作用。

3.表观遗传学与健康

了解表观遗传学在健康生活中有十分重要的作用，因为表观遗传修饰可以受到环境因素的调控，如生活方式、饮食、药物和环境暴露等。因此，表观遗传学在解释遗传学和环境之间的相互作用及复杂疾病的发生机制方面具有重要意义。健康的生活方式对于促进个体的整体健康和幸福至关重要。近年来，随着科学技术的进步，表观遗传学逐渐成为研究健康的生活方式与基因相互作用的新兴领域。表观遗传学探讨了在基因组中未发生变化的情况下，通过化学修饰来影响基因表达的过程。因此，了解表观遗传学的相关知识，将有助于我们更深入地认识健康的生活方式对基因表达的影响，进而指导人们更科学地选择健康的生活方式。

首先，健康的饮食习惯是维持表观遗传修饰平衡的重要方面。研究发现，食物中的一些营养物质，如维生素、矿物质和抗氧化剂，可以影响DNA甲基化和组蛋白修饰等表观遗传调控过程。例如，叶酸是一种重要的B族维生素，可以参与DNA甲基化反应，有助于维持基因组的稳定。同时，富含抗氧化剂的食物可以减少氧自由基的产生，降低细胞DNA受损的风险。因此，饮食应该多样化、均衡，并注重摄入富含营养的食物，以保持表观遗传修饰的平衡，促进健康。

其次，适量的体育锻炼对于维持健康的表观遗传状态至关重要。研究发现，体育锻炼可以影响基因的表达，促进健康的身体和心理状态。例如，锻炼可以调节一些特定基因的甲基化水平，增强基因的表达活性，从而改善心血管健康、增强免疫力等。此外，适量的锻炼还可以减轻压力，降低患抑郁症和焦虑症的风险。因此，坚持适度的体育锻炼，对于维持表观遗传稳态、促进身心健康至关重要。

最后，合理的压力管理对于健康的生活方式和表观遗传学有着密切关系。长期处于高压力状态下会导致身体产生应激反应，影响表观遗传修饰的平衡。研究发现，压力可以影响组蛋白修饰，从而影响基因的表达。因此，人们应该学会有效地应对压力,采取积极的心理调节策略,如冥想、瑜伽、户外活动等,有助于维持表观遗传修饰的平衡,保持身心健康。

总之,表观遗传学为我们认识健康的生活方式与基因之间的复杂相互作用提供了新的视角。健康的饮食、适量的体育锻炼和合理的压力管理等健康生活方式,可以通过影响基因的表达调控,促进健康和幸福。

2.3　年龄错觉

笔者近年来频繁地听到周围50~60岁年龄段及以上的朋友在运动场上发生运动外伤事故,有的是在打篮球时发生跟腱断裂,有的是在踢足球时发生身体碰撞而肢体骨折等。随着年龄的增长,机体的功能会逐渐衰退,但我们在内心深处并没有清醒地认识或者根本不承认。心理年龄,即我们的认知和情绪发展水平,并不总是与我们的生理年龄一致。我们看到自己的身份证或者驾驶证上的出生日期时,会习惯性地感觉并不久远,其实对我们身边工作的年轻人甚至我们的孩子来说,他们会不约而同地觉得我们的出生日期已经相当久远。这些错觉往往导致我们认为自己比实际年龄更年轻、更有能力。正因为我们坚信自己保持年轻的精神状态,有助于我们保持开放的心态,接纳新事物并适应新的环境。然而,如果我们不找准平衡点,就会越过看不见的转折点,导致挫败和受伤。

关于年龄,有几种方法可以对人类的不同年龄类型进行分类和描述。尽管具体的术语可能有所不同,但以下是一些常见的类别及其特点。

1.生物年龄

生物年龄(biological age)是根据一个人的生理和发育状况确定的实际年龄。通常以年为单位衡量,如同树轮,一轮一年。生物年龄受遗传因素、生活方式选择和整体健康状况的影响。生物年龄可以通过激素水平、细胞健康和器官功能等各种指标来确定。其中骨骼和牙齿能比较准确地反映动物的生物年龄,因此这也是法医学中用于推算无名尸体的年龄经常使用的方法和技术。

2.心理年龄

心理年龄（psychological age）是指一个人的认知和情感发展水平。它基于个体的智力能力、情绪成熟度和心理健康状况。心理年龄在不同的人之间可能有很大的差异，它可能不总是与他们的实际年龄相符。例如，有些人在智力方面比同龄人更聪明，表明他们的心理年龄较高。

3.社会年龄

社会年龄（social age）是指社会根据个人年龄所赋予的期望和角色。它包括文化规范、社会期望及与不同人生阶段相关的里程碑。社会年龄影响着人们对他人的看法和对待方式。例如，某些权利和责任（如投票或退休）可能与特定的社会年龄相关联。

4.外貌年龄

外貌年龄（appearance age）是根据一个人的外貌来判断其年龄。它是主观的，可以受到遗传因素、生活方式、护肤和打扮习惯的影响。外貌年龄通常受到皱纹、白发、皮肤质地和整体活力等因素的影响。人们的外貌年龄可能比他们的实际年龄更年轻或更年长，从而导致他人对他们的看法和互动方式会有所不同。

5.身体年龄

身体年龄（physical/functional age）类似于生物年龄，指的是一个人身体状况和功能的年龄。它涵盖了力量、灵活性、耐力和整体身体健康等因素。身体年龄可以受遗传因素、锻炼习惯、营养和生活方式选择的影响。它通常用于评估一个人的健身水平，并确定其对某些健康问题的易感性。

值得注意的是，这些类别并不是相互独立的，它们以各种方式相互作用和重叠。每种类型的年龄对个体的整体发展和特征提供了不同的视角。

当我们的身体年龄与心理年龄不匹配时，在体育运动等需要身体付出的活动中，我们将面临着更高的受伤风险。这是因为我们可能会超越自身的身体极限，或者无法意识到随着年龄的增长带来的变化和局限性。例如，我们可能会尝试超出身体承受能力的剧烈运动或动作,导致骨折、扭伤或其他伤害。疾病和衰老都会导致人体许多结构和功能的改变,使老年人的肌肉骨骼和心血管系统容易超负荷。然而,应该记住,固定和不活动对老年人的结构和功能的有害影响比年轻人更严重。大多数体力活动的老年人与同龄不活动者相比,前者的健康状况和体能好于后者,从而使他们的体能进一步提高成为可能。然而,他们会受到身体超负荷的一些缺点的影响,这主要是由于衰老的身体系统适应高水平负荷的能力下降。运动剂量的安全范围往往会随着年龄的增长而下降。劳动性损伤在老年人中很常见,并且主要与退行性衰老过程有关。

今天,随着人口老龄化的速度迅速增加,人们生活水平的不断提升,各种文体活动可及性增强,年龄较大的人群仍然保持着较高的活动水平。因此,老龄化群体中与运动相关的受伤数量增加。奥地利一项针对65岁及以上年龄组的运动受伤的流行病学研究发现,在1996—2007年研究期间,每年的受伤人数翻了一番。最常见的受伤是摔伤(69%),其中近75%的摔伤发生在高山滑雪、骑自行车或登山活动中。最常见的是轻微头部受伤和膝关节附近的韧带损伤。上肢受伤发生在33.7%的患者中,下肢受伤发生在29.4%的患者中,头部受伤发生在20%的患者中。女性的骨折比男性数量更多。

与运动相关损伤的最佳"治疗"是预防。良好的敏捷性、技术技能及心血管和肌肉骨骼健康对老年人的伤害预防非常重要。适当的训练计划、使用安全和熟悉的设备、仔细地热身和放松、多阶段训练包括神经生理功能(平衡、协调和反应时间)的训练和肌肉力量是预防伤害的重要方面。

总之,在保持年轻心态与注意身体限制之间找到平衡,是促进整体健康和幸福的关键。接受和拥抱衰老过程,使我们能够做出明智的决策,照顾好我们的身体,并参与促进长寿和活力的活动。重要的是倾听身体,重视自我保健,并在需要时寻求专业建议,以减少受伤风险,确保在年龄增长时拥有健康而充实的生活方式。

2.4　人生的加减法

人生如同一场旅程，充满了机遇和挑战，而在这个旅程中，我们常常需要进行一些"加法"和"减法"的思考。就如数学中的运算一样，这些操作在我们的人生中，代表了不同的取舍与选择。人生的"加法"代表着通过刻苦学习获得知识、通过辛勤而聪明的工作赚取金钱、增加社会责任感、进行投资、与伴侣共建幸福家庭，拥有温馨的住所，结交良朋益友并扩展人际网络。

积极地追求知识是一种宝贵的"加法"。通过不断的学习和实践，我们不仅可以提升自己的认知水平，还可以拓宽思维，更好地适应这个日新月异的世界。同时，通过辛勤而聪明的工作，我们能够实现物质和精神上的双重收获，为自己和家人创造更好的生活条件。此外，增加社会责任感，投资未来，建立一个幸福的家庭，与志同道合的朋友一同成长，这些都是人生中重要的"加法"。

然而，人生也需要一些"减法"来保持平衡。过于追求物质可能使我们忽略内心的宁静与满足。在这个纷繁复杂的世界里，适时地过上简单的生活，做一些"减法"，也能帮助我们重新审视内心的需求与人生的价值。将不必要的物品捐赠给需要帮助的人，随时伸出援手，摆脱生活中的烦琐，都是生活中有意义的"减法"。

智慧地平衡"加法"和"减法"是至关重要的。我们可以通过不断追求知识和努力工作，来实现自己的目标和梦想，但同时也要懂得适时地减少不必要的追求，保持内心的平静与满足。无论是积极的"加法"还是有意义的"减法"，都能在我们的人生画卷上留下浓墨重彩的一笔。

在这个不断变化的世界中，我们需要不断地调整自己的人生方程式。通过明智地运用"加法"和"减法"，我们可以更好地塑造自己的人生，创造出更加丰富而有意义的旅程。无论何时何地，我们都可以在思考中找到平衡，让智慧和简单在人生的舞台上演奏出美丽的乐章。无论是加法还是减法，都值得我们用感恩的心去对待，因为它们共同铸造了我们丰富多彩的人生。

2.5 为了自己和地球的健康,请简单地生活

奢侈的生活方式对社会和地球资源的不合理消耗主要体现在以下几方面。

(1)高能耗:奢侈品,比如豪车、大型游艇等,通常有很高的能源消耗,这直接加剧了碳排放和气候变化。

(2)浪费食物和物资:奢侈生活往往伴随着大量食物和其他物资的浪费,这加剧了全球资源不平等和环境压力。

(3)过度开发:为满足奢侈生活需求,如高尔夫球场、度假村等,往往需要大面积的土地开发,这不仅破坏自然环境,还可能导致土地资源的不合理分配。

(4)不可持续的消费模式:奢侈品通常注重独特性和稀缺性,这种消费模式往往不可持续,因为它会激励过度开采和消耗稀有资源。

(5)社会不平等:奢侈消费往往加剧社会贫富差距,从而影响社会稳定性和和谐性,进一步消耗社会资源用于治安和福利。

(6)心理影响:过度追求奢侈生活可能导致物质至上的价值观,影响社会的精神文明建设。

因此,奢侈的生活方式不仅浪费了有限的地球资源,还可能对社会结构和环境造成长期的不良影响。

根据最新调查报告,美国40%收入逾10万美元年薪的人群形容自己是"月光族",在年收入5万元美元以下的人中,比例更达80%。这份报告揭示了一个令人关注的现象,即使是高收入群体也有相当一部分人是"月光族",也就是每月收入刚好或不足以支付当月的开销,无法存下任何积蓄。这可能意味着生活成本高,或者是人们的消费观念、消费习惯有待改善。这种情况值得我们关注和深思,如何促进人们合理消费、增强储蓄意识,是一个需要共同解决的问题。

简单生活强调摒弃过度消费和物质贪欲,回归真实和本质。这种生活方

式鼓励人们关注简单生活对个人健康带来诸多好处。由于现代生活节奏快、压力大,长时间坐着和不健康的饮食习惯导致了许多慢性疾病的增加,如心血管疾病、肥胖和2型糖尿病。简单生活鼓励有规律作息和健康饮食,鼓励多走路、多户外活动,帮助人们减轻压力、增强体质。此外,少购买不必要的物品,也意味着减少了接触有害化学物质的可能性。

简单生活有利于地球的健康。过度消费会带来大量的资源浪费和环境污染。许多产品的制造和运输会产生大量 CO_2 排放,会对气候变化造成不利影响。同时,大量的塑料包装和废弃物填埋也给自然环境带来了严重的危害。简单生活鼓励节约使用资源,减少垃圾产生,降低碳足迹,有助于保护地球生态平衡。

简单而健康的生活包括在个人生活上做减法。通过理性的消费和精简生活方式,我们可以更好地管理资源、减少浪费,并注重投资于自己的成长和快乐。在以下几方面,我们可以实践健康的生活方式,做出正确的选择。

(1)购物减法:审视购物习惯,避免盲目跟风购买不必要的物品。在购买前深思熟虑,问自己是否真的需要这个物品,以及它是否能为我们的生活带来真正的价值。购物下单前问一问这件物品是"I need"还是"I want"?

(2)饮食减法:健康的饮食是保持身体健康的关键,避免过度进食和摄入高糖、高脂肪的食品。注重食物的多样性,摄入足够的蔬菜、水果和全谷物。

(3)娱乐减法:追求简单而有意义的娱乐活动,适量使用社交媒体,避免沉迷于虚拟世界。多参与户外活动,感受大自然的美好。

(4)花费减法:理性规划个人花费,避免过度消费和不必要的开支。将经费用于对自己成长有益的方面,如购买书籍、参加培训、健身等。

相反,可以将自己的时间和资源重点放在读书、体育锻炼、人际交往、旅游等方面。

最后,提醒自己家中闲置物品的处理。对于很久没有使用过的物品(5年以上)可以考虑清除,通过捐赠、回收或闲置物品交换平台,让它们为他人服务,也为环保事业出一份力。

总之,为了自己和地球的健康,请简单地生活。

2.6 运动是我们的第四餐

在现代社会中,很多人被各种吸引所困扰,忙碌和琐事不断,但是我们不能忘记一日三餐。同样,尽管我们意识到体育锻炼对健康的重要性,但往往忽视了体力锻炼,将其排在次要的位置。然而,我们必须意识到从猿到人,人类经过了漫长的七百万年的进化,远古的基因并没有迅速适应现代生活方式的巨变(图2-1)。例如,今天的人类DNA和黑猩猩的DNA仍然有98.8%的相似度。为了健康正常地生活,我们仍然需要以不同的形式像猎人一样奔跑,像猴子一样跳跃。反之,现代人的"富贵病"早晚会以这样或那样的形式找上门来。因此,体育锻炼应该与我们的一日三餐一样重要。

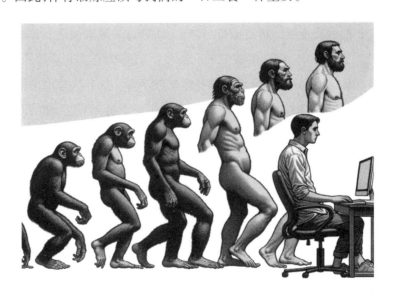

图2-1 人类的进化

现代生活中存在许多因素使我们缺乏足够的体育锻炼。工作压力、长时间久坐、电子设备的使用及便利的交通工具等都导致我们变得乏力和缺乏运动。根据WHO的推荐,成人每周应至少进行150分钟的中等强度有氧运动或75分钟的高强度有氧运动。然而,全球有超过25%的成人未能达到这一目标，而在一些国家这一比例甚至超过50%。

缺乏体育锻炼对身体健康产生了负面影响。据统计，全球超过4亿成人患有肥胖症，而这一数字在过去的几十年中已经翻了一番。肥胖与心血管疾病、糖尿病和某些癌症的风险密切相关。此外，缺乏体力活动还会导致肌肉力量和骨骼密度的减少，增加骨质疏松、骨折及颈腰椎退行性病变的风险。每年全球约有230万人死于与缺乏体育锻炼相关的心脏病，而这一数字可能更高，因为许多其他慢性疾病也与缺乏体力活动有关。

除了对身体健康的影响，缺乏体育锻炼还会对心理健康产生不良影响。现代社会的压力和焦虑水平不断上升，而运动被证明是缓解压力和焦虑的有效方法。调查显示，参与体育锻炼的人通常具有更好的情绪状态、更低的抑郁和焦虑水平。体育锻炼能够释放大脑中的内啡肽和多巴胺等神经递质，提升心情，增加幸福感。

如果我们没有足够的体育锻炼，可能会面临许多健康问题。长期缺乏体力活动可能导致肌肉萎缩、关节僵硬和柔软组织的功能减退。此外，缺乏运动还会降低代谢率，导致体重增加和身体功能下降。这种久坐的生活方式可能增加心脏病、脑卒中、糖尿病和某些癌症的风险。另外，缺乏体力锻炼还与认知能力下降、睡眠质量下降及骨质疏松和骨折的风险增加相关。

为了解决这个问题，我们应该给予体育锻炼足够的重视和时间，并将其融入日常生活中，以实现更健康、积极和有活力的生活方式。

因此，运动是我们每天必不可少的第四餐。

2.7　半饥饿与健康

饥饿和健康是两个看似对立其实紧密相关的话题。饥饿是指由于缺乏足够的食物和营养而导致的身体不适和健康问题。健康指身体和心理的良好状态，包括充足的营养和合理的生活方式。

饥饿对健康的影响是显而易见的。当一个人长期处于饥饿状态时，身体无法获得足够的能量和营养，导致体重下降、免疫力下降、身体发育受限等问题。饥饿还会导致营养不良,缺乏维生素和矿物质,进而引发一系列的健康问题,如贫血、免疫系统功能障碍、心脏病等。特别是对于儿童和孕妇来说,饥饿可能会对生长、发育和健康产生更加严重的影响。

然而,保持一定的饥饿感对健康可能很重要。在重要的面试、体育比赛和其他重要场合之前,我们需要保持半饥饿状态,因为半饥饿状态可以让我们保持高度警觉。如果我们在感到饥饿时随时进食,可能会导致糖尿病和肥胖。因此,保持一定的饥饿感是保持健康的一种方式。

在半饥饿状态下,我们的身体会处于更加警觉的状态。这种警觉性使我们能够更加专注和集中注意力,有助于在重要场合中表现出色。例如,在面试前保持一定的饥饿感可以提高我们的反应能力和思维敏捷度,帮助我们更好地回答问题和展示自己的能力。在体育比赛中,半饥饿的状态可以增加我们的力量和耐力,提升竞技表现。因此,保持一定的饥饿感可以成为我们在重要场合中获得成功的一种秘诀。

此外,保持一定的饥饿感还可以预防一些健康问题。如果我们随时满足自己的饥饿感,可能会导致过度进食和不健康的饮食习惯。这可能会导致体重增加、肥胖以及相关疾病的发生,如糖尿病、高血压和心血管疾病等。通过保持一定的饥饿感,我们可以控制食量,避免过度进食,从而有助于保持健康的体重和身体状况。比如超重(BMI≥25 kg/m²)和肥胖是全球糖尿病流行的主要因素,它们影响着大多数发达国家的成人,已在发展中国家迅速增加。预计2030年全球超重人口的数量将达到近20亿人。保持一定的饥饿感有以下几种方式:

①间歇性禁食:采用间歇性禁食的方法,如16/8禁食法,即每天有16小时不进食,仅在8小时内进食。

②少食多餐:将每日的总摄入量分成多次小餐,这样可以在保持饱腹感的同时减少总摄入量。

③控制食量:在每餐中适当减少食物的分量,避免过量进食。

当然,我们也需要明智地处理饥饿感。保持适度的饥饿感,并不意味着长期忍受饥饿或不合理地限制饮食,我们应该根据自身的需求和身体状况,合理安排饮食,确保摄入足够的营养和能量。健康的饮食应该包括均衡的营养,多种食物的摄入,并遵循合理的进食时间和分量。

2.8　快餐与健康

快餐因其方便、快捷和美味而在全球范围内受到广泛欢迎。快餐产业的兴起和发展是现代社会变迁和经济发展的产物,它反映了人们生活节奏的加快和消费习惯的变化。其实,快餐的概念可以追溯到古罗马和古埃及时期,当时的街边小摊能为忙碌的市民提供快速食物。然而,现代快餐产业的真正起源是在20世纪初的美国,与汽车文化和都市化进程紧密相关。1940年,麦当劳兄弟在加利福尼亚开设了第一家快餐店,开创了快餐业的先河。此后,像肯德基(KFC,1952年成立)和汉堡王(Burger King,1954年成立)等品牌相继出现,快餐业开始迅速扩张。随着都市化进程和工作节奏的加快,人们越来越需要快速、方便、价格合理的饮食选择,快餐因此成为一种流行的选择。Statista的数据显示,2020年美国快餐市场的价值超过2500亿美元。

然而,快餐的健康影响已成为公共健康领域的一个重要关注点。根据WHO报告(2016),全球有约13%的成人被判定为肥胖,肥胖和超重直接与不健康的饮食习惯相关。

(1)高热量密度:快餐通常富含热量,但营养价值相对较低。这意味着它们提供的是大量的热量而不是必需的营养素,如维生素、矿物质和膳食纤维。

(2)高脂肪和不健康脂肪:许多快餐含有高水平的饱和脂肪和反式脂肪,这些脂肪类型与心脏病、胆固醇水平升高和其他心血管问题有关。

(3)高盐分:快餐中的高钠含量是提高风味的常见手段,但过量摄入盐分与高血压、心脏病和脑卒中等健康问题相关。

(4)高糖含量:甜味快餐和饮料含有大量添加糖,过量摄入与肥胖、2型糖尿病、牙齿问题和其他代谢综合征风险增加有关。

(5)过量食用的诱导:快餐的包装和营销策略经常鼓励过量食用,如超大分量和"加量不加价"的优惠,这进一步增加了过量摄入热量和不健康成分的风险。

(6)营养不均衡:快餐往往缺乏足够的水果、蔬菜和全谷物,这些食品是健康饮食中不可或缺的部分,富含纤维、维生素和矿物质。

(7)未来发展趋势:未来生活节奏将会越来越快,消灭快餐是不可能的。快餐品牌行业正朝着提供素食选项和低热量菜品的方向发展,以吸引更多有健康意识的消费者。

2.9　食品添加剂与健康

记得有人说过:"最好看和最好吃的东西往往是最不健康的。"这种观点通常基于几个因素,这些因素与我们对食物的感知、食物成分的健康影响,以及人类对味道的天然偏好有关。

食品添加剂是指在加工、制备、处理、包装、运输或储存食品过程中添加的物质,用以改善食品的色泽、香味、质地或保存性。一些加工食品为了改善口味、外观或保质期可能会添加各种食品添加剂,包括人造色素、香精和防腐剂。虽然这些添加剂可以使食品更加诱人和美味,但这些添加剂的使用已经引发了人们对健康风险的担忧。

1.人工甜味剂及人造奶油

人工甜味剂及人造奶油,如阿斯巴甜、糖精和苏洛糖等,被用于无糖或低热量食品和饮料中。尽管它们可以帮助减少糖分摄入,但一些研究表明,过量摄入可能与肥胖、糖尿病、心脏病和肠道菌群失衡相关。从进化的角度来看,人类天生偏好高热量食物,这在资源匮乏的古代环境中有生存上的优势。因此,高脂肪、高糖和高盐的食物往往更吸引人,但在现代社会,这些食物的过量消费却与健康问题相关。

2.防腐剂

防腐剂如苯甲酸钠、硝酸盐和亚硝酸盐,用于延长食品保质期。它们可能与肠道炎症的发生、癌症风险的增加,以及血液中O_2传输能力降低有关。

3.人工合成色素（如红色40号、黄色5号和黄色6号）

人工合成色素可能与儿童的注意缺陷多动障碍（attention deficit hyperactivity disorder，ADHD）和行为问题有关。

4.味精

尽管味精被广泛用于味道增强剂，但某些人对味精有过敏反应，可能会出现头痛、胸闷等症状，虽然这种情况并不普遍。

5.乳化剂

乳化剂用于改善食品的质感和稳定性。一些研究指出，某些乳化剂可能扰乱肠道菌群，与肠道炎症和肥胖有关。

此外，美味的佳肴经过反复多重烹饪程序，往往营养密度较低，这意味着它们可能富含热量、口感丰富，但缺乏维生素、矿物质和纤维。

减少风险的建议：注意食品标签上的成分列表，避免或限制那些含有不希望摄入添加剂的产品。自然食品通常不含这些添加剂，是更健康的选择。维持均衡的饮食习惯，包括大量的水果、蔬菜和全谷物，可以减少对加工食品的依赖。

2.10　梦与健康

梦是在快速眼动（rapid eye movement，REM）睡眠阶段发生的复杂神经生理现象。人们对梦产生背后的确切机制尚未完全了解。其中一个主流理论认为，梦的形成是大脑试图理解和整合来自各种来源的信息的结果，这些信息包括记忆、情绪和感官体验。梦被认为是大脑在处理神经活动模式的一种方式，通过这种方式，大脑能够整理和理解在清醒状态下获得的各种信息。

1.与梦相关的一些有趣数字

（1）平均梦境时长：梦境的持续时间会有所不同，但平均而言，一个梦境通常持续20~30分钟。然而,大多数人在不同的快速眼动睡眠周期中会有多个梦境。

(2)遗忘的梦境:据估计,约95%的梦在醒来几分钟后就被遗忘了。这是因为大脑迅速将注意力转向清醒生活,梦的记忆逐渐消退。

(3)做梦的频率:人们通常每晚会经历多个梦境。平均而言,一个人每晚做梦的频率为3~6个,有些人甚至更高。

(4)一生中的梦境:在一个人的一生中,他们可能会花费大约6年时间做梦。这个计算是基于平均寿命为80年,并假设一个人每晚睡眠2小时来得出的。

(5)清醒梦境:清醒梦境是指一个人在梦中意识到自己正在做梦。据估计,约55%的人在他们的一生中至少经历过一次清醒梦境。

(6)噩梦:是在REM睡眠期间发生的梦境,通常包含强烈的、令人痛苦不安或恐惧的梦境或危险感。噩梦并不一定表明现实中会发生不好的事情。噩梦是做梦的正常部分,会受到各种因素的影响,如压力、焦虑、创伤或某些药物。虽然噩梦本身并不直接表明特定的健康问题,但它们可能与潜在的心理或情绪因素有关。例如,患有创伤后应激障碍(Post-Traumatic Stress Disorder,PTSD)的人可能经常会反复做与创伤经历相关的噩梦。此外,一些睡眠障碍,如睡眠呼吸暂停综合征或不宁腿综合征,可能会扰乱睡眠模式并导致噩梦的发生。噩梦的发生频率和次数在不同的人群中有很大差异,受到多种因素的影响,包括年龄、性别、心理健康状况及生活中的压力水平。研究表明,20%~50%的儿童会偶尔经历噩梦,儿童的噩梦频率通常会随着年龄的增长而减少。5%~10%的成人报告他们每个月至少有一次噩梦。随着年龄的增长,人们进入REM睡眠的频率可能会减少,这可能导致老年人噩梦的发生率低于年轻人。然而,老年人也可能因为药物、睡眠障碍或健康问题而经历更多的噩梦。

2.梦与健康

梦与健康之间存在着紧密联系。虽然梦的确切作用和意义仍然是心理学和神经科学研究的主题,但普遍认为做梦对于心理和生理健康都有重要影响。

（1）心理健康：梦可能帮助人们处理日常生活中的情绪体验。通过梦境，个体可能在无意识的状态下处理和整合遇到的情绪冲突，有助于情绪稳定。梦境往往反映了梦者的心理状态，包括焦虑、压力、抑郁等。通过分析梦境，可以获得关于个体内心世界的洞察，有时这对于心理治疗来说是有益的。对于经历过创伤的人来说，梦可能是他们处理创伤记忆的方式之一。虽然这可能导致 PTSD 的梦魇，但治疗中通过适当引导和解析梦境也可以起到辅助治疗的作用。

（2）生理健康：在 REM 睡眠期间，即人们最有可能做梦的阶段，大脑会加强记忆的巩固过程。这对学习和记忆的长期保持是至关重要的。梦境可能有助于大脑重新组织和优化信息，促进创造性思维和解决问题能力的发展。良好的睡眠周期，包括健康的 REM 睡眠比例，对维持总体健康至关重要。睡眠不足或睡眠质量差不仅会影响梦境的产生，还可能导致一系列健康问题，如心血管疾病、肥胖和认知功能下降。

总之，虽然梦的所有功能和机制尚未被完全阐明，但研究表明，健康的睡眠和梦境对于维护心理和生理健康都是非常重要的。因此，保持良好的睡眠习惯，确保足够的睡眠时间和良好的睡眠质量，对于促进健康至关重要。

2.11 头发与健康

头发在人类和其他哺乳动物身上扮演着多种重要的生理和社会功能。头发可以保护头皮免受紫外线伤害，从而减少阳光直射导致的伤害。头发有助于调节头部的温度，通过保温和提供轻微的冷却（通过汗水蒸发时带走热量）。头发围绕的毛囊富含神经末梢，可以感知轻微的触摸，躲避危险。此外，头发的样式、长度和颜色在许多文化中用以表达个人身份、社会地位、时尚态度和群体归属等。

人类最初长出头发是在母亲子宫内的胎儿期（第5个月），这种头发被称为"胎毛"（lanugo）。此外，新生儿的头部也可能有较细软的头发，被称为"绒毛"，这些头发在出生后几个月内可能会脱落并由更持久的头发所替代。

正常人的头发数量在10万~15万根,依据个人遗传因素、年龄、健康状况和头发颜色而异。例如,金发人士的头发数量通常比深色头发的人多,而红发人士的头发数量最少。正常人头发平均每天自然脱落50~100根,因为头发的生长遵循一个自然的生长、休息和脱落周期,持续时间2~6年。头发每月大约生长1 cm。

1. 头发与健康的相关性

头发的健康状况可以反映出一个人的总体健康状况及潜在的健康问题。

(1)营养不良:缺乏特定的营养素,如蛋白质、铁、维生素D、维生素E、锌和Omega-3脂肪酸,可能导致头发变得干燥、脆弱,甚至导致脱发。

(2)激素失衡:如甲状腺功能异常或多囊卵巢综合征等激素失衡状况,也可能导致头发稀疏或脱发。

(3)压力:长期的心理压力不仅影响心理健康,也会影响到头发的生长周期,导致严重的头发脱落。

(4)疾病:某些疾病,如铁缺乏性贫血、自身免疫疾病和皮肤疾病等,都可能影响头发的生长和健康。

(5)药物副作用:某些药物,如化疗药物、抗凝药物和某些抗抑郁药等,都可能会导致脱发。

2. 头发根部毛囊的DNA信息

含毛囊的头发根部含有DNA信息(头发的角质部分本身不含有细胞核),因此,法医可以通过头发收集DNA信息,还可以从头发判断是否中毒。

(1)采集样本:通常需要采集一定长度的头发,以覆盖可能的中毒时间窗口。

(2)毒物筛查:使用如气相色谱-质谱联用(GC-MS)或液相色谱-串联质谱(LC-MS/MS)等先进的化学分析技术,对头发样本中的毒素进行定性和定量分析。

(3)时间线分析:由于头发以一定的速度生长(平均每月1~1.25 cm),通过检测头发中毒素的分布,可以大致推断出中毒时间。

2.12 脱发与白发

头发是我们外貌的重要组成部分,它不仅关系到个人形象,还影响着人们的自信心和社交活动。然而,脱发和白发是两个最常见的头发问题,它们可能由多种因素引起,包括遗传、生活方式、健康状况等。

1.脱发

脱发,医学上称为脱发症。可以有多种原因,从遗传因素到生活方式和环境因素都可能影响头发的健康和生长周期。男性通常在20~30岁开始出现脱发的迹象,女性的脱发时间通常发生得稍晚,多在40~50岁。然而,这只是一个大致的范围,有些人可能会更早或更晚经历脱发。

2.脱发的常见原因

(1)雄性激素性脱发:最常见的脱发类型,又称雄性秃。通常受遗传因素和雄性激素(如睾酮)的影响,对男性和女性均有影响。

(2)生理或心理应激:严重的压力或疾病后可能出现大量脱发,通常是暂时性的。

(3)营养不良:缺乏必要的维生素和矿物质,如铁、蛋白质、维生素 D 和锌,可能导致脱发。

(4)药物和治疗:某些药物和化疗,可能导致暂时或永久性脱发。

(5)激素变化:如产后期和更年期的女性可能会经历脱发。

(6)自身免疫疾病:如斑秃(圆秃),是一种导致圆形脱发区域的疾病。

(7)过度梳理和化学处理:过度使用烫发剂、染发剂和某些造型剂可能对头发造成物理性损伤。

3.头发变白

随着年龄的增长,毛囊中产生色素的细胞(称为黑色素细胞)数量减少或停止产生黑色素,导致新长出的头发失去颜色,呈现出白色或灰色。头发开始变白通常发生在30~40岁,但也有很大的个体差异。有些人可能在20岁就开始出现白发,而有些人直到老年才会有明显的白发。

4.头发变白的原因

(1)遗传因素:遗传对何时开始出现白发有很大影响。

(2)年龄:随着年龄的增长,黑色素细胞的功能减弱是自然现象。

(3)氧化应激:自由基损伤可以减少黑色素的产生。

(4)营养不良:缺乏维生素B_{12}、铁、铜和蛋白质等营养素可能会影响头发颜色。

(5)疾病和健康状况:某些皮肤疾病和其他健康问题可能会导致白发早期出现。

2.13　园艺与健康

笔者的一位朋友患2型糖尿病多年,经多种药物治疗后血糖水平控制仍然不甚满意。最近几个月她开始在家中后院和阳台上试着养花种草,每天做一做园丁的工作,结果血糖水平得以控制。现在我们就讨论一下园丁工作对一个人身心的益处。

1.身体健康

园艺活动通常包括挖掘、搬运、剪枝等动作,这些都是很好的体力活动。它们可以增强肌肉力量、改善体态、促进心肺功能,并有助于维持健康的体重。

2.心理健康

园艺活动被认为是一种有效的减压方式。它能帮助人们从日常生活的压力中解脱出来,通过与自然的互动,提升心理健康。研究显示,园艺活动可以降低焦虑和抑郁的症状。

3.增强认知功能

园艺需要规划、解决问题和学习新技能,这些都是促进大脑活动的好方法。对于老年人来说,园艺活动有助于提高记忆力和其他认知功能。

4.社交互动

对于参与社区花园或园艺俱乐部的人来说,园艺可以提供社交的机会,有助于建立社区感和友谊。

5.增加维生素D的摄入

户外园艺活动使人们有更多的机会暴露在阳光下,从而增加维生素D的摄入,这对骨骼健康和免疫系统都有好处。

6.精神满足感

通过自己的努力使植物茁壮成长然后开花结果,可以给人带来极大的满足感和成就感。

因此,笔者建议大家尝试一下园艺工作,无论是在家里的后院还是室内种植。这可能会成为一个有益于身体和心理健康的爱好,也能为你带来乐趣和满足感。

2.14 "腹有诗书气自华"

"腹有诗书气自华"这句的诗句出自宋代文学家苏轼所作的七律《和董传留别》,此诗句传递了诗人深沉的信息:读书能够滋养我们的内心,使我们的精神生活更加健康,丰富多彩。在这个快节奏的现代社会中,人们往往面临着各种压力,精神健康的问题也日益受到关注。那么,读书与精神健康之间有何联系? 以下分享一个与此相关的故事。

李瑞(化名)是一名中年男子,因为长时间的工作压力和生活的不如意,逐渐陷入了抑郁状态。他的笑容渐渐少了,晚上更是难以入睡或早醒,食欲缺乏,体重减轻,说话和动作速度变慢。尽管他也知道很多事应该去做,但就是每天打不起精神,与家人的沟通也变得很冷淡。他尝试过很多方法,如体育锻炼、听音乐、看医生,但都没有太大的效果。

有一天,他在异地工作的大学同学王楠(化名)给他寄来了两本书,一本是戴尔·卡内基(Dale Carnegie)的《如何停止忧虑,开创人生》,另一本是诺曼·文森特·皮尔(Norman Vincent Peale)的经典作品《积极思考 就是力量》。王楠说:"这两本书在我低谷时帮助了我,希望它们也能帮助你。"李瑞刚开始并不抱太大的希望,但还是决定读一下。

书中的内容深深打动了李瑞。书中讲述了人生的起伏,如何看待生活中的困境,应对和克服日常生活中的焦虑。如何采用积极的态度和信仰来克服困难,在逆境中寻找到内心的力量。书中每一章都有与生活相应的事例,以及如何积极面对的建议。书中的角色面对不同困难的相同挣扎感让李瑞感到自己其实并不那么孤单。

随着读书的深入,李瑞发现自己的情绪开始有了转变。书中的故事和理念渐渐地影响了他,他开始学会怎样放下内心的包袱,怎样从困境中找到成长的机会。几个月后,李瑞的精神状态明显好转,他重新开始与家人分享自己的感受,笑容也重新回到了他的脸上。他感谢那本书,更感谢自己的老同学王楠,因为是他引导他通过读书找到了内心的平和。

这个故事告诉我们,适合自己的书有时就像一盏明灯,能够照亮我们前行的道路,帮助我们找到心灵的平和。读书不仅能够增长知识,更能治愈我们的心灵。

近期,一项来自中国成人群体的研究表明,阅读能降低抑郁症的发生风险,书籍已经成为应对抑郁症的众多工具之一。首先,读书可以给我们带来心灵的安慰。当我们沉浸在书中的故事里,那些情节和人物仿佛成为我们的朋友，他们的经历与感受，无论是喜悦还是痛苦，都能触动我们的心弦。书中的世界如同一个避风港，让我们可以在其中寻找片刻的宁静，从而缓解现实生活中的压力。

其次，读书可以帮助我们更好地理解自己。很多时候，我们可能对自己的情感和想法感到迷茫，不知道如何表达。读书就像打开一扇通往另一个世界的门，使我们得以跨越时空的界限，"站在巨人的肩膀上"更加智慧地洞察这个世界。我们得以直接深入智者的思维之中，继续他们的探索，并在此基础上形成自己的见解。书中的文字和情节往往能够为我们提供一种启示，帮助我们找到自己的位置。通过对比书中人物的经历和自己的生活，我们可以更加清晰地认识到自己的长处和短处，从而更好地调整自己的心态。

人们常说"知识就是力量"，而这种力量正是来源于读书带给我们的精神财富。阅读可增强人的自尊，转移思绪，缓解压力（压力是导致焦虑症和抑郁症的一个主要因素）。我们专注于阅读时，可以让思绪暂时离开现实中的烦恼，进入一个更加宁静的精神世界。坐在椅子上沉浸在书中，无论是几分钟还是几小时都能够帮助我们冷静下来并重新定位。这种"打坐"般的修炼方式，对于调整情绪、净化心灵都有很好的效果。

在这个信息爆炸的时代，我们很容易被表面的信息所淹没，失去了对深度知识的追求。客观地讲，阅读本身并不是治疗抑郁症或其他任何心理疾病的方法，但它可以成为维护心理健康的整体方法的重要部分。即使对于那些未患抑郁症的人，研究已经证明阅读可以帮助减轻超过2/3的压力。遗憾的是，在当今社会，很多人已经不再是为了乐趣而阅读。在大学时，他们忙着读书。毕业后，他们浏览新闻短讯，或翻看微信等多媒体，或查阅当日的股市行情。似乎很多人在读着什么，但又没读什么。真正的读书，是一种回归深度思考的方式，是对知识的渴求和对真理的探索。阅读使我们的思维更加敏锐，更加独立，也更加富有创造力。"观书到老眼如月，得句惊人胸有珠"这句古语告诉我们，一个人终其一生都在读书、学习，会因此拥有卓越的智慧、高贵的气质和独到的见解。

"师其上者得其中，师其中者得其下。"因此我们不仅要读书，还要学会读好书。美国哲学家、教育家和作家莫提默·J.艾德勒(Mortimer J. Adler)曾经说过这样一句话："关键不是看你可以读完多少书，而是有多少书可以真正影响你。"

多读书，读好书，为了我们的精神健康。

2.15　"铅华不可弃"

唐代诗人权德舆在《玉台体》中写道："昨夜裙带解，今朝蟢子飞。铅华不可弃，莫是藁砧归。"诗中文字质朴无华而意境深远，写得含蓄、暧昧而耐人寻味，不仅描述了一位女子在夫君不在时的私密生活和孤芳自赏的自由，同时也揭示了女性自我意识和自尊的觉醒。

我最欣赏诗中其中一句"铅华不可弃"。铅华是古代女性化妆用的白粉，这里暗示了女性对自己的肯定和自我欣赏。"铅华不可弃"的心理独白已经超越了"女为悦己者容"的思想境界。比起另一首描写思妇的诗句"岂无膏沐，谁适为容"(《国风·卫风·伯兮》，大意是膏脂哪样还缺少，为谁修饰我颜容)，"铅华不可弃"更多地展现了女性在珍视自己的美和魅力基础上追求的自由和独立。它不仅仅是对女性外在美的追求，更是对内在的尊严和自尊的坚持。从这句诗中，你可以想象无论在贫困的处境或压迫之下，一名女子依然尽力保持着自己的仪态、风度和美丽，这显示了她的坚忍和高尚的人格。

这种难得的人生态度其实在我们现实生活中也俯拾皆是。

记得有一位安徽的朋友告诉我一个关于她外婆的故事，让我多少年来依然记忆深刻。她的外婆原是大户人家的闺秀，嫁到安徽蚌埠旁边的一个村镇上。后来由于社会变更，家境落败，生活过得很窘迫，她自然也没有什么可以化妆的东西了。但是她每天起床仍然坚持把自己的头发梳得光光亮亮的，用一把梳子和一瓢清水来帮助自己的头发成型，在服饰上同样尽量把自己打扮得干干净净、整整齐齐。几十年如一日，从来没有怠倦过。后来她的丈夫因病去世，她依然保持着这种习惯，一直受到自己的晚辈和当地村民们的尊敬。我听到这个故事后，对这位婆婆不仅心生敬意，而且还有一种想有机会拜见这位长辈的冲动。

还有一位考入美国常春藤盟校哥伦比亚大学的美籍华人后裔,在她的入学论文中回忆自己的外公,在那个特殊年代为了不放弃自己对音乐的爱好,他自己用木头等材料做了一把"土"的小提琴,抽空练琴,寻求内心的宁静和慰藉。同时,他还给当地村民演奏。这不仅为他自己赢得了当地人的接受和尊敬,还得到了当地村民在生活上和粮食上不少的援助,让他能在极端艰苦的生活环境下坚强地生存下去。

这些真实的故事强调了在逆境中维护尊严和自尊的重要性,进一步说明了人的尊严是靠自己赢得的,尤其是在困难的时候。我们每个人都生活在各自不同的社会的环境中,我们的一举一动都代表了自己的修养和境界。我们不经意地放松和懈怠都可能会影响自我的形象,而自我形象也会影响生活或工作在自己周围的人,包括自己的亲人和朋友。我们是孩子们的榜样,平时的生活习惯就是无声的教育。我们每天起床是否要梳妆打扮,是否要剃胡须,是否要整理床铺,是否要把家里收拾得清洁整齐,其实都时时刻刻地代表着我们的生活态度和自我形象。这也就是为什么尊严和自尊在社交、工作和家庭中都非常重要,它们决定了我们与他人的关系,以及我们如何影响和教育下一代。

"铅华不可弃"还为我们今天的生活赋予了更为深沉和普遍的意义,这种千金难买的生活态度不仅仅局限于女性,还能跨越性别,跨越时空。在现代社会,面对生活的种种压力和困境,人们可能会感到失落和沮丧。这句诗就像一个鼓励的声音,告诉我们即使在最困难的时刻,也要尊重和爱护自己,保持乐观和积极的态度,做最好的自己。即使生活不能接近奢华,也要用"口红经济"体面人生。

2.16　告别父母的港湾

父母对子女个体成长的影响是不可否认的,他们为孩子提供生命的起点和成长过程中必需的支持。然而,随着孩子的成长,独立的重要性逐渐凸显,这一过程不仅是个人发展的必然,也是社会功能正常运转的基础。在这一过程中,独立不仅意味着物理上的离开,更关键的是心理上的自立,以及能力上的自足。

在人生的长河中,每个人都会经历从依赖到独立的转变。在这一过程中,父母的角色无疑是至关重要的。他们不仅为孩子提供了成长的物质和情感基础,更在孩子的性格、价值观及世界观形成过程中扮演了不可替代的角色。然而,随着时间的推移,每个人都需要在社会中找到自己的位置,脐带终究会被剪断,形成独立的自我。这也意味着父母不再是孩子人生航程的唯一港湾,而是孩子成长过程中的一个重要阶段(图2-2)。

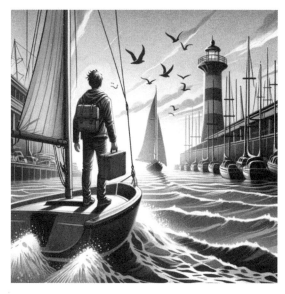

图2-2 告别父母的港湾

在当前社会背景下,建立和完善个人独立性的需求日益增加,尤其是在经济、教育、心理健康等方面。然而,面对这些需求,年轻人也会遇到各种前所未有的现实挑战。

1. 现实挑战

(1)高昂的生活成本:尤其在一线城市,高昂的房租和生活费用是年轻人实现经济独立的主要障碍。随着生活成本的上升,尤其是在大城市,经济独立成为年轻人的首要挑战之一。根据国家统计局的数据,截至2020年,北京和上海的平均居民消费水平分别为6.2万元和6.1万元,远高于其他地区。这也要求年轻人需要有足够的经济能力来支持自己的生活。据统计,在发达国家,约有34%的美国青年人在25岁前选择与父母同住,这一数字在过去10年中显著上升。这不仅反映了经济压力的增加,也暗示了年轻人在心理和情感上离开父母的困难。

(2)教育和就业市场的竞争:教育是实现社会和经济独立的重要途径。根据教育部发布的《2020年全国教育事业发展统计公报》数据,中国高等教育毛入学率已达到54.4%,显示出年轻人追求更高教育水平的趋势。虽然教育水平提高,但就业市场的竞争压力也随之加剧。根据中国人民大学国家发展与战略研究院发布的《中国就业市场的新变化:机遇、挑战及对策》,大学毕业生的就业率仍是社会关注的重点。

(3)心理健康和社会适应:独立生活不仅是经济和物质上的需求,还包括心理健康和社会适应能力。随着社会竞争的加剧,人们心理压力增大,心理健康问题成为年轻人面临的重大挑战。

此外,随着全球化和信息时代的到来,年轻人面临的选择更加多样,同时伴随的不确定性也在增加。如何在众多的可能性中找到适合自己的路径,成为一个重大的挑战。

2.应对策略与建议

(1)培养适应能力:面对不断变化的社会,适应能力成为一种必备的技能。年轻人通过不断学习和挑战自我,可以提升面对未知和困难时的应对能力。

(2)增强自我认知:自我认知不仅是个人成长的基石,也是社会适应的关键。个体应该通过自我探索,包括教育、旅行、实习等方式,增强对自己兴趣、能力和价值观的认识,这是形成独立观点和生活方式的基础。

(3)心理健康的维护:重视和维护个人的心理健康同样重要。在遇到挑战和困难时,寻求专业的心理咨询和帮助是一种积极的应对方式。

(4)建立支持网络:虽然父母不再是唯一的支持源泉,但建立一个多元化的支持网络是非常必要的,包括朋友、导师、同事等,他们可以提供不同视角的建议和帮助。

(5)加强职业教育和培训：政府和教育机构需要提供更多与市场需求相符合的职业教育和技能培训,帮助年轻人提高就业竞争力。

(6)促进经济政策支持：政府可以通过提供税收减免、创业支持等经济政策,帮助年轻人解决创业和就业的经济压力。

(7)适应能力与成功的关联：哈佛大学的一项研究发现,适应能力强的个体更能成功地管理生活中的压力和挑战,从而更有可能实现职业和个人生活的成功,这强调了适应能力作为年轻人独立发展的关键能力。

3.全球视角与未来趋势

从全球视角来看,对于独立的追求并不是一个孤立的现象。在许多发达国家及中国,年轻人在18岁甚至更早的年龄就开始独立生活。这种趋势不仅反映了不同文化对独立的不同期待,也显示了社会对年轻人自立能力的重视。未来,随着教育的普及和科技的发展,年轻人将拥有更多获取信息和资源的途径,这将在一定程度上促进他们的独立。然而,这也要求年轻人具备更强的自我管理能力和心理韧性,以应对日益复杂的社会环境。

在从依赖到独立的过程中,每个人都需要面对各种挑战和选择。父母为我们的成长提供了宝贵的资源和支持,但最终我们需要在社会中找到自己的位置,形成独立的自我。通过增强自我认知、培养适应能力、建立支持网络及维护心理健康,我们可以更好地应对这一过程中的挑战,实现自我支持和自我实现。在这个旅程中,父母仍然是我们重要的参考和支持,但我们也将学会如何成为自己生命航程的掌舵人。独立不仅是物理上的离开,更是一种心理和情感上的成熟,是能够自我支持和自我实现的能力。

父母是你生长和发育的摇篮,但不再是你走向社会、独立人生、继续航程的港湾。

2.17　人生想独行

　　人生是一场奇妙而复杂的旅程，每个人都在这无尽的时光长河中扮演着自己独特的角色。在这漫长的旅途中，我们会经历各种各样的情感和事情，而有时我们渴望独自一人，追求内心深处的孤独。当代社会，代步工具眼花缭乱，道路四通八达，公共交通应有尽有，给人们结伴旅游、休闲度假带来了极大的方便。但是，世界上总有一部分人或者几乎所有人在人生的某一个时刻内心所驱，向往独行，沉静心灵，挑战自己或探索世界，发现未知。

　　《野生》(*Into the Wild*)是根据乔恩·克拉卡尔的同名非虚构书籍改编的电影，由塞恩·潘执导，于2007年上映。该影片获得第65届金球奖(最佳故事片等)和同年两项奥斯卡金像奖提名(第80届)。电影讲述了年轻的克里斯托弗·麦坎德莱斯的真实故事。在1992年毕业后，克里斯托弗选择了放弃社会上的一切，包括家庭、朋友、财产和身份，踏上了一场冒险之旅。他决定独自前往阿拉斯加的荒野，追求一种简单而质朴的生活，与大自然为伴。

　　该电影展现了克里斯托弗在旅途中的经历和遭遇，他遇到了许多善良的人，并和他们建立了深厚的友谊。然而，也有许多挑战和困难等待着他，包括食物短缺、孤独、恶劣天气及无法渡过涨水的河流。尽管他在荒野中体验到了生命的真谛和自由，但最终由于饥饿和孤独，他不幸丧命在偏远的阿拉斯加。

　　电影《野生》的感人之处在于，它深刻地揭示了一名年轻人追求自由和寻找内心真实的内心挣扎。克里斯托弗放弃了尘世的浮华，选择了一条孤独而艰难的道路，追求自己心中的理想。他的故事引发了观众对于生命意义和社会价值观的深刻思考。

　　电影《野生》涉及许多社会心理学方面的启示。首先，它反映了人类追求自由和探索未知的本能。克里斯托弗的冒险之旅体现了一种与现代社会规范和束缚相抗衡的渴望。其次，电影表现了人际关系的重要性。尽管克里斯托弗选择了孤独的道路，但在旅途中他遇到了许多善良的人，这些人的友善和帮助让他对人性有了更深刻的认识。

　　克里斯托弗以自己短暂的一生及其冒险的经历诠释了南美著名作家加夫列尔·加西亚·马尔克斯在其小说《百年孤独》中的一句话："我们在爱中诞生,在孤独中死去。"

　　独行并不等同于寂寞,它是一种独特的状态,是人类生活中多种形式的其中之一。有时,我们需要独自一人,去思考、去冥想、去感受内心的涟漪。在喧嚣与纷扰中,我们时常被外界的声音和影像所迷惑,很难听到自己内心深处的声音。而独行恰恰为我们提供了一个安静的空间,让我们抽离尘世的喧嚣,与自己对话,寻找内心的平静和答案。

　　独行也是独立思考的必要前提。当我们独自一人时,不受他人的影响和干扰,我们会更容易厘清自己的思绪,审视自己的价值观和信仰。这样的独立思考能让我们更深刻地认识自己,更明晰地认知周围的世界。正如孔子所说:"知之者不如好之者,好之者不如乐之者。"通过独行,我们将知识转化为喜欢,将喜欢转化为乐趣,从而拥有更加深刻的生活体验。

　　而且,独行也培养了我们的自主能力和勇气。面对未知的陌生环境,我们必须学会依靠自己,勇敢面对挑战。在旅途中,我们可能会遭遇困难和障碍,但正是这些挑战,让我们不断地成长和进步。独行让我们学会自我探索,挖掘自己的潜力,从而成为更加坚强、自信的个体。为本书写序的陈雁博士早在1983年就只身一人以一辆极其普通的单车勇敢地从成都骑行到重庆,我还保留着当时给陈雁博士出行写的一首小诗以示感动和壮行。

　　然而,人生有时想独行,不代表我们要孤立自己。在独行的过程中,我们也会结识新的朋友,和他人分享自己的故事和经历。这些交流与碰撞丰富了我们的人生阅历,让我们拥有更广阔的视野和更丰富的人生体验。

　　但是,说走就走的独行有时是不安全的。避免冲动性独行对于保障自身安全和顺利进行独行是非常重要的前提。以下一些建议可以帮助人们在选择独行之前进行充分考虑和规划:了解目的地,制订详细计划,考虑个人技能和体力,告知他人,携带必备装备,学习紧急处理方法,尊重大自然,不受外界压力影响。通过充分了解和筹划,避免冲动性独行,我们可以更好地享受独行带来的独特体验,同时保障自身安全和顺利完成探险之旅。

2.18　孤独是人生一盆浑水的沉淀剂

有些人将孤独描述为当我们对社交接触和人际关系的需求得不到满足时的感觉，但孤独并不完全等同于独自一人。即使不与其他人有太多接触，你也可能会感到满足，你更可能常常会觉得自己需要一次孤独的时空或历程。相反，在吵闹的人群中你也许仍然感到内心的孤独。孤独是人生一盆浑水的沉淀剂。孤独是我们独立思考的必要前提。

尼采（Friedrich Nietzsche）是 19 世纪的哲学家和思想家，他以个人主义和超人（Übermensch）的概念闻名。尼采追求个体的最高境界和独立思考，不受传统规范和群体思维的限制。他认为，只有通过个体的孤独和自我超越，才能实现真正的自由和创造力。他的思想独树一帜，对传统价值观提出了批判性的质疑，坚持自己的哲学信念，即使在当时也受到了很多争议和批评。

达尔文（Charles Darwin）是进化论的奠基人之一。在 1831—1836 年，达尔文参加了英国皇家海军的考察船"比格尔号"（HMS Beagle）的航行，进行了历时 5 年的环球探险。在这段时间里，他远离家乡和亲人，几乎与外界隔绝，长期在海上和陌生的地方度过。这段孤独的航海经历让他有大量的时间反思和观察自然界的生态和生物多样性。

安妮·弗兰克（Anne Frank）是一位犹太裔德国女孩，她在第二次世界大战期间因纳粹迫害被迫隐居在阿姆斯特丹的一个藏匿地点。在隐居期间，她坚持记录自己的生活和内心感受，写下了《安妮的日记》（*The Diary of a Young Girl*）。尽管她身处困境，但她的日记成为战争史上珍贵的见证和文学遗产，也是她独行精神的象征。

艾滋病防治专家高耀洁，她从 1996 年开始自费踏上"防艾"调查的艰苦征途，她一个村子接一个村子地走访，提供免费的医疗咨询，并收集实际数据。她以事实说话，证实了在河南、安徽、四川和广西壮族自治区等偏远地区是不合规的采血和输血加剧了艾滋病的传播。她从 1996 年开始写作并自费发放艾滋病预防资料和书籍，让广大群众能更好地保护自己。2001 年她获得

WHO颁发的"乔纳森·曼恩世界健康与人权奖"。她又将获得的2万美元奖金全数用来加印《艾滋病性病的防治》手册。

孤独可以被视为一个人内心深处的反思和沉淀时刻,它提供了独立思考的宝贵时机。在当今社会,我们常常被各种社交和娱乐活动所包围,很难找到独处的时光。然而,只有在孤独中,我们才能真正静心思考,了解自己的内心和真正的想法。

孤独也是为思想和心灵的孤独做准备的时刻。只有当我们在孤独中与自己对话,我们才能更好地应对外界的挑战和压力。在孤独中,我们可以更加坚定地坚持自己的信念和追求,而不被他人的意见和期待左右。这种内心的坚守和准备,使我们在面对生活的种种考验时更加坚强和自信。

因此,孤独并不是一种消极的状态,相反,它是一种宝贵的体验,是思想和心灵的净化剂。我们应当学会在孤独中与自己相处,珍视这个独立思考和心灵成长的机会。通过孤独,我们可以更好地认识自己,找到内心的平衡与安宁,为更有意义的生活铺就坚实的基础。

"孤独并不是生活中没有人陪伴,而是你无法找到别人与你同频共振的感觉。"孤独更多是心灵层面上的,并不等于独居。现有的研究发现,独居可能与一系列不良后果有关,包括心血管疾病、糖尿病和痴呆。此前的一项系统性综述发现,独居会增加全因死亡的风险,特别是中年男性。

总之,我们无法避免孤独,有人在孤独中沉没,有人在孤独中崛起,有人在孤独中悲伤,有人在孤独中心平气和。因此,我们要学会孤独,坚强地活下去。

2.19 苦海行舟

人生旅途,时而平静,时而波涛汹涌。我们需要明白人生本是苦海,幸福是苦海里偶尔翻涌的快乐的浪花。在这"苦海"中行舟,我们经历外在世界的风雨与内心世界的波动。外在的苦痛,如伤病、自然灾害与战争,往往出乎我们的意料和控制;而内在的苦楚,则源自无尽的欲望与期待。只有当我们充分认识到这一事实并随时提醒自己,方能变成一个比较豁达快乐的人。

1.外在的痛苦：不可避免但可应对

人类历史是一部与伤病、灾难和战争的历史。这些外在因素带来的痛苦往往是突如其来，难以预测和避免的。面对这样的苦难，人类展现出了惊人的韧性和创造力。医学的进步减轻了伤病的痛苦，科技的发展可以帮助我们更好地预测和应对自然灾害，而和平的追求则是对战争苦难的终极回答。尽管外在的痛苦很难完全避免，但通过科学、教育和合作，我们有能力减轻这些痛苦，保护自己和他人。

2.内在的痛苦：自我认知的力量

与外在痛苦不同，内在的痛苦源自我们对欲望的追求和期待的落空。在物质和信息极度丰富的今天，人们的欲望变得更加难以满足，从而导致了更深的内心痛苦。然而，与外在痛苦相比，内在痛苦在很大程度上是可以通过自我认知和调整来控制的。达到内心的平和需要我们深刻理解人生的本质，认识到人生本是苦海，而幸福则是在苦海中偶尔翻涌的快乐浪花。这种认识不是悲观主义，而是一种对生活真相的深刻洞察。它要求我们在面对欲望时保持清醒，学会满足和感恩，而不是不断追求更多。

3.豁达快乐的智慧

要在苦海中行舟而不沉没，我们需要的是一种豁达的心态和对快乐的正确理解。豁达不是放弃或逃避，而是一种对生活全貌的接纳。既接受生活中不可避免的苦难，也珍惜其中的快乐时光。快乐不应该被视为生活的常态，而是作为一种短暂而宝贵的礼物，值得我们在苦难中特别感恩和珍视。

我们还需要培养对自己和他人的同情心。理解自己的不完美，接纳自己的不足，同样也理解和接纳他人。在同情心的指引下，我们能够更加和谐地与自己和他人相处，减少不必要的内心冲突和痛苦。林语堂就是这种哲学思想的代表之一。他在其作品中曾经说："生活的意义在于享受过程，而不仅仅是到达目的地。"这句话深刻揭示了生活理想与现实之间的张力：我们追求的幸福并非不断的快乐状态，而是在追求过程中经历的瞬间快乐和满足感。在《生活的艺术》一书中，林语堂提出了他对于生活艺术的理解，即将生活视为一种艺术来进行创造和欣赏。他鼓励人们以一种轻松愉快、从容不迫的态度面对生活，找到自己的兴趣和爱好，发展个人的特长，使生活充满乐趣和意义。

在人生的苦海中行舟，每个人既是船长又是水手。通过深刻的自我认知，我们可以掌握内心的舵，指引自己穿越风浪，向着更加豁达和快乐的生活航行。在这一过程中，我们会发现，尽管人生充满了挑战，但每一次克服的困难、每一次心灵的成长，都是我们最宝贵的财富。

2.20 "冒险的基因"

人类自古以来就有冒险的精神。从古代的航海家们冒着生命危险去探索未知的大洋，到现代人类冒着危险去登山、攀岩、漂流等极限运动。这种对未知的追求和对挑战的渴望，似乎是人类的天性。有人说，人类的DNA里就带有一种"冒险的基因"，它推动着我们去挑战自我、突破极限、探索未知。

1.世界3位知名的冒险家

（1）亚历克斯·霍诺尔德（Alex Honnold）：他是一位美国的自由攀岩者，最著名的壮举是在没有安全绳索的情况下，用自由攀岩（free soloing）的方式攀登了位于美国优胜美地国家公园（Yosemite National Park）的"酋长岩"（El Capitan）。这是一种非常危险的攀岩方式，因为攀岩者没有使用任何安全设备。他的这次攀登被拍摄成了一部名为 *Free Solo* 的纪录片。

（2）贝尔·加塔斯（Bear Grylls）：他是一位英国的冒险家、作家和电视节目主持人。他最著名的电视节目是"荒野求生"（Man vs Wild），在这档节目中他展示了在各种极端环境中生存的技能。

（3）艾德·斯塔福德（Ed Stafford）：他是第一个徒步穿越亚马孙河全程的人。这次旅程历时860天，跨越了近7000千米。他的这次旅程被拍摄成了一部名为 *Walking the Amazon* 的纪录片。

2.为什么总有人喜欢冒险

(1)做有生命危险的运动可以锻炼人的意志和勇气。在面对危险的时候,人会被迫挑战自我,突破自己的极限。比如,在登山运动中,登山者要面对高海拔、低氧、严寒、饥饿等多重考验,这对他们的身体和心理都是一种极大的挑战。但正是这种挑战,让他们变得更加坚韧、更加勇敢。

(2)冒险运动可以带来一种成就感和满足感。当人们克服了一个又一个的困难,达到了目标,他们会感到无比的喜悦和满足。这种成就感会给他们带来一种积极的心态,让他们对生活更加充满信心和激情。

(3)冒险是一种对未知的探索。人类自古以来就有一种对未知的好奇心。人们渴望知道未知的世界是什么样的,渴望了解自然的奥秘。因此,人们会不惜一切代价,去探索未知的世界。

(4)冒险运动是一种社交活动。在这些活动中,人们通常会与其他人一起合作,共同面对挑战。这不仅可以增进彼此之间的友谊,还可以培养团队合作的精神。

3.10种常见的冒险极限活动

(1)登山和攀岩:攀登世界最高的山峰如珠穆朗玛峰,或者进行技术性很强的岩壁攀登。

(2)极限跳伞和滑翔伞:从飞机、山顶、建筑物等高处跳下,然后在空中滑翔或使用降落伞降落。

(3)极限滑雪、滑板:在陡峭的山坡或者未开发的雪地滑雪,或者在极限的场地进行滑板表演。

(4)极速飞行:驾驶飞机或者其他飞行器进行极速飞行。

(5)深海潜水:潜入深海进行探索,可能会遇到深海生物、洞穴、沉船、珊瑚礁等。

(6)探险旅行:前往人迹罕至的地区进行探险,如穿越丛林、沙漠、冰川等。

(7)极限赛车:在赛车场或者其他地点进行的高速赛车比赛。

(8)沙漠越野:驾驶摩托车、四轮驱动车等交通工具,穿越沙漠。

(9)急流漂流:乘坐皮筏、独木舟、皮划艇等,漂流在湍急的河流中。

(10)滑翔:使用滑翔机或者滑翔翼在空中滑翔。

这些只是一些常见的极限活动,还有很多其他的活动,如极限自行车、翼装飞行、空中滑翔、山地自行车、速降、风筝冲浪、高空绳索、冰爬等。这些活动通常具有很高的风险性,需要专业的训练和装备。

从生物学的角度来看,基因的自私性是为了最大限度地传递自身到下一代,这似乎与冒险行为是相冲突的。为什么我们会有冒生命危险的冲动,这似乎违背了生物学上的"自私基因"理论。

一种可能的解释是,虽然冒险行为可能会带来生命危险,但它也可能会带来一些潜在的好处。例如,成功的冒险可能会提高个体的社会地位,使他们更有吸引力,从而增加他们的繁殖机会。另外,冒险行为可能会帮助个体获得新的资源或者新的领地。

另一种可能的解释是,冒险行为可能是一种信号。通过展示他们愿意冒险,个体可能会显示出他们的健康和体能,这会使他们对潜在的配偶更有吸引力。

还有一种可能的解释是,我们的祖先生活在一个需要冒险才能生存的环境中。例如,他们需要冒险去狩猎,或者冒险去寻找新的居住地。在这种环境下,愿意冒险的个体更有可能生存下来,并将他们的基因传递到下一代。

这些都是可能的解释,但没有一个是确定的答案。人类的行为是非常复杂的,会受到很多因素的影响。因此,我们不能简单地将我们的行为归因于基因。我们的文化、社会环境、个人经历等都可能会影响我们的行为。

目前有一些研究数据表明某种"冒险基因"可能在冒险行为中起一定作用。某些基因变异与更高的冒险倾向有关。例如,研究发现冒险行为与影响大脑中多巴胺受体的 $DRD4$ 基因变异和影响5-羟色胺转运的 $5-HTTLPR$ 基因变异之间存在关联。

总的来说,尽管从基因的角度来看,冒险行为似乎是有悖于"自私基因"理论的,但从更广泛的角度来看,它可能仍然有一定的生物学意义。我们的行为可能是多方面因素共同作用的结果,而不仅仅是我们基因的表现。这是人类的宝贵财富,是我们应该珍惜和发扬的"冒险基因"。

2.21 没有什么事情是永远的

"Nothing is forever(没有什么事情是永远的)"。尤其在这个变化无常及不确定的世界里,没有什么事情是永远的。

1.从健康的角度来看

(1)生物过程:随着时间的推移,我们的身体会经历各种生物过程,如生长、衰老和细胞更新。无论我们多么努力保持健康,身体都会随着时间而老化。

(2)健康状态的波动:健康状态并不是恒定的。有时我们可能会生病或受伤,但随着时间、治疗和恢复,我们的身体通常会恢复到之前的健康状态或达到新的平衡点。

(3)生活方式的变化:生活中的某些健康习惯或食物可能在某一时期对我们有益,但随着时间、年龄和环境的变化,我们的需求也会改变。因此,我们需要不断地调整和更新生活方式以适应新的健康需求。

(4)心理健康:情感和心理状态也不是恒定的。有时我们可能会经历压力、焦虑或沮丧,但通过正确的方法和支持,我们可以恢复并找到新的幸福和满足感。

(5)科技和医学的进步:随着医学和科技的发展,一些曾经被认为是不治之症的疾病现在有了治疗方法,这也再次证明了健康和疾病状态并不是永恒的。

2.从现实生活中的角度来看

(1)生与死:生命是有限的,无论人们多么努力维护自己的生命和健康,终有一天他们会离开这个世界,这是生命的自然规律。

(2)儿时的玩伴:小时候的那个无所不谈、形影不离的玩伴,可能随着年龄的增长、兴趣的改变或地理位置的迁移而逐渐疏远。

（3）学校和大学的朋友：许多人在学校或大学结交了朋友，但毕业后，由于工作或其他原因，友谊可能会淡化或消失。

（4）工作伙伴：有时我们会和工作伙伴建立深厚的关系，但当工作环境改变时，这些关系可能会发生改变。

（5）婚姻：尽管两个人在结婚时发誓要共度一生，但由于各种原因（如价值观、生活目标的差异或外部压力），许多婚姻最终都以离婚告终。

（6）节日聚会：无论是家庭聚会还是朋友聚会，每次的欢聚都会有结束的时候，这常被比喻为"天下没有不散的筵席"。

（7）其他：比如一辆爱车，一间爱屋，一只宠物。

3.如何使生活更加有意义

（1）珍惜当下：与家人和朋友共度的每一刻都是宝贵的，要学会珍惜。

（2）持续学习：生活中总会有变化，我们应该保持开放的心态，不断学习和适应。

（3）建立真挚的关系：虽然时间和环境可能会改变关系，但真挚的友谊和爱会持续下去。

（4）寻找生活的意义：设定目标和追求，不断丰富生活的内容。

（5）积极面对挑战：当面临困难时，要学会从中吸取教训，并努力前进。

（6）感恩与回馈：对于生活中的好运和所得，要有感恩之心，并考虑如何回馈社会。

"Nothing is forever"这句话提醒我们在生活中的每一个时刻都应该保持一种积极的态度，珍惜眼前的一切，同时也准备好接受未来可能带来的任何变化。

2.22　请在活着的时候记住垂死人的遗憾

在人生的旅程中，每个人都可能面临遗憾的瞬间。这些遗憾或许是错失了某个机会，或许是放弃了一段珍贵的关系，或许是未能追求内心真正向往的事物。多项研究和调查显示，人们在生命结束前非常遗憾的事情如下。

1.不曾追求自己真正想要的生活

许多人在生命的尽头时悔恨自己没有追求自己真正想要的梦想、目标或生活方式。他们可能因为社会压力、恐惧或其他原因而放弃了自己的激情和真实的内心愿望。

2.工作和事业方面的遗憾

一些人可能感到遗憾没有更好地平衡工作和生活，或者没有追求自己真正热爱的职业。他们可能在工作上感到不满意或觉得自己没有充分发挥自己的才能和潜力。

3.未曾表达真实的感受和情感

有些人在生命的尽头时可能后悔没有表达出自己对亲人、朋友和爱人的爱、感激和关心。他们可能意识到在生活中没有给予足够的关怀和陪伴，或者没有解决与他人之间的冲突。

4.没有充分照顾自己的健康和幸福

许多人在生命结束前可能会后悔没有更好地照顾自己的身心健康和幸福。他们可能意识到没有注重健康的生活方式、压力管理、休息和自我关爱。

5.没有与亲人和朋友建立更深层次的关系

有些人可能在生命的尽头时感到遗憾没有花更多的时间和努力与亲人、朋友建立更深层次的关系。他们可能意识到在忙碌的生活中忽略了人际关系的重要性和珍贵性。

斯蒂夫·乔布斯（Steve Jobs）是苹果公司的联合创始人之一，他在2011年逝世。在他生命的最后时刻，乔布斯曾经表达过对家庭方面的遗憾。尽管他在商业上取得了巨大成功，但他承认自己在个人生活和家庭方面犯下了错误，曾经忽视了自己的家人和亲密关系。

纳尔逊·曼德拉（Nelson Mandela）是南非多种族民主社会选举出来的第一

位总统,他于2013年去世。据报道,曼德拉在生命的最后时刻表达了对家庭和个人生活的遗憾。他在长期的反种族隔离斗争中付出了巨大努力,但这也导致了他与家人亲密关系的疏远,他曾经承认在追求社会正义的同时忽略了自己的家庭。

莱昂纳多·达·芬奇曾说:"人生最大的遗憾不是你尝试过并失败了,而是你从未尝试过。"生活中最大的遗憾不是我们所犯下的错误,而是因畏惧失败而从未付诸行动。追求梦想的道路充满坎坷,但只有我们勇敢尝试,才能有机会收获成功和成长。保罗·科埃略则提醒我们:"人生最痛苦的事情莫过于,你在生活中放弃了某些东西,而你只能在死亡中意识到它的重要性。"这是一种对于放弃的警示,生命如同短暂的风花雪月,当我们意识到自己失去了一些宝贵的东西时,已经无法回头。因此,我们需要审视自己的选择,珍惜眼前拥有的,不轻易放弃,以免日后后悔。

遗憾不仅来自未尝试和放弃,还可能源于我们对于他人眼光的过度关注。奥斯卡·王尔德曾提到:"人生最大的遗憾之一就是我们过于关注别人对我们的看法,而忽略了我们自己真正想要的东西。"社会的期许和外界的评价常常使我们迷失自己,不敢坚持自己的梦想和价值观。然而,只有真正追寻内心真实的愿望,我们才能在人生尽头时,不会留下遗憾与懊悔。这需要勇气和坚定,摆脱外界的干扰与束缚,成为自己生命的主人。

面对在生命结束前可能的遗憾,我们还活着的人可以采取以下行动。

(1)寻找和追求自己的激情和目标:审视自己的内心,找出真正想要追求的事物和生活方式。勇敢地追求自己的梦想,不要让恐惧或社会压力阻止你去追求自己的激情和目标。

(2)平衡工作与生活:努力在工作和个人生活之间寻求平衡。为自己设定明确的优先事项,并学会有效管理时间和压力,以充分享受生活的其他方面,如家庭、兴趣爱好和休闲活动。

(3)表达真实的感受和情感:与亲人、朋友和爱人保持沟通和联系,并表达出对他们的爱、感激和关心。不要等到生命的尽头才后悔没有充分表达自己的情感,及时传达你的情感和关怀。

（4）关注身心健康和幸福：把自己的身心健康放在重要位置。注重健康的生活方式，包括良好的饮食、适度的运动和充足的休息。同时，寻找能带给你喜悦和满足感的活动，关注自我成长和心理健康。

（5）建立深层次的人际关系：与亲人、朋友建立深层次的联系和关系。投入时间和努力去培养珍贵的人际关系，与他们分享生活的喜悦、困惑和挑战，给予他们支持和关爱。

最重要的是，我们应该珍惜当前的时光，并为自己设定和追求有意义的目标和价值。每个人的人生旅程都是独一无二的，重要的是活出真实和有意义的生活，尽力减少日后可能的遗憾。

2.23 "生于忧患，死于安乐"

"生于忧患，死于安乐"是一个成语，意在困境和挑战中成长和锻炼，而在过于舒适的环境中会导致退化或衰退。这一观点与现代的一些科学研究相吻合，认为衰老与大脑功能逐渐衰退有关，表现为认知障碍、神经退行性疾病风险增加和神经可塑性丧失。适度的压力和刺激包括体育锻炼、认知刺激和社交互动，会减弱人类与年龄相关的大脑功能下降，促进大脑的健康和功能。

最近，已经有啮齿动物的实验证明富集环境（enriched environment）有益于大脑的健康。在这种环境中，小鼠在配有玩具的大笼子中自由活动，得到各种刺激。结果显示，丰富的环境增强了海马体（一个关键的大脑区域）的功能和新神经发生。此外，富集环境刺激了与减少焦虑、改善协调和增强认知等行为变化相关的大脑可塑性。在老年或有神经退行性疾病的啮齿动物中，富集环境都显示抵御与年龄相关的认知衰退。2021年6月，德国德累斯顿工业大学再生治疗中心的研究人员在 *Nature* 子刊 *Nature Communications* 上发表了题目为"富集环境保留了老年小鼠海马中年轻的 DNA 甲基化景观"的研究论文。DNA 甲基化作为表观遗传的一种形式，在细胞分化、基因表达等多个方面都起到关键作用。文章中提到的这种甲基化变化与衰老过程中的大脑功能下降直接相关，而通过改变生活方式可以减少甲基化变化从而干预大脑功能的衰退。有一定刺激的环境可以促进新的神经元的生成,这是大脑的一种适应机制。认知挑战和新的学习经历可以加强神经连接并提高大脑的可塑性,适度的压力可以提高认知功能和记忆能力,刺激和压力可以增强大脑对抗神经退行性疾病的能力。

然而,过度的压力和刺激可能会导致逆效应,如压力过大可能会导致焦虑、抑郁等问题。现代生活已经给人们带来了难以招架的工作层面各个方位的压力:学业压力(考试时过于紧张和疲惫),工作压力(过多的工作任务和长时间的工作会导致严重的健康问题),社交压力(为了追求社交认可,一些人可能会过度参与社交活动,导致情绪消耗,心力交瘁),经济压力(为了追求更高的生活水平,一些人过度负债,沉重的贷款,导致经济压力和焦虑,从而失去了生活的乐趣),锻炼压力(过度的体育锻炼可能导致身体受伤),完美主义压力(追求完美导致过度的自我批评、自我怀疑和挫败感),情感压力(在爱情关系中,过度的付出和期待可能导致失望和痛苦),健康焦虑(经常担心自己的健康,每有一点小病症就过度焦虑,这使得自己生活在持续的紧张状态中),信息过载(每天沉浸在社交媒体和新闻中,导致自己感到焦虑和无法集中注意力),过度消费(常常购买不需要的物品,最后导致经济压力和心理负担)。

以上例子都证明过度的压力和刺激确实会导致逆效应和各种问题。

总之,平衡是关键。适度的刺激和挑战可以有益于大脑健康,但过度或持续的压力可能会产生负面影响。

2.24　"躺平"的错觉

"躺平"原本是一个网络词汇,当下流行于中国。它不是指字面上躺着的意思,而是一种对社会现象的描述和反映。

"躺平"表示一种生活态度,意味着不再为物质追求或社会期望而努力,而是选择一种相对宁静、简单的生活方式,避免过度的社会竞争。这种态度的背后有很多原因,包括对当前社会压力的不满、对工作文化的批判、对生活成本的担忧等。

"躺平"也是对社会中普遍存在的高房价、高生活成本、高教育压力等问题的一种反映。许多年轻人认为，尽管他们努力工作，但依然难以实现传统意义上的"成功"，如买房、结婚、生子等。因此，他们选择"躺平"，减少期望，寻找一个更加和谐、平衡的生活方式。

但是，真正长时间"躺平"可能并不如我们想象的那么理想。其中存在的一种错觉，可能是许多人未曾察觉的。

首先，我们可以通过人眼的视觉感知来理解这一概念。人眼与相机镜头有相似之处，但更为复杂。人眼的焦距在22~24 mm，但由于眼球的形状和视网膜的曲率，其产生的视角和50 mm镜头在全幅相机上类似，因此50 mm镜头又被称为"标准镜头"。当我们物理性地躺平时，由于视角的改变（虽然50 mm是标准镜头，但35~50 mm的镜头通常仍被归类为广角镜头），天空和周围环境会立即显得更大、更开阔。这与我们小时候因为身材矮小，所看到的世界显得更辽阔、神奇有相似之处。但实际上，这只是我们的感知发生了变化，而并非真实环境的变化。长期的"躺平"也是如此，尽管你的视角变了，但社会的环境和挑战并未因此改变。笔者以为"躺平"是一种心理上的孩提回归。

"躺平"在本质上是一种选择，是对当前高压工作环境和社会期望的一种回避。"躺平"也是一种复杂的社会现象，其背后有多种社会、经济和心理原因。长期"躺平"并不能真正解决问题，却可能会使个人在社会和经济中的位置更加边缘化。"躺平"确实反映了当代社会的一些问题，但它并不是最好的解决方案。

因此，为了真正的幸福和满足，我们需要积极面对生活的挑战，找到自己的价值和方向，而不是选择逃避。

2.25 "人就是他们自己"

英语中有一句谚语："People are who they are.（人就是他们自己。）"意思是，人们是他们将要（而不是想要）成为的样子，你无法控制也很难改变。心理学上有很多证据表明,人们的个性在很大程度上是在年轻时期形成的,并且受到基因的影响,因此人的个性在一定程度上是固定的。这也是为什么"模式会重复"(A pattern repeats)的原因,是侦探可以利用犯罪嫌疑人以前的犯罪行为模式来描绘犯罪嫌疑人的依据之一。

个性是人们内在的本质特征,包括性格、态度、价值观和行为方式等方面。虽然人们可以通过教育、经验和努力来改变一些行为习惯和思维方式,但人的核心个性特征通常是在年轻时期形成,并受到遗传因素的影响。

例如,一个人在年轻时期可能展现出一些独特的性格特征,如冲动、敏感或外向。尽管他们可以通过学习和成长来改变一些不良行为习惯或发展新的技能,但这些核心的个性特征通常是相对稳定的。即使在经历了一段时间的学习和成长后,他们可能仍然保持着原有的性格特征。

这是因为个性的形成不仅受到环境和教育的影响,还受到基因的预设。研究表明,人们的个性特征在遗传上有一定的倾向,这与家庭和社会环境的影响相辅相成。这就解释了为什么一些家庭中的兄弟姐妹会有相似的性格特征,以及为什么某些个性特点在整个人类群体中呈现出重复的模式。同样,这也能解释30年后参加同学会发现大多数老同学的性格还是当初大学里的样子。

"人就是他们自己"意味着人们是他们将成为的样子,无法完全塑造和改变。因此,我们可以说人就是他们自己,无论是在外貌上还是内在特质上。在刑侦调查中,通过分析一个人的性格特点、行为模式和心理特征,可以描绘出一个犯罪嫌疑人的心理画像。然而,需要注意的是,个人的性格特征并不能直接预示其是否会成为犯罪分子,而且在刑侦调查中还需要结合其他证据和调查结果进行综合分析。

因此,虽然人无完人,一个善良的人不要轻易相信曾经有过家庭暴力、赌博或吸毒行为的人的许诺。你更需要洞悉他/她纠错的行动。在现实生活中,善意的期望和友好的建议似乎是为了有良好的自律、坚强的意志和执行力的人群设计的。

成功的人往往有其成功的道理,而经常失败的人也有其失败的原因。虽然成功不仅仅靠一个人的个人努力，还受到许多其他因素的影响。有时候，一个人的成功可能会有一些运气的成分。然而，即使成功中有一些运气成分，但是运气往往会找到有准备的人。

此外，人们的经历和观念也塑造了他们的个性和行为方式。每个人都有自己独特的生活经历，这些经历使他们成为今天的样子。家庭背景、教育经历、职业选择、旅行经历等都对一个人的成长和塑造有着重要的影响。不同的经历使人们具备了不同的见解和观念，这也导致了人们在价值观和行为方式上的差异。正因为如此，我们不能简单地将自己的观念强加给他人，而应尊重和理解每个人的不同。

2.26 "人如其食"

"You are what you eat（人如其食）"这句话最早出现在1826年《味觉生理学，或超越的美食沉思》一书中，法国作家安特尔姆·布里拉-萨瓦兰写道："告诉我你吃什么，我就告诉你你是什么。"这句话原意是说要想保持健康和身体健壮，吃好的食物非常重要。当你感到情绪低落时，你会选择什么来抚慰自己？如果你和我一样，你的答案可能会包括"甜食"，比如一个巧克力甜甜圈，一桶冰激凌，或者一盒巧克力。当你吃下去后，你几乎立刻就会感觉好很多。这种好感部分是因为当我们摄入高热量食物时，大脑会释放快乐激素（如多巴胺）。并不只是只有甜食能影响我们的情绪，研究表明有机食物也能使我们感到开心和充满希望，而高蛋白食物则有助于提高动力和集中精力。

但食物并不总是使我们心情变好，有时食物甚至可能引发消极情绪。

有一篇报道描述马来西亚一所监狱不为有暴力前科的罪犯提供碳酸饮料，因为如果在他们情绪激动时摄入，他们会更容易情绪爆发。美国几所大学商学院的市场营销专业进行的研究联合发现，辛辣食物和攻击性之间存在直接的相关性。于是，这也让我联想到某些地区人的火爆脾气是不是也与好吃辛辣食物有关呢？

然而，"You are what you eat"这句话在今天已经演变成"We are what we

eat"，并增添了另外一层意思。

在现代社会中，我们的生活节奏快速，很多人选择了方便的外卖和加工食品，而放弃了营养均衡的饮食。这种饮食习惯使我们的身体面临巨大的健康风险，如肥胖、糖尿病、高血压和酒精中毒等问题。诚然，我们身体的健康状况很大程度上取决于摄入的食物和饮料，这与植物施肥、浇水不无二样。

根据WHO的统计，全球有超过18亿成人超重，其中超过6.5亿人患有肥胖症。肥胖症目前正在朝着年轻化、幼儿化的方向快速发展。一个明显的原因是过多地摄入高热量、高糖和高脂肪的食物。根据WHO的统计数据，中国成人肥胖率在近几年已经超过了10%。

糖尿病也与不健康的饮食习惯紧密相关。目前全球糖尿病患者已达到4.2亿人。过多地摄入糖分，如碳酸饮料、糖果和糕点，会导致身体对胰岛素的抵抗性增加，从而增加糖尿病的患病风险。中国糖尿病的流行率在近年中已经呈现出迅速上升的趋势。截至2021年，估计已有1亿以上的成人患有糖尿病。

高血压是另一个与饮食习惯紧密相关的问题。高盐、高脂的食物摄入过多会增加患高血压的风险。据统计，全球约有10亿人患有高血压，而许多人可能并不知道他们的健康状况。在中国，高血压是一个主要的公共卫生问题，估计有近1/3的成人患有高血压。

酒精中毒是另一个值得关注的健康问题。过度饮酒不仅会损害肝脏，还会增加患心脏病、癌症和其他疾病的风险。据估计，全球每年约有300万人死于与酒精过量相关的疾病。中国部分省份酒精性肝病流行病学调查资料显示，酒精性肝病患病率为0.50%~8.55%；其中40~49岁人群的酒精性肝病患病率最高，达到10%以上。

以上案例清晰地展示了不健康的饮食和饮酒习惯对我们健康的威胁。我们都听说过"人如其食"这句话，但可能没有意识到其深远的含义。我们应该重新评估我们的饮食习惯，并努力为我们的身体提供最好的营养。只有这样，我们才能过上长久、健康的生活。

2.27 茶叶和咖啡，哪一个对身体健康更有益

在当代社会，茶叶(tea)与咖啡(coffee)并驾齐驱，成为全球消费者日常生活中不可或缺的饮品。它们各自承载着独特的文化传统和历史背景，同时也因各自所蕴含的健康益处而受到广泛关注。

1.茶叶的历史与文化

茶叶作为一种古老而神奇的饮品，其历史与文化源远流长，深深植根于多个国家和地区，尤其是在亚洲。

(1)起源：据说茶叶的发现归功于中国的神农氏，神农氏尝百草以探索药用价值，偶然间发现了茶叶能解百毒。自此，茶叶便开始在中国传播，并逐渐成为一种重要的饮品。到了唐代，茶叶已经成为中国社会的重要组成部分。陆羽所著的《茶经》是世界上最早关于茶叶的专著，其中详细记载了茶叶的种植、采摘、制作及饮用方法。茶叶的饮用从中国传播到日本和其他亚洲国家，到了16世纪通过荷兰商人传入欧洲。随后，茶叶在英国等国家变得极为流行，甚至催生了"下午茶"这一习俗。

(2)产地：世界上主要的茶叶产地包括中国、印度、斯里兰卡、日本和肯尼亚等国家。根据国际茶叶委员会(International Tea Committee, ITC)的数据，全球茶叶产量在2020年达到了约580万吨。中国和印度是世界上最大的茶叶生产国，两国茶叶产量合计约占全球茶叶总产量的60%。中国作为世界最大的茶叶生产国，在2020年的茶叶产量约为240万吨。

(3)品牌：随着茶文化的全球传播，许多国际知名的茶品牌应运而生，如英国的茶叶品牌立顿(Lipton)、特温宁(Twinings)和福特纳姆&梅森(Fortnum & Mason)，以及中国的龙井、碧螺春、铁观音等名茶也享誉世界。日本的伊藤园和丸久小山园则是日式绿茶的代表品牌。

2.咖啡的历史与文化

(1)起源：咖啡的起源可以追溯到公元9世纪的埃塞俄比亚。相传一位牧羊人发现自己的羊群在吃了某种果实后变得异常活跃，这引起了他的好奇

心。经过进一步的探索,人们发现了咖啡豆,并开始烘焙和饮用。咖啡随后在阿拉伯国家广泛传播,并最终成为全球性的饮品。咖啡文化随着时间的推移而不断演变,从奢华的欧洲咖啡馆到现代的快速咖啡连锁店,咖啡已成为现代生活的一个重要组成部分。

(2)产地:根据国际咖啡组织(International Coffee Organization, ICO)的数据,全球咖啡的年产量近数亿包,其中巴西、越南、哥伦比亚和印度尼西亚是最大的咖啡生产国。巴西以其庞大的产量长期占据全球第一的位置,其咖啡品种以阿拉比卡和罗布斯塔最为著名。越南主要生产罗布斯塔咖啡,以其强烈的口感和较高的咖啡因含量而闻名。

(3)品牌:全球咖啡市场众多品牌竞争激烈,如星巴克、雀巢(Nespresso)咖啡、意利(Illy)咖啡和蓝山咖啡等品牌以其独特的风味和高品质咖啡豆而著称。星巴克作为全球最大的咖啡连锁品牌之一,以其多样化的咖啡选择和舒适的用餐环境受到消费者的喜爱。而意大利意利咖啡则以其精湛的烘焙技术和浓郁的咖啡风味享誉全球。

3.健康与效益比

(1)茶:茶叶中含有多种对人体有益的化合物,其中最著名的是茶多酚(tea polyphenols)和儿茶素(catechin),这些物质具有强大的抗氧化性,可以帮助抵抗自由基,减少细胞损伤,从而预防多种慢性疾病,如心脏病、糖尿病和某些类型的癌症。此外,茶叶中的氨基酸L-茶氨酸能够帮助放松大脑,提高注意力和集中力,对于提升心理健康有一定的积极作用。茶叶的种类繁多,不同种类的茶叶(如绿茶、红茶、乌龙茶等)含有的有效成分各不相同,因此它们对健康的具体益处也有所区别。总的来说,适量饮茶对健康是有益的。然而,茶叶中也含有咖啡因,过量饮用可能导致焦虑、失眠和心跳加速等问题。

(2)咖啡:咖啡中含有咖啡因,咖啡因是一种中枢神经刺激剂,可以暂时提高注意力和警觉性,提升工作效率。咖啡也富含抗氧化剂,其中包括绿原酸(chlorogenic acid)和咖啡酸,这些物质具有减少炎症和抗癌的潜力。研究显示,适量饮用咖啡与较低的心脏病、帕金森病和2型糖尿病风险相关。然而,咖啡因的刺激作用也可能导致某些副作用,如心悸、失眠和胃部不适,尤其是那些对咖啡因敏感的人。咖啡因虽然是咖啡的主要成分,能提高注意力和精神状态,但过量摄入也会导致不良反应。

　　将茶叶和咖啡比较,我们可以看出,两者都有其独特的健康益处。茶叶,尤其是绿茶,因其丰富的抗氧化物质和相对较低的咖啡因含量,对于寻求减轻压力和提高身体健康水平的人来说是一个不错的选择。而咖啡对于需要提神醒脑、增加精力的人来说,则是更好的选择。然而,茶叶和咖啡的摄入都需要适量,选择哪一种饮品更有益于身体健康不仅取决于个人的健康状况和偏好,还应考虑到饮用量和饮用方式。

2.28　"人与兽之间只隔着一个酒杯"

　　"人与兽之间只隔着一个酒杯"(图2-3)是我的一位博士后导师在我们谈及酒文化时说过的一句话,至今让我记忆犹新。这句话的形象比喻,反映了酒精对人的行为和认知能力的强烈影响。在许多文化中,酒精被视为一种可以释放抑制和激发情感的物质,但过量饮酒则可能导致人失去理性和控制力,行为上更接近本能驱动的"兽性"。这句话强调了酒精可以深刻改变个人的行为和判断力,使人在醉酒状态下做出他们清醒时不会考虑的行为。

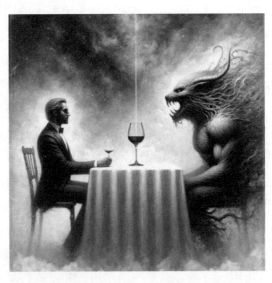

图2-3　"人与兽之间只隔着一个酒杯"

1.酒精的影响

（1）认知功能：酒精能够抑制大脑皮质的前额叶功能,这是与决策、判断和控制相关的区域。这种抑制作用减弱了人的社会和道德约束,可能导致冲动和不适当的行为。

（2）情绪变化：酒精可以放大情绪,使人更容易体验到极端的情绪波动,从欣喜到愤怒。

（3）行为失控：在极度醉酒的状态下,个人可能会出现无法自控的行为,这在一定程度上接近于本能驱动的"兽性",而非理性和逻辑思维主导的人类特质。

2.社会和文化视角

虽然在不同的社会和文化中,饮酒的接受程度和饮酒文化有着显著差异,但几乎所有文化都认识到酒精可能带来的风险和负面影响。

（1）酒后驾车事故：在全球范围内,酒后驾车是导致交通事故的主要原因之一。根据WHO报告,酒精是全球交通事故的一个重要因素,全球范围内每年约有119万人因交通事故死亡,其中酒后驾车占有相当大的比例。

（2）酒精与暴力行为：研究显示,酒精消费与家庭暴力、街头暴力和其他形式的暴力行为有关。酒精能够减少抑制力,增加冲动行为,有时会导致悲剧发生,包括冲动杀人案件。

（3）酒精对健康的影响：长期过量饮酒与多种健康问题有关,包括肝脏疾病、心脏病、某些类型的癌症及精神疾病等健康问题。这些健康问题不仅会影响个人和家庭,也给社会带来了经济负担。

（4）统计数据：根据WHO的数据,全球每年大约有260万人死于与酒精相关的事故,占所有死亡人数的4.7%左右。在某些国家,超过半数的交通事故死亡与酒驾有关。

"人与兽之间只隔着一个酒杯"这句话不仅提醒人们酒精的潜在风险,尤其是过量饮酒对个人行为和判断力的影响。它强调了人在饮酒时需要自我控制和责任感,以避免那些可能伤害自己或他人的行为。

2.29 敢于怀疑新生事物

"知识的万能钥匙，实际上是持之以恒的经常性质疑。"这是中世纪法国哲学家、神学家和逻辑学家彼得·阿伯拉德（Peter Abelard）的一句名言。

在人类历史上，医疗实践经历了许多变革与进步，但也不乏错误与失误。历史上的医疗错误常常源自对新生事物缺乏怀疑精神，这提示我们在医学实践中必须敢于持续质疑与探索，以免重蹈历史覆辙。

（1）脑叶切除术：沃尔特·弗里曼（Walter Freeman）是20世纪美国的一位神经外科医生，他开发了前额叶白质切除术（脑叶切除术）（图2-4）。弗里曼根据葡萄牙神经学家的早期研究开发了他的手术方法，该方法后来被称为前额叶白质切除术，其基础理论是认为前额叶白质是处理人类情感的大脑部分，而且他相信它是情感疾病的来源。弗里曼很快与詹姆斯·瓦茨合作，在对尸体进行练习后，他们于1936年在一名患有焦虑症、抑郁症和失眠的女性身上进行了第一次手术。这次手术被认为是一次成功的手术。但是随后的手术并非如此。患者术后往往处于植物人状态，出现复发，并在身体和情感上倒退。多达15%的患者死亡。其中最知名的受害者之一是罗斯玛丽·肯尼迪，她是美国总统约翰·F.肯尼迪的姐姐，手术后她成了一个丧失能力的人，并在其余生需要全天候照顾。虽然弗里曼认为自己已经找到了一种缓解精神和情感疾病的方法。然而，他却创造出了历史上最可怕的医学治疗方法之一。

（2）放血疗法：该疗法曾被广泛认为能通过平衡体液治疗疾病，甚至斯大林患中风后还用过蚂蟥吸血等间接和直接的放血疗法进行解救治疗，但实际上效果并不显著，反而可能造成器官衰竭，是医学史上的一个误区。

（3）异种器官移植：历史上，塞尔日·沃罗诺夫（Serge Voronoff）博士曾尝试将黑猩猩的睾丸间质腺移植到老年男性患者中，以恢复患者的体力。然而，这种手术最终被证明无效。

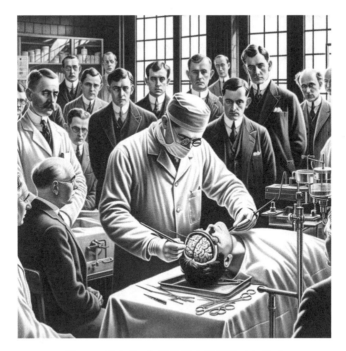

图2-4　沃尔特·弗里曼博士进行脑叶切除术

（4）鲸鱼酒店：1899年，一家位于澳大利亚的酒店声称可以通过让患者躺在鲸鱼尸体中治疗类风湿关节炎。这种独特的治疗方法据说是由一位醉汉偶然发现的，但其医疗有效性存疑。

（5）乳汁输血：在19世纪末，人们认为牛奶是血液的完美替代品，其中的脂肪和油质成分会转化为白细胞。然而，这种手术在很多情况下会导致患者死亡。

（6）电休克疗法：在20世纪初，电休克疗法被引入用于治疗严重精神分裂症和抑郁症。然而，这种方法存在许多副作用，包括记忆丧失和认知障碍。

这些医疗错误一再告诉我们，在保持对新生事物敞开胸怀的同时，我们也要敢于对任何新生事物持谨慎的怀疑态度。特别是在当代医学实践中，在面对新的医疗方法时，医务人员与研究者及患者必须抱着谨慎与怀疑的科学态度，不断质疑与探索其真实效果与安全性。在引入新的医疗实践之前，需要进行充分的临床试验与科学研究，验证其疗效与安全性，避免重蹈历史的覆辙。

2.30 做一个切实的理想主义者

为了未来的长久健康,做一个切实的理想主义者。千篇一律地去追求社会成功,为我们规定同样的理想,对很多人是有害身体和精神健康的。每个人的生长环境、特质和特长都不一样,人生旅途的选择也各有不同。每个人的价值在不同社会特定的环境里定位是不一样的。然而,社会常常为我们设定了一系列标准化的成功标准和生活方式,这些标准并不一定适合每个人。追求这些统一的理想往往会导致个人忽视了自己的独特性,甚至可能对身心健康产生负面影响。成为一个切实的理想主义者意味着要认识到自己的独特性和潜力,并在这个基础上为自己的健康和幸福定制个性化的目标和行动计划。

1.我们应该认识和接受自己的独特性

(1)个性化的健康计划:根据自己的身体状况、兴趣和生活方式设定健康目标。比如,如果你不喜欢传统的健身房锻炼,可以尝试瑜伽、舞蹈或徒步旅行等活动。

(2)精神健康的自我关怀:寻找适合自己的减压方式和精神滋养的活动,比如阅读、冥想、艺术创作或与亲近的人深入交流。

2.人生旅途的多样选择

(1)职业和生活方式的选择:追求对自己有意义的职业道路和生活方式,而不是盲目追随社会期望或他人的选择。这可能意味着选择一条非传统的职业道路,或是在生活中实施更加可持续和环保的选择。

(2)社会价值的多元定位:多元的价值取向在某种程度上有利于推动社会创新进步。

(3)贡献个人独特价值:每个人都有自己的特长和热情,应该在能够最大化这些独特价值的环境和角色中寻找自己的位置。这可能意味着在职业选择、社区服务或创造性活动中寻找独特的表达方式。

3.拒绝一刀切的标准,拥抱个性化的幸福

真正的幸福和满足感来源于内在,而非外部的成就和认可。花时间探索自己的内心世界,理解真正让自己感到幸福和满足的是什么。

成为一个切实的理想主义者,并不意味着完全拒绝社会的规范和期望,而是要在了解和接受这些外部标准的基础上,勇敢地走出自己的道路,找到最适合自己的生活方式和价值实现方式。这样的生活态度不仅有助于个人的长期健康和幸福,也为社会的多元和包容性贡献了自己的力量。鼓励个体根据自己的兴趣、能力和情况来定义成功,追求个人的幸福和满足。社会和家庭对年轻一代的支持和理解,对于他们健康成长和实现个人价值至关重要。

2.31 对孩子个性化的投资

几乎每个父母都爱子心切,望子成龙,在培养孩子上不惜花费时间、金钱、精力,从"胎教"就开始培养自己的孩子学习舞蹈、体育、钢琴、绘画等,即所谓"不要输在起跑线上"。但是最终又究竟有多少是成功的? 更有甚者,有时父母的良苦用心还被打着美丽旗号的不良机构所欺骗。

1.投入与成功率

以上问题让我们触及了一个广泛的社会现象,即家长为了孩子的成功不惜投入巨大的财力和精力,却面临着成功机会微乎其微的现实。在很多情况下,家长希望通过教育和培训提升孩子的能力和未来的成功率,但这个过程中的投入与收获之间不成比例,确实值得深思。过度地专注于孩子在某一领域的成就可能导致资源的浪费,包括时间、金钱和孩子的童年。在这种情况下,不仅孩子可能会因为承受巨大的压力而感到痛苦,家长自身的经济负担和情感投入也可能变成一种负担,尤其是在没有达到预期目标时。在许多国家,家庭在孩子教育上的投资占家庭收入的比例相当高。例如,中国家庭追踪调查(CFPS)显示,家庭教育支出占家庭总支出的比例持续上升,城市家庭教育支出占比可能高达30%以上。

2.如何平衡成功与投入

（1）重新定义成功：家长和社会需要重新定义什么是孩子的"成功"。真正的成功不仅仅是在某一领域达到顶尖，而是孩子能够成为一个快乐、健康、有适应能力和社会责任感的个体。

（2）多元化发展：鼓励孩子在多个领域探索和发展，而不是只专注于某一项技能。这样不仅能够帮助孩子找到真正的兴趣所在，还能培养他们成为更为全面的人。研究表明，孩子的全面发展不仅包括学术成就，还包括社交技能、情感健康和创造力等方面。例如，一篇发表在《美国心理学家》杂志上的文章强调了创造力和个人兴趣在孩子发展中的重要性，与传统的成绩导向相比，这些因素对孩子的长期成功有着至关重要的影响。

（3）心理健康教育：加强对家长和孩子的心理健康教育，帮助他们学会如何处理挫败和压力，培养积极的心态和应对挑战的能力。WHO报告指出，在全球范围内，青少年抑郁症和焦虑症的发病比例正在上升。教育和社会压力是导致心理健康问题的主要因素之一。青少年和年轻人的自杀问题是一个重大的公共卫生问题。根据WHO报告，自杀是15~29岁年龄组中第二大死亡原因。虽然具体的自杀率会因国家、文化、经济状况及其他社会因素而异，但压力、心理健康问题和未能获得足够支持被普遍认为是导致年轻人自杀的主要原因之一。

（4）社会支持系统：构建更加完善的社会支持系统，包括提供更多的教育资源、心理健康服务和家庭支持，帮助家庭减轻负担，让孩子在更加健康的环境中成长。

总之，家庭和社会需要共同努力，创造一个更加健康、包容和支持多元发展的环境，让每个孩子都能在自己的道路上找到属于自己的成功。这样的成功远比单一的成就标准更具有意义和价值。

2.32 焦虑不会让孩子成长，溺爱更不会

在成长的道路上，每个孩子都会面临不同的挑战。但是，正确的陪伴和引导比盲目的宠爱更能助其顺利成长。在美国著名的系列纪录片《动物世界》中，有一个关于小狮子的故事生动地诠释了这一观念。

这只小狮子从出生起就与母狮形影不离，从早到晚都依赖母狮提供食物、保护和温暖。日复一日，年复一年，小狮子不再尝试学习捕猎或者面对其他动物的挑战，因为母狮始终是它的庇护所。但是，当母狮因病突然去世时，小狮子却陷入了迷茫和恐惧，它不知道如何独自生存，甚至不知道如何猎寻食物。这种长时间的依赖，使小狮子失去了基本的生存技能。尽管它曾经有一个充满爱的母亲，但那种过度的保护使它最终死于饥饿。

这不仅仅是动物的悲剧。在现实生活中，我们也经常听说一些家长过度宠溺孩子的故事。在几年前的一则新闻中，一名20多岁的农村青年生活中高度依赖于母亲，他每天依赖母亲为他做饭、洗衣、打扫，甚至喂食。当他的母亲不幸去世后，他几乎成了一个生活无法自理的"废人"。尽管有亲友和邻居尝试给他送来各种食物和生活物资接济和帮助他，但他对外界仿佛失去了感知，最终因为不愿起床做饭而被饿死。

这两则发生在动物世界和人类社会的真实故事都揭示了一个残酷的事实：过度的依赖和宠溺，只会削弱一个生命的生存能力。而真正的爱是帮助他们学会独立，为他们提供必要的技能和勇气面对生活的挑战。

每个孩子的成长都需要家长的关心和陪伴，但这并不意味着要满足他们的每一个需求，或者替他们承担每一个困难。真正的爱应该是培养他们的独立性、韧性和解决问题的能力，而不是让他们成为一个软弱和依赖的个体。

的确，在孩子的成长过程中，家长往往处于一个两难的境地：既要保护孩子免受伤害，又要确保他们能够独立地面对生活的挑战。如何在这之间找到平衡，使孩子在安全的环境中学会独立和成熟，是每个家长都必须思考的问题。

首先，家长应该清楚地知道，在教育孩子的过程中，哪些事情是可以让步的，哪些事情是需要坚决地画一个底线。比如，孩子要求买一个新的玩具，可以根据他的需求和自己的经济状况来决定；但如果孩子想尝试某种可能对他造成伤害的行为，家长则应该坚决地说"不"。但是，仅仅知道何时说"不"是不够的。家长还需要教给孩子，为什么这样做是对的，这样做的背后有什么原因。当孩子了解到这些原因，他们就更容易接受并理解家长的决策。

此外，家长也应该认识到，孩子生活的真实世界与他们家里所处的环境是有很大差异的。在外部的社会环境中，不可能有人会像父母一样，无条件地原谅他们的错误。因此，家长有责任确保孩子清楚地了解这一点，并为他们提供必要的生存技能，以应对这个真实的世界。为了做到这一点，家长可以通过日常生活中的实例，教给孩子正确的价值观和是非判断标准。例如，当看到新闻中的某个事件时，可以与孩子讨论，引导他们从中学到一些生活的道理和原则。同时，家长还可以教给孩子与人交往的技巧，如何建立健康的人际关系，以及如何处理冲突等。

无论是对待孩子，还是对待生活中的任何一个生命，我们都应该明白：真正的关心和帮助是引导他们找到自己的方向，而不是让他们迷失在自己的庇护之下，因此要按社会的公德和规则来要求孩子。家庭对孩子是摇篮、温床、港湾和补充，但不是未来。父母的溺爱会让孩子失能，父母的焦虑也不会让孩子清醒，只会传播负性的心理负担。教导孩子在哪里努力，在哪里才会取得收获。

家庭不是孩子的未来，社会才是！

2.33　告别焦虑和抑郁

焦虑症（anxiety）和抑郁症（depression）在全球范围内都是常见的心理健康问题。根据WHO的数据，抑郁症是全球第一大疾病负担原因，而焦虑症也位列前茅。

1. 焦虑症

在全球范围内,焦虑症的发病率为3.6%~17.2%。根据WHO的估计,中国的焦虑症发病率为5%~6%。焦虑症在不同年龄段和性别中均有发生,但女性患焦虑症的比例似乎略高于男性。

焦虑是一种持续感到紧张、担忧和不安的情绪状态。焦虑症常伴随身体不适,如心悸、头痛、肌肉紧张等。例如,一个人可能会因为担心面对社交场合而感到焦虑,导致他们为了避免社交活动而感到孤立和不安。以下是5种常见的焦虑症类型。

(1)社交焦虑症:一个人在社交场合感到极度不安和害怕被他人评判。他们可能避免参加社交活动,因为担心自己会尴尬或被拒绝。

(2)广场恐惧症:一个人对于出现在公共场所或拥挤的地方感到极度恐惧和不安。他们可能会避免前往商场、车站或人群聚集的地方。

(3)健康焦虑症:一个人过度担心自己的健康状况,经常会担心患上严重的疾病。他们可能频繁地检查身体,寻求医疗诊断,却无法放下对健康的过度担忧。

(4)强迫症:一个人经常受到强烈而不合理的思维或冲动的困扰,他们会表现出强迫行为来减轻焦虑。例如,反复洗手、检查门窗是否关闭或按照特定顺序进行日常活动。

(5)广泛性焦虑症:一个人经历持续的、过度的焦虑和担心,无论事情的重要程度如何,他们都感到难以控制自己的担心。他们可能担心家庭、工作、健康等各个方面,并经历持续的紧张和不安情绪。

2. 抑郁症

在全球范围内,抑郁症的发病率为3.4%~7.5%。根据WHO的估计,中国的抑郁症发病率为3.6%~4.6%。抑郁症在不同年龄段和性别中都有发生,女性患抑郁症的比例似乎略高于男性。

抑郁是一种持续的情绪低落和丧失兴趣或快乐感的状态。著名的《哈利·波特》系列的英国作家J.K.罗琳(J.K.Rowling)曾这样描述自己抑郁症感受："很难向那些从未经历过的人描述抑郁症，因为它不是悲伤。我知道悲伤，悲伤是哭泣和感受。但抑郁症是那种冷漠的感觉，真正空虚的感觉……它是那种无法设想自己会再次快乐起来的感觉，是一种希望的缺失。"以下是5种常见的抑郁症的类型。

（1）临床抑郁症：一个人经历持续的沮丧和消极情绪，感到无助和无望。他们可能失去对平日活动的兴趣，出现睡眠问题、食欲缺乏、疲劳和注意力困难等症状。

（2）季节性情感障碍：一个人在特定季节，特别是冬季，经历重度抑郁症状。他们可能感到情绪低落、失眠、食欲增加及缺乏能量和动力。

（3）失落和悲伤：一个人经历情感失落和持续的悲伤，通常是由于生活中的重大损失或悲伤事件引起的。他们可能感到心情沉重、失去兴趣、难以集中注意力，并可能出现自责和自我贬低的思维。

（4）青少年抑郁症：抑郁症可以影响青少年，他们可能表现出情绪波动、易怒、社交退缩、学业下降和自我伤害的行为。青少年抑郁症的症状可能与成人略有不同。

（5）产后抑郁症：产后抑郁症是在分娩后出现的抑郁症状。女性可能经历情绪低落、焦虑、疲劳、睡眠问题及对育儿的兴趣和能力的质疑。

3.焦虑症与抑郁症的鉴别诊断

焦虑症和抑郁症的一些临床症状是相似的，特别是在发病早期。鉴别诊断焦虑症和抑郁症的关键在于注意症状的主导和持续时间。焦虑症的核心特征是过度的焦虑和紧张，而抑郁症的核心特征是情绪低落和失去兴趣。但实际上，许多人同时患有焦虑和抑郁症状，因此确切的诊断需要专业心理健康专家进行评估和诊断。

因为焦虑症和抑郁症是不同类型的心理健康问题，它们的治疗也有不同的侧重。

4.焦虑症的治疗

（1）心理疗法：认知行为疗法（CBT）是治疗焦虑症的主要方法，可以通过帮助患者了解和改变焦虑触发因素及不健康的思维和行为模式来减轻焦虑症状。

（2）放松技巧：深呼吸、渐进性肌肉松弛和冥想等放松技巧可以帮助减轻焦虑症状和身体紧张感。

（3）药物治疗：在一些严重的情况下，医生可能会考虑使用抗焦虑或抗抑郁的药物来减轻焦虑症状，但这需要在医生的监督下进行。

5.抑郁症的治疗

（1）心理疗法：认知行为疗法和心理动力疗法等心理疗法可以帮助患者识别和改变消极思维模式，从而提高情绪调节和解决问题的能力。

（2）抗抑郁药物：选择性5-羟色胺再摄取抑制剂（SSRI）和其他抗抑郁药物可以调节大脑中的化学物质，改善情绪和减轻抑郁症状，这需要在医生的监督下使用。

（3）综合治疗：对于严重抑郁症状的患者可能需要综合治疗，包括心理疗法结合药物治疗，以达到最佳效果。

焦虑症和抑郁症要尽量早发现、早诊断、早治疗。每一个焦虑症和抑郁症患者的情况都是独特的，治疗方案应根据个体需求和专业医生的评估来确定。对于人类来说，告别焦虑和抑郁通常需要一个综合性的方法，并尽量获得必要的家庭和社会支持。

"抑郁症就像一层迷雾，扭曲你的思维和情绪，使你难以看到生活中的美和快乐。但请记住，迷雾最终会散去，太阳会再次照耀。"

2.34　幽默是健康的高级润滑剂

中文的"幽默"一词是从西方语言中翻译而来的外来语。它源自英文单词"humor"，原意指人体内的体液（humors）。中医学认为，这些体液的平衡与否关系到人的健康和情绪。后来，英文中的"humor"逐渐发展出了指人的言行中逗人发笑、引起愉悦情绪的能力或性质的意思。19世纪末到20世纪初，随着西方文化的输入,这一概念被引入中国,并被翻译为"幽默",用来指那些能够激发笑意、富有智慧和风趣的言行或性质。

幽默是一种以风趣的方式观察和表达生活的能力,对于我们在艰难和苦涩的生活中具有不可或缺的价值。马克·吐温曾说过:"幽默是人类智慧的最高表现形式。"林语堂也曾说过:"幽默是一种人生态度,一种智慧的表现。"幽默不仅是一种天赋,也是一种智慧的体现,它会帮助我们更好地应对生活中的挑战和压力。

1.幽默的重要性

(1)缓解压力:幽默被视为一种有效的压力管理工具。通过幽默看待问题,我们可以从一个更轻松的角度来处理生活中的困难,从而减轻心理和情感上的压力。

(2)增进人际关系:幽默是一种强有力的社交润滑剂,能够帮助人们打破尴尬,建立亲密感和信任感。在交流中运用幽默,可以使对话更加生动有趣,加深彼此之间的理解和联系。

(3)提升心理韧性:面对生活中的逆境,幽默感可以帮助我们以更加积极的态度去面对和解决问题,增强我们的心理韧性和适应能力。

(4)增强创造力:幽默能够激发人的想象力和创造性思维,通过不同寻常的视角来看待事物,促进新想法和解决方案的产生。

尽管一部分人天生具有幽默感,但许多研究和实践表明,幽默同样可以通过后天学习和实践来培养。

2.如何成为一个有幽默感的人

(1)培养积极的生活态度:幽默感的基础是一种积极乐观的生活态度。尝试从日常生活的小事中寻找乐趣,学会在不完美中发现美好。

(2)学习和模仿:通过阅读幽默作品、观看喜剧节目和电影,学习幽默大师们的表达方式和思维习惯。模仿和实践他们的幽默方式,可以逐渐提升自己的幽默感。

(3)练习自嘲:学会以自己为对象进行幽默表达是培养幽默感的一个

有效方法。自嘲不仅可以增加他人对你的好感,也能帮助你更加自信和放松。

(4)关注生活细节:幽默往往源自对生活细节的敏感捕捉和创造性解读。在日常生活中,留心那些不经意的瞬间和小细节,尝试从中寻找幽默的元素。

(5)与幽默感强的人相处:与幽默感强的人相处,可以激发你的幽默细胞,学习他们的交际技巧和幽默观点。

幽默不仅是一种生活的调味品,更是一种生存的智慧。通过培养幽默感,我们可以更好地应对生活中的挑战,与他人建立深厚的关系,提升自己的心理健康和生活质量。乐观是人生的一种态度,幽默是生活的一种方式。乐观和幽默不仅对个人的心理健康有益,也能够促进社会关系的和谐发展。它们使得个体能够以更加健康的方式应对生活的挑战,享受生活的每一刻。通过实践乐观和幽默,每个人都可以让自己的生活变得更加美好。

2.35　微笑会让你走得更远

保持乐观的态度对于面对生活中的挑战和困难非常重要。微笑不仅能改善个人的情绪和心理状态,还能正面影响周围人的感受和反应,从而在职业、社交和个人生活中带来许多积极的结果。

1.微笑的力量

(1)提升心情:微笑可以触发大脑释放多巴胺、内啡肽和血清素等"幸福激素",即使是强迫自己微笑也有这种效果。

(2)增强吸引力:微笑是一种强大的非言语交流形式,能够快速建立亲和力和信任感。人们更倾向于接近和互动那些看起来开心和友好的人。在工作和日常生活中,这种积极的第一印象可以开启更多的机会和深层次的人际关系。

(3)增强领导力:领导者的微笑能够传递出积极和自信的信息,有助于激励团队,提高团队的士气和生产力。领导者的乐观态度可以影响整个团队,使团队在面对挑战时更加坚忍。

（4）提高工作效率：保持积极心态的人能够更有效地处理工作中的压力和挑战。微笑有助于减轻压力，使人更能集中注意力和创造力，从而提高工作效率和成果。

（5）促进身心健康：微笑和乐观的态度与更好的身体健康和长寿相关。它们可以降低压力水平，减少心脏病风险，甚至增强免疫系统。一个健康的身体是走得更远的基础。

（6）增强适应能力：乐观和微笑的人更能够从失败中恢复，看到困难中的学习和成长机会。这种积极的心态增强了个人的适应能力，使他们能够在变化和挑战中保持前进的动力。

2.学会对自己微笑

对自己微笑意味着以积极和宽容的态度对待自己，接受自己的不完美。这种自我接纳和自爱是心理健康和幸福感的关键。

（1）自我接纳：承认自己的优点和缺点，接受自己是一个不断成长和学习的人。

（2）积极自我对话：用正面、鼓励的语言与自己对话，替换掉负面和自我批评的想法。

（3）练习感恩：专注于生活中的积极方面，每天记录下几件值得感激的事物，这可以帮助我们看到生活的美好面。

（4）小事庆祝：对自己的成就，无论大小都给予认可和庆祝，这可以增强自信心和自我价值感。

2.36 快乐是"找"出来

快乐是"找"出来的。笔者最喜欢一句俗语，叫"找乐"。这说明快乐不是生而所有，而是要凭智慧和情商去发现"找"出来的。成功的人不一定快乐。据说有不少职场上的白领用"Happiness"来作为公司电脑的密码，这也折射出要不他们不快乐，或者是期望快乐。

1.快乐的智慧

（1）主动寻找生活中的美好：快乐往往来源于对生活中小事的欣赏，比如一杯好咖啡、一个温暖的拥抱，或是一次愉快的聚会。这需要我们培养发现生活中美好事物的眼光。

（2）学会感恩：培养感恩的心态，对你所拥有的表示感激，即使是最基本的事物。写下每天让你感激的3件事，可以帮助增强你的快乐感。

（3）与人为善：与他人建立积极的关系，对于增加我们的幸福感至关重要。与朋友和家人共度时光，帮助他人，或是简单的社交互动都能增加我们的快乐感。

2.快乐的情商

（1）调整期望：不合理的期望会导致失望，通过实际地设定目标和期望，我们可以减少不必要的压力和挫败感。

（2）情绪管理：学会识别和管理自己的情绪。当负面情绪来临时，采取积极的方法去处理，如深呼吸、冥想或是和朋友聊天。

（3）自我接纳：接受自己的不完美。了解到没有人是完美的，向自己展示同情和理解，可以大大提高生活的满意度。

3.在日常生活中寻找快乐

（1）将快乐融入密码：正如有人将"Happiness"设为人生的密码，你也可以通过在日常的小事中融入快乐的提醒，来不断提醒自己追求和维护快乐。

（2）创建快乐的习惯：无论是每天早晨的冥想、运动还是阅读，找到那些能给你带来快乐和满足感的活动，并将它们变成习惯。

通过智慧和情商去"找乐"，我们不仅能够提升自身的快乐感，还能影响到周围的人，创造一个更加积极和快乐的环境。记住，快乐不总是自发产生的，很多时候它需要我们去寻找和创造。

2.37 在数码时代中"忙里偷闲"

人类生活的全球化、现代化和城市化带来了许多便利和进步，但同时也对我们的生活方式和健康产生了一系列挑战。今天科学技术的巨大变革反而使我们感到越活越累和越来越忙碌，越忙碌却越被动。比如，乔布斯引领的苹果手机虽然填补了人们破碎时间的空虚，但同时也剥夺了人们自主思考的空间、人与人直接交流的机会及人体康复必要的休息时间。人们不得不问自己，我们如何在这个"快餐时代"里做到"忙里偷闲"，不做数码时代的奴隶？

1. 为什么我们会感到越来越累和越来越忙碌

(1)信息过载：全球化和数字化让人们轻松获得了大量的信息，我们需要处理和筛选的信息量比以往任何时候都要多。这不仅增加了认知负荷，也让我们感到压力和焦虑。

(2)工作压力：现代化工作环境经常要求高效率和长工作时间，尤其是在城市化的背景下，竞争愈发激烈。因此，追求职业成功的压力可能导致工作与生活出现失衡。

(3)社交媒体和比较文化：社交媒体的普及使得人们不断地与他人的生活进行比较，这可能导致满足感和幸福感的降低，同时增加了精神负担。

(4)生活节奏加快：城市化带来的便利性虽然提高了生活效率，但同时也加快了生活节奏，让人们感到自己在不断地赶时间和压力。

2. 智能手机的剥夺

(1)自主思考的减少：智能手机的不断干扰可能会减少人们沉浸于深度思考和创造性思维的机会，用户更倾向于消费信息而非创造或深度加工信息。

(2)面对面交流的减少：虽然智能手机提供了方便的沟通方式，但也会使人们在相聚时分心，从而减少了真正的、深入的人际交流。

(3)作息时间的影响：过度使用智能手机，尤其是在夜间，可能会干扰正常的睡眠模式，影响睡眠质量和第二天的精力。

3.如何做到"忙里偷闲"

（1）意识到放松的重要性：认识到放松和个人时间对维持健康和幸福感的重要性是第一步，这意味着将其视为日常生活中的一个必要部分，而不是奢侈品。

（2）计划和优先级：有意识地计划日程和活动，确保为自己安排一些闲暇时间。学会说"不"，优先处理那些重要或紧急的事情。

（3）设定"无手机"时间：在某些时间段内（如餐桌上、与家人朋友聚会时、睡前等），设定"无手机"时间，以促进面对面交流和提高生活质量。

（4）练习正念和冥想：通过正念和冥想练习来减少压力和焦虑，以帮助更好地应对日常生活的压力，这些活动可以让人们在忙碌中找到宁静的时刻。

（5）保持身体活动：定期进行身体锻炼，不仅有助于保持身体健康，还可以提高心理健康。即使是短暂的散步或轻松的体育活动也有助于减轻压力。

（6）培养非数字化的兴趣和活动：花时间做自己喜欢的事情，不管是阅读、绘画、园艺还是其他任何爱好。这有助于帮助你从日常生活的压力中解脱出来，找到满足和快乐。

（7）保持社交联系：与家人、朋友和爱人保持良好的社交联系，这对于减轻压力和提高生活质量至关重要。

2.38　留守儿童的心理健康问题

笔者在业余时间喜欢摄影和采风，曾经有几次到浙江、安徽和江西等地拍摄景色既秀丽又富含历史文化的乡村古镇。一进到古镇村口，异常安静，我第一眼看到的是鸡、鸭、鹅、犬在小桥下和流水旁"游荡"，然后是老人在小溪里洗衣淘米，再后是孤独的小朋友们，要么是漫无目的地在村头游走，要么是在小桌子和小椅子上写作业（图2-5）。唯独没有见到青壮年村民。这种让人产生缺乏真实感的村景便是我亲眼所见的乡村留守老人和儿童的真实写照。

截至2021年，根据国家统计局的数据，中国大约有2.9亿人外出打工，其中许多人是农村劳动力外出到城市寻找就业机会。根据《2023年乡村教育发展报告》，中国留守儿童的数量约为902万人。这是一个相当大的群体，他们通常会面临着父母分离带来的心理、教育和社会问题。

（1）孤独和社交困难：因为父母不在身边，他们常常感到孤独，这可能会导致社交困难，不容易与同龄人建立友谊。

（2）自卑和缺乏自信：缺乏父母的关爱和支持，可能导致他们自卑，缺乏自信。

（3）学习动力不足：父母的缺席可能导致他们缺乏学习动力，因为没有父母在身边鼓励和监督他们。

（4）焦虑和抑郁：长时间的分离可能会导致他们感到焦虑和抑郁。

（5）行为问题：缺乏父母的监管可能会导致他们出现一些行为问题，比如顽皮、打架等。

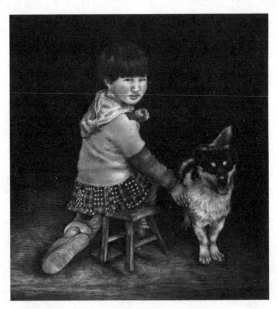

图2-5 《爸妈过年快回家》表达了留守儿童的孤独、思念和期望

（作者女儿Sonya Yang，2016年10月入选第二届全球华人书画展）

留守儿童的问题并不是中国独有的。在全球范围内，在不同的经济发展时期都存在着这样一个群体，尤其是在发展中的国家。由于父母为了寻找更

好的工作机会和生活条件,他们迁移到城市或者其他国家,而他们的子女因为学校或者其他原因不能迁移,所以留在原地。

其实留守儿童的情况并不仅限于中国的乡村。很多到美国和欧洲的国际留学生群体,由于自己在外需要长时间研究学习,也忍痛将自己的孩子留在国内,由孩子的爷爷、奶奶或外公、外婆暂时照管一段时间。据经常飞中美航线的空姐介绍,几乎每一班从中国到美国的航班都会有1~2位小朋友,或由空姐托管,或由爷爷、奶奶、外婆、外公陪同从中国来到美国。

中国的留守儿童问题已经引起了广泛的关注和讨论,因为它与一系列的社会问题有关,比如儿童的安全、健康和教育等。2023年由香江社会救助基金会编著,广东高等教育出版社出版的《乡村儿童心理健康调查报告》指出,农村儿童抑郁症的检出率为25.2%,焦虑症的检出率为25.7%,超过3%的乡村儿童有"自杀"念头。这种情况反映了加强乡村地区心理健康服务的迫切需要,包括提供更多的心理健康教育、培训合格的心理健康专业人员,增加对乡村儿童可获得的心理支持资源和服务的投资。同时,这也需要提高社会对乡村儿童心理健康问题的关注和理解,减少对心理疾病的污名化,让受影响的儿童和家庭能够寻求和获得必要的帮助。

针对乡村留守儿童的心理健康问题,可以采取以下几方面的措施进行积极预防和合理应对。

(1)加强心理健康教育:通过学校、社区和媒体,加强心理健康教育,使儿童了解自己的心理健康状况,并学会适当的应对方法。

(2)提供心理咨询服务:在学校和社区设立心理咨询室,聘请专业的心理咨询师,为留守儿童提供定期的心理咨询服务。

(3)加强家庭支持:鼓励父母尽可能多地回家看望孩子,或者通过电话、网络等方式与孩子保持沟通。同时,加强对留守儿童的家庭教育,提升他们的自我保护能力。

(4)加强社区支持:社区可以组织各种活动,比如艺术、体育、科技等,这样可以让留守儿童有机会参与社交,缓解他们的孤独感。

(5)加强学校支持:学校可以为留守儿童提供一些特殊的关爱和支持,比如设立辅导员，提供学习辅导、心理辅导等。同时，父母工作的城市的学校接纳农民工的子女入学。

（6）提升留守儿童的自我适应能力：通过培养他们的生活自理能力、社交能力和解决问题的能力，提高他们的自我适应能力。

（7）加强政府的支持：政府可以制定一些政策，提供一些资金和资源支持，为留守儿童提供更多的帮助。

2.39　捐精的医学与社会效应

近年来，捐精作为一种特殊的社会行为，已经引起了广泛的关注和讨论。这不仅是一个医学和伦理问题，更是一个涉及社会、法律和心理层面的复杂议题。近日一则新闻引发了人们对捐精行为及其社会效应的再度思考。该新闻中描述了一名现年32岁的美国男子，他多年前因急需筹措律师费而捐精，如今决定辞去工作，展开寻亲之旅，与他96名捐精所生的孩子见面，这引发了公众对于捐精的广泛关注。

捐精作为辅助生育方式自20世纪中期以来逐渐普及，其社会接受度随着时间的推移而演变。过去被视为隐秘行为的捐精，如今在科技进步和观念变革下，被越来越多的人认识到其对帮助不孕夫妇、单身女性等群体的重要性。捐精的目标受众群体包括不孕夫妇、同性伴侣和单身女性，捐精可以为他们提供更多的生活方式的自由度和生育机会。

捐精的程序通常涉及匿名捐赠，捐赠者需要进行一系列的体检和心理评估，以确保其身体健康和心理状态稳定。捐赠者的基本信息将被保密，但有些捐赠者可能会选择公开身份，希望在将来与其所生的子女见面，这也是近年来越来越多的捐精者做出的选择。

捐精行为已超越了医学范畴，它涉及法律、伦理和社会政策等多个领域。多国已制定相关法律和政策规范捐精行为，旨在保护捐精者和受精者的权益。美国的捐精监管制度较灵活，以州为主制定相关规定，而中国则实行严格管理，要求捐精者匿名且符合健康和遗传学条件。

捐精行为具有重要的社会效应,在为多元家庭提供生育权利的同时,也带来了社会和伦理上的考量。匿名捐精可能会导致子女身世困惑,法律规定需进一步完善以保障所有相关方的权益。社会应增强对捐精伦理的教育,促进公众理性理解捐精及其影响。

2.40　睡眠是记忆的组装车间

关于大脑在睡眠期间处于"静止"状态是对睡眠期间大脑活动的重大误解。睡眠在记忆形成和巩固过程中扮演着至关重要的角色。当我们经历一天的学习和体验后,大脑会将这些信息暂时存储在临时记忆中。然而,要将这些信息转化为长期记忆,睡眠起着至关重要的作用。目前研究人员普遍认为,当我们睡觉时,大脑处于记忆重新激活和整合的主动模式。

在睡眠过程中,大脑经历了多个睡眠阶段,其中包括快速动眼期(REM)和非快速动眼期(NREM)睡眠。这些不同的睡眠阶段与不同类型的记忆处理相关联。

首先,REM睡眠对于非声明性记忆(implicit memory)的巩固至关重要。非声明性记忆指的是那些无意识学习和回忆的记忆,如技能学习和条件反射。研究发现,REM睡眠可以增强这些类型的记忆,有助于大脑将学习到的技能和知识转化为更加稳定和持久的形式。

其次,NREM睡眠对于声明性记忆(declarative memory)的巩固至关重要。声明性记忆是指我们有意识地学习和回忆的记忆,如事实和事件的记忆。NREM睡眠有助于加强和整合我们在白天学习的信息,使其更容易在长时期内记忆和提取。

在睡眠期间,大脑最有利于巩固新编码的记忆,将其整合到长期存储中。相比之下,清醒状态更适合对外部刺激的迅速处理,包括新信息的编码和记忆的检索。由于睡眠的特点是对外部信息的处理大大降低,它提供了一个有利于记忆巩固的机会窗口。

此外,睡眠还有助于记忆的清理和筛选。在睡眠过程中,大脑通过清除不必要的信息和加强有用的信息，进行记忆的整理和重塑。这个过程被称为记忆重播（memory replay），它有助于巩固重要的记忆，同时过滤掉不重要的记忆。

近年来的研究表明，睡眠在清除大脑中的炎症物质方面发挥着重要作用。这些炎症物质包括神经元代谢产物和蛋白质聚集，它们可能对大脑功能和健康造成负面影响。

睡眠时，大脑进入了一种被称为"淋巴系统清道夫"（glymphatic system）的清理模式。这个清理系统类似于淋巴系统，通过清除废弃物质来保持大脑的健康状态。在清道夫模式中，大脑细胞之间的间隙扩大，使脑脊液能够更好地流动，以清除代谢产物和有害物质。

具体而言，睡眠时清道夫系统有助于清除 β 淀粉样蛋白（amyloid β-protein）等与阿尔茨海默病有关的蛋白质聚集。阿尔茨海默病是一种与记忆和认知功能丧失有关的神经退行性疾病。睡眠不足或睡眠质量差可能导致 β 淀粉样蛋白在大脑中的累积，增加患阿尔茨海默病的风险。

此外，睡眠还有助于调节神经炎症反应。研究发现，睡眠不足会导致炎症介质的升高，如细胞因子和炎症相关蛋白质。这些炎症反应与多种疾病的发展和进展有关，包括神经退行性疾病、心血管疾病和糖尿病等。通过良好的睡眠，我们能够降低炎症水平，减少慢性炎症对大脑和身体的损害。

睡眠在多个方面对中枢神经系统（central nervous system，CNS）的健康和功能起着重要作用。首先，睡眠有助于修复和恢复受伤的神经组织。其次，在睡眠期间，大脑中的神经细胞和神经连接得到修复和重建，这对于维护正常的神经信号传递和大脑功能至关重要。

相反，研究表明，缺乏足够的睡眠会对记忆产生负面影响。长期睡眠不足或睡眠质量不佳会导致学习和记忆能力的下降。这可能与睡眠对记忆巩固和整合的重要作用有关。如果我们没有足够的睡眠时间来进行记忆的巩固和整理，新学到的信息可能无法有效地存储和提取。

睡眠不仅是"充电"，还包括修复受伤的中枢神经系统、清除代谢产物和有害物质，以及巩固记忆。

2.41　现代文明病——"倒时差"

时差反应(time difference reaction)指由于穿越多个时区而导致生物钟与目标时区之间不同步而引起的身体不适感。当我们迅速穿越多个时区时,生物钟无法立即适应新的日夜节律,导致出现一系列身体和心理症状(图2-6)。

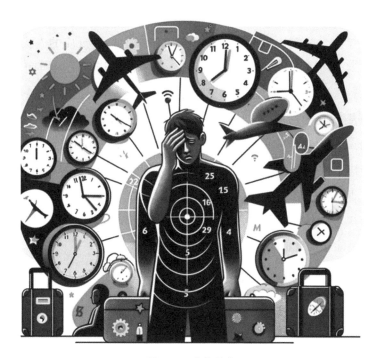

图 2-6　时差反应

时差反应与时区之间存在着密切关系。当穿越多个时区时,我们的生物钟与目标时区的日夜节律不同步,导致身体产生不适应的反应。由于每个时区的时间差异,我们的生物钟需要适应新的光照和活动时间,以与目标时区保持同步。

1.时差反应的机制

其涉及体内的生物钟和环境的光线暗示之间的不协调。生物钟是身体内部的一种生理机制,负责调节睡眠、饮食和其他生理活动。当我们穿越多个时区时,环境的光线模式发生变化,破坏了生物钟的正常节律。引起时差反应的最小时区差异并没有一个具体的界定。因为每个人对时差的敏感度是不同的,对于某些人来说,即使是1小时的时区差异也可能会导致轻微的时差反应。

2.时差反应的严重程度

时差反应的严重程度与时区差异的大小、个体的生物钟调节能力及其他个体因素有关。通常来说,当时区差异超过2小时,时差反应的症状可能会更加显著。对于一个年龄较大的人来说,一个时区需要一天的时间来调整时差。这也意味着从西班牙马德里飞往美国纽约有6小时的时差,一个年龄较大的人需要6天的时间来调整时差。相比年轻人,老年人的神经可塑性(neural plasticity)功能较差。神经可塑性是指神经系统响应经验和伤害而在功能和结构上进行自身修改的能力。因此,老年人减弱的神经可塑性会导致生物钟对于变化的适应性较差,他们可能需要更长的时间来调整和恢复正常的日夜节律。此外,老年人可能患有其他疾病,如睡眠障碍、慢性疾病等,这些因素也可能增加他们调整时差的困难程度。

3.时差反应相关的安全问题

(1)疲劳驾驶:时差反应可能导致疲劳和注意力不集中,增加驾驶风险。长时间的旅行和时差反应可能会使驾驶者更容易疲劳,并增加发生交通事故的风险。

(2)出差工作效率下降:时差反应会影响个体的注意力、思维和执行能力,从而可能降低工作效率和产能。对于商务旅行者来说,时差反应可能会影响工作的表现和业务会议的参与度。

(3)健康问题加重:时差反应可能加重已有的健康问题,如睡眠障碍、心血管疾病、消化系统疾病等。长期频繁的时差反应可能对健康产生不利影响。

4.防范措施

(1)提前调整生物钟:在旅行前几天逐渐调整生活作息时间,适应目标时区的日夜节律。

(2)注意休息和睡眠:在旅行前确保充分休息和良好的睡眠。在旅行中,尽量保持规律的睡眠时间,避免过度疲劳。

(3)避免过度饮用咖啡因或酒精:这些物质可能会干扰睡眠和恢复,增加疲劳和不适感。

(4)保持适当的水分摄入:保持身体水分平衡有助于缓解时差反应的不适感。

一般来说,从西向东飞行比从东向西飞行更容易引起较严重的时差反应。这是因为人体的生物钟比较容易适应自然的延长周期,即将日常活动时间推迟,而较难适应缩短的周期,即提前日常活动时间。当你从西向东穿越多个时区时,你的生物钟需要适应新的时区,延长每天的活动时间。这也就意味着你可能更会感到困倦,并且难以入睡,导致疲劳和其他时差反应的症状。相反,从东向西穿越多个时区时,你的生物钟需要适应缩短的周期,即提前日常活动时间。尽管也可能出现一些时差反应的症状,但相对而言,适应较短的周期对身体的影响可能较小。

褪黑素(melatonin)被认为是一种可以改善时差反应的方法。褪黑素是由我们的身体在黑暗环境下分泌的一种激素,它有助于调节生物钟和睡眠周期。在旅行时,特别是跨越多个时区时,褪黑素补充剂可以帮助调整生物钟,促进更快地适应新的时区。它可以通过模拟天黑时身体自然分泌的褪黑素来帮助入睡,并帮助调整睡眠——觉醒周期。褪黑素的使用方法应该根据个人情况和医生的建议来确定,尤其是对于孕妇、哺乳期妇女、儿童及正在服用其他药物的人群。通常建议在到达目的地的晚上临近睡眠时间服用褪黑素补充剂,以帮助调整生物钟和促进睡眠。

2.42 谁决定了我们的相貌

DNA包含了构建我们身体所需的所有信息。我们的DNA决定了诸如眼睛颜色、头发颜色、身高甚至鼻子大小等特征。

事实证明，我们身体中的DNA几乎直接来自父母。如果你的DNA来自你的父母，而DNA决定了你的外貌，为什么你不完全像你的妈妈或爸爸呢？

原因是你的DNA是你父母DNA的混合物。这就是为什么你的某些外貌特征可能类似于你的妈妈，而有些可能类似于你的爸爸。用于构建你身体的DNA一半来自你的妈妈，另一半来自你的爸爸。你的一些特征可能看起来与你的妈妈或爸爸的特征完全不同。

人类的DNA共有23对染色体，这些染色体是由紧密打包的DNA大束组成的。你的妈妈和爸爸每人贡献23个染色体，它们会配对形成23对染色体。

在这23对染色体中，有一些区域决定了不同的身体特征。这些包含决定你身体特征信息的DNA区域称为基因。由于你有两套染色体，一套来自你的父亲，一套来自你的母亲，所以每个基因也有两个对应的版本。这些基因都决定了特定的身体特征或性状。你身体中的基因构成了你的基因型，这个基因型决定了你的外貌，也就是你的表现型。

在深入了解你的基因型开始之前，你应该了解更多关于基因如何决定外貌的知识。基因有两种不同的形式，显性基因或隐性基因。显性基因用大写字母表示，而隐性基因则用小写字母表示。

由于你从母亲和父亲那里各获得了一个基因，你可能会对每个性状拥有显性和隐性基因的组合。当一个基因的两种形式相同（要么都是显性基因，要么都是隐性基因），这称为该性状的纯合子。如果你有一个显性基因和一个隐性基因，则称为该性状的杂合子。

每个基因都有两个等位基因，分别来自你的父母。这些等位基因组合在一起，决定了你的不同特征。如果某个性状由显性基因控制，那么只要你有一个显性基因,你就会表现出这个显性性状。如果某个性状由隐性基因控制,你必须从你父母那里各获得一个隐性基因,才能表现出这个隐性性状。

例如,假设你的父亲是棕色眼睛(显性基因)而你的母亲是蓝色眼睛(隐性基因)。如果你从父亲那里继承了棕色眼睛的显性基因,从母亲那里继承了蓝色眼睛的隐性基因,那么你将拥有棕色眼睛,因为显性基因会覆盖隐性基因。

总之,你的外貌特征是由你从父母那里继承的基因的组合决定的。显性基因和隐性基因的相互作用共同塑造了你的独特外貌。

地理环境在某种程度上也可以影响人类的长相。长期生活在不同地区的人们,可能会因适应不同的气候、食物和生活环境而形成一些区域性的特征。以下是我亲自观察到的两个实例:第一个案例涉及我中学时的一名男同学,他的父母都是汉族人,他出生在中国东北部地区,但在新疆长大和生活了10余年;第二个案例涉及一名女性,她的父母也都是汉族人,她出生在中国东南部地区,但在新疆长大和生活了20余年。有趣的是,他们俩的外貌长得都像是维吾尔族人。这表明地理环境因素(气候环境条件和饮食习惯等)对一个人的外貌有显著影响,至少是在幼年成长期影响最大。当然,对于地理环境因素对外貌的影响,确实需要更多的研究和证据来支持这一观察。要确认这种影响,最好的研究方法应该是对比同卵双胞胎。

此外,地理环境对人类长相影响还表现在生活在高海拔地区的人们更容易拥有较高的身高和较红的面色(高海拔地区由于缺氧,使红细胞水平增高,也称"高原红"),以适应寒冷的气候和高原环境。

面部美感是一个复杂的多因素问题,它受到广泛的遗传、环境和生活方式因素的影响。现代年轻人的容貌还受到以下四大社会或病理因素的影响。

(1)饮食:现代饮食,尤其是包含加工食品和零食的饮食,可能对面部发育产生负面影响。缺乏适当的营养,特别是咀嚼坚硬食物不足,可能会影响下颌的发育,导致面部特征不够吸引人。美国著名的齿科矫正医师威廉·普罗菲特(William Proffit)的"功能性基质"(functional matrix)假说认为,人脸的发育取决于施加在上颌与下颌上的力量。

（2）睡眠模式：现代的睡眠模式可能会影响面部发育。睡眠质量差或睡眠不规律可能会导致面部肌肉得不到充分的休息和生长，从而影响整体面部的美感。

（3）污染物：环境污染可能对面部美感产生不良影响。长期暴露在污染物中可能导致面部皮肤问题和其他审美方面的顾虑。

（4）与口鼻有关的习惯：比如慢性鼻部感染、习惯用口呼吸，可能会影响下颌的生长和整体面部的发育。

人类不同的长相、外形、身高和肤色是由生物遗传、地理，环境，社会原因（表观遗传学范畴）共同决定的。美的标准在不同文化、不同时代及个人之间也有所不同，因此很难统一定义。然而，大家也许已经观察到一个事实，即无论哪个地区、时代、人种及文化和教育背景，不同的人对于身体和面貌的审美标准美感往往有着惊人的相似之处。这也意味着在某种程度上，美的标准是普遍的。

然而，面部美感不应成为衡量一个人价值或自尊的唯一标准。我们不应该简单地以貌取人。父母决定了我们的长相，而环境和社会又会进一步修改我们的长相。

2.43　相由心生

"相由心生"是一个古老的观念，认为人的内心情感和性格会影响外貌，甚至可以在相貌上反映出来。尽管现代科学还未完全证实相貌和心理特征之间是否有直接的因果关系，然而一个人的心理特征和相貌两者都会受到基因、个体经历和社会环境的综合影响是已经被公认的。其间似乎有一定的内在联系。

后天环境对人体相貌的影响的生物学基础就是上述介绍过的表观遗传学。表观遗传学是指外界环境通过不改变DNA序列而改变基因表达的现象。父母的遗传基因对个体的外貌有很大影响，决定了一些基本特征。而环境因素，如饮食、生活方式和生活条件也会对个体的生长、发育、衰老持续地施加后天因素影响。因此，人的相貌的形成是由多种因素共同作用的结果。比如，同卵双胞胎拥有完全相同的基因，但他们随着年龄的增长可能会出现外貌差异，这主要是由于他们的生活环境和生活方式不同，这些差异会导致基因表达的变化，这就是表观遗传学的影响。

面部特征能揭示个性吗？你能通过一个人的脸来判断他的性格吗？支持"相由心生"的观点认为，一个人的外貌可以反映出其内在品质和性格，有时甚至可以预示其未来发展，常被称为面相学（physiognomy）。这种观点在一些文化和传统中得到了认可。根据专门从事个人资料制作、教练培训及阅读性格特质和肢体语言的澳大利亚的"人类阅读者"艾伦·斯蒂文（Alan Steven）的说法，我们的面部特征能揭示出7种性格特质：自信、友善、宽容、幽默感、慷慨、世界观、吸引力。笔者认为这只是一些有趣的见解，这种读取并不具有确定性或全面性，因为人是复杂且动态的，没有任何性格测试能捕捉到人性个体性的全方位。

比如持续的外在压力造成内心的极度焦虑可能会导致早发皱纹和头发早白，这是因为压力可以导致某些与衰老相关的基因过度表达。如果你经历过创伤、被侵犯或虐待，这些创伤可能会在面部和身体中留下痕迹，你会无意识地表现出不自信、冷漠、焦虑、恐惧，甚至是面容扭曲。"相由心生"的概念在现代科学中有一定的解释基础。表观遗传学显示，内在心理状态和外部生活方式可以通过影响基因表达，进而影响一个人的外貌和健康。这进一步强调了心态和生活方式对整体健康和外貌的重要性。

在现实生活中，虽然通过观相可能让我们远离或防范有潜在危险的人物（人类一种进化适应的本能），然而人们并不总是仅基于面部外观来形成他们的初次印象，因为在现实生活中其他因素也可以起作用，比如相互交谈的上下文、面部表情、性别、社会偏见及目标的自我相似性等都可以影响我们的初次印象。

2.44　什么是"成功的外貌"

虽然"成功的外貌"的社会标准或期望值在不同的文化中，包括中国社会、不同的地区、时期或社交团体存在差异，但它们常常有一些共同的元素。

（1）着装：穿着高质量、合身、适当的衣服，或者可能更偏好品牌或设计师物品。

（2）身体健康：保持良好的体型或维持健康的身材，这与成功的人会注意自己的身体有关。

（3）仪容仪表：干净、保养良好的头发、指甲、皮肤和个人整体的卫生情况。

（4）姿势：站得笔直和表现出自信。

（5）配件：拥有和展示高端的配饰，如手表、手袋或汽车。

（6）沟通：表达清晰并拥有良好的沟通技巧，这显示了一个人的教育和修养。中国社会科学院的研究显示，一个人的外貌对他们的生活经历和机会有着深远的影响，但事实比人们预期的更加复杂。

可是，在很多情况下，漂亮的脸蛋和健美的身材在"成功的外貌"赛道上不可否认地会享受到更多的优势。比如，心理学中的"光环效应"与美丽有着紧密的联系：在第一印象中，外貌极具吸引力的人被认为比其他外貌较差的人拥有更多的积极的个性特质，就像一种看不见的"光环"照耀着美丽的人。经济学家大卫·哈默梅什在其写的一本《美丽带来好处》书中提到，外貌漂亮的人可能更有可能会获得就业机会，获得更高的工资，更容易获得贷款批准，以更好的条件协商贷款，并拥有外貌更好、社会地位更高的配偶。因此，我们不难理解为什么很多人通过各种整形手术投资，甚至是过分投资于自己的外貌。

然而，"成功的外貌"远超越于传统意义上的美丽或英俊。它涵盖了一个人的全面的形象，展现出自信、成就和社会地位。虽然物理性的吸引力可能是其中的一部分，但"成功的外貌"的内涵更多涉及一个人如何展现自己、他们的举止、他们的风格选择，以及其他一些成功的指标。也就是说，"成功的外貌"是一个"整体套餐",它是关于一个人的着装如何与他们的举止相匹配,他们的财产如何反映他们的成就,以及他们的整体存在如何赢得尊重,等等。"成功的外貌",其内涵超越了单纯的物理特征,涵盖了特定的文化或社会中象征成就和地位的行为、选择和属性。

那么,这是否意味着我们不会关心美丽、时尚和化妆呢？当然不是。在人们对创造性自我表达的过程中,沉浸在美丽实践之中对许多人来说是自我关爱和自豪的一部分。然而,对于每个人来说,对外貌的投资都会有一个收益递减点。每个人应该深思熟虑地找到他们自己的收益递减点,这样可以更有意识地决定如何利用自己的时间和资源更有效地达成"成功的外貌"。

如何获得"成功的外貌"？

(1)自我认知:了解你所在的社区或专业的标准和期望。

(2)投资于质量:这不是指购买很多物品,而是投资于较少、质量更高、使用寿命更长且看起来更好的物品。

(3)保持健康:定期锻炼和均衡饮食有助于获得良好的体型。

(4)教育和培训:说话流利和知识丰富可以增强你的整体成功形象。

(5)一致性:这不仅仅是看起来像一个成功者,更是关于如何持续地维护这种外观。

(6)真实性:虽然了解社会标准很重要,但是忠实于自己也非常重要,并能在社会期望与个人舒适度和真实性之间找到平衡点。

现实生活中是人因天性所驱,不可否认漂亮的女孩可能会在事业和生活上获得更多的捷径,社会对外貌的过度关注会为她们打开机会之门。但是,微笑而又有能力的女孩在事业和生活上会走得更远。如果我不漂亮,那么我会真诚地微笑。

2.45　"淋浴效应"与"顿悟"

"淋浴效应(shower effect)"指的是人们在淋浴时经常获得最佳的灵感或经历清晰时刻的现象。人们相信,放松的心态和温水的感官体验有助于促进创造性思维。"淋浴效应"并不仅限于淋浴，还可以在其他让心灵放松的情境中出现，如散步或入睡前。你可能已经为某个问题烦恼了好几天，但突然在淋浴时得到了答案或新的创意。例如，一位作家可能会在淋浴时突然想到了一个故事的绝妙情节。

顿悟（insight）代表了某一事物突然变得清晰或突然理解了某一问题的时刻。这种清晰的时刻可能是长时间沉思的结果，也可能是自发的。在一个难题面前，你可能反复思考，试图找到答案。但答案往往在一个看似与问题无关的时刻突然出现。例如，一名科学家在和朋友吃饭时会突然想到一个实验的新方法。

在淋浴的放松状态下，人们可能突然理解一个问题或想出一个新颖的解决方案，代表了一个顿悟的时刻。这也提示了大脑在不同状态下可能会有不同的工作方式。目前研究表明，淋浴时我们的身体放松，大脑会释放多巴胺，它是一种与创意和奖励系统相关的神经递质。同时，淋浴中的白噪声可能会有助于减少外部干扰，允许大脑自由地进行"联接式思维"。在这种放松状态下，大脑更容易进行非线性或联接式思维，从而更容易产生新的洞见或解决方法。

"淋浴效应"与"顿悟"为我们的日常生活和工作提供了以下几点启示。

（1）放松的重要性：定期给大脑放松和休息的时间可以促进创造性和解决问题的能力，这不仅仅是淋浴，也可以是散步、冥想或其他放松活动。

（2）不要强迫思考：当面对一个难题或创意难关时，持续地努力思考并不总是最有效的策略。有时，让思绪自由流动或转移注意力可能更有助于找到答案。

（3）多样化工作环境：改变工作或学习的环境，如户外办公或在不同的场所工作，可能有助于创新思维。

（4）鼓励休息：对于管理者和领导者来说，应鼓励员工和团队成员定期休息和放松，因为这可能会带来更好的创意和解决方案。

（5）尊重非线性思维：有时最佳的想法和解决方案会出现在最不太可能的时刻。因此，值得给自己和他人留有时间和空间来体验这种顿悟的时刻。

（6）记录灵感：因为这种顿悟的时刻可能会随时发生，所以随身携带笔记本或使用手机记录这些想法是很有用的。

简而言之，"淋浴效应"与"顿悟"都与大脑在放松状态下如何处理信息有关。淋浴或其他放松活动为大脑提供了一个优化的环境，使其更容易产生顿悟。我们可以更好地为自己创造有利于创新和解决问题的环境，无论是在工作中，还是在日常生活中。

2.46　分房睡的利与弊

根据美国《基督教邮报》的报道，美国睡眠医学会（AASM）在2023年3月底调查了2005对夫妻，询问他们是否曾为了满足另一半的需要而调整睡眠模式，包括使用耳塞或眼罩、偶尔或持续睡在另一个房间、提早或延后入睡时间及使用静音闹钟。超过一半的人表示曾做出过调整，其中有35%的人表示采取分房睡，另有45%的男性表示有分房睡，而女性只占25%。从年龄层来看，27~42岁人群最容易分房睡，比例为43%，其次是43~58岁，占33%。

夫妻分房睡指的是夫妻双方选择在不同的卧室或床上独自睡觉，而不是共同使用一个卧室或床铺。这种睡眠安排在现代社会中越来越常见。这种安排在不同夫妻之间可能会产生不同的利与弊，以下是一些常见的观点。

1.分房睡的原因

（1）睡眠质量：夫妻可能因为不同的睡眠喜好、作息习惯或体型差异而影响彼此的睡眠质量。例如，一个人可能需要更多的空间、安静或特定的床垫硬度来获得良好的睡眠。分房睡可以让每个人都能满足自己的需求，提高睡眠质量。

（2）噪声和打鼾：夫妻之间的打鼾、翻身或夜间活动的声音可能会干扰对方的睡眠。分房睡可以减少这些噪声和干扰，从而提供更宁静的睡眠环境。

（3）独立空间：分房睡可以为夫妻提供更多的独立空间和个人时间。在日常生活中,夫妻可能需要时间独处、追求个人爱好或进行私人对话。分房睡可以满足这种需求,增强夫妻间的独立性和个人发展空间。

2.分房睡的利

(1)改善睡眠:分房睡可以让夫妻双方获得更好的睡眠质量,更充分的休息有助于身体和心理健康。

(2)减少干扰:分房睡可以减少夫妻之间的噪声干扰,保持良好的睡眠状态,有利于双方的工作和生活。

(3)个人空间:夫妻可以拥有更多的独立空间和时间,有助于保持个人的兴趣爱好和自我成长。

(4)增加性生活的新鲜感:夫妻分房睡可以为性生活带来新鲜感和期待。重要的是,要确保夫妻之间有充分的沟通和互动,以满足彼此的需求。

3.分房睡的弊

(1)缺乏亲密感:夫妻分房睡可能减少了夫妻之间的身体接触和亲密感,影响情感交流和亲密关系的建立。

(2)沟通障碍:分房睡可能增加了夫妻之间的沟通障碍,使得沟通变得更加困难,可能会导致情感距离的产生。

(3)社会压力:分房睡在某些文化和社会环境中可能会被视为夫妻关系不和谐或疏离的象征,可能引发外界的压力和负面评价。

(4)破坏家庭氛围:夫妻分房睡可能会给孩子或其他家庭成员留下不稳定或分裂的印象。家庭成员之间的共同睡觉可以增强家庭的凝聚力和温馨感。

夫妻分房睡有其合理的原因和一些好处,如改善睡眠和提供独立空间。然而,它也可能导致缺乏亲密感和沟通障碍。对于夫妻而言,重要的是彼此理解、尊重对方的需求,并找到适合双方的解决方案。

2.47　我们何时开始"变老"

衰老是一个逐渐发生的过程,没有一个明确的开始时间。然而,从生物学的角度来看,人体开始出现衰老迹象的时间通常被认为是在20~30岁。但是,我们在这个年龄段往往不会立刻感觉到衰老的影响。

(1)细胞代谢减缓。从20岁左右开始,人体的细胞代谢率开始缓慢下降,这影响到能量的产生和消耗,人们开始"发福"。

(2)肌肉质量和强度减少。从30岁开始,肌肉质量每10年减少3%~8%,这导致身体的力量和运动能力降低。

(3)皮肤弹性减少。大约从20岁开始,皮肤开始逐渐失去弹性和水分,导致皱纹和皮肤松弛的出现。

(4)骨密度减少。尤其是女性,在30岁左右达到峰值骨密度后,骨质开始缓慢流失,增加了骨折风险。

(5)生育能力变化。女性的生育能力在30岁左右开始缓慢下降,到40岁会更加明显。男性虽然可以在更晚的年龄保持生育能力,但精子质量随年龄增长而下降。

(6)认知能力变化。虽然大脑的某些认知功能,如词汇和知识可以随年龄增长而改善,但处理速度和记忆力可能从中年开始逐渐下降。

衰老过程受到遗传、生活方式、环境因素等多种因素的影响,因此,个体之间在衰老过程的开始时间和速度上存在显著差异。

2.48　必须懂得衰老

衰老是生命过程中的一个必然阶段,是所有生物体共有的自然现象。从生物学角度来看,衰老可以被定义为随时间积累的生理功能的逐渐下降,这影响到个体的生殖能力、生存能力,并最终导致死亡。衰老过程涉及多种复杂的分子和细胞机制,包括但不限于DNA损伤积累、端粒缩短、氧化应激、炎症、细胞衰老及代谢变化。

1.环境遗传学研究对衰老的理解

(1)遗传因素:研究表明,遗传因素在决定衰老速度和寿命方面起着重要作用。某些基因变异与长寿相关,而其他基因变异则可能会增加患慢性疾病的风险,加速衰老过程。

(2)环境和生活方式:除了遗传因素,环境因素和个人的生活方式选择(如饮食、运动、吸烟、饮酒和压力管理)对衰老过程也有重要的影响。

①氧化应激:环境因素(如烟草烟雾、污染和辐射)可以增加体内的自由基产生,导致DNA、蛋白质和细胞膜损伤,加速细胞衰老。

②表观遗传修饰:环境因素可以影响DNA甲基化、组蛋白修饰等表观遗传标记,从而改变基因的活性而不改变DNA序列本身,这对细胞的老化和组织的衰老有长期影响。

③营养:饮食模式(如过度摄入热量、营养素缺乏或不平衡)对衰老有直接影响,例如通过影响代谢途径(如胰岛素信号传导和mTOR途径)来影响寿命和健康寿命。

④心理-社会压力:长期的心理-社会压力被证明可以加速细胞衰老,如通过缩短端粒长度。端粒是染色体末端的保护结构,其长度被认为是衰老和细胞寿命的一个生物学标志。

2.细胞生物学研究对衰老的理解

(1)DNA损伤积累:细胞生物学的研究显示,DNA损伤在细胞衰老中扮演核心角色。随着年龄的增长,细胞的DNA修复机制效率下降,导致损伤积累。这些损伤可能触发细胞衰老、细胞凋亡或癌症等。

(2)端粒缩短:端粒是位于染色体末端的重复序列,保护DNA不受损伤。每次细胞分裂时,端粒都会略微缩短,直至到达临界长度,细胞便进入衰老状态并停止分裂。端粒缩短被认为是衰老的一个重要标志。

(3)自噬和蛋白质稳态:自噬是细胞清除受损蛋白质和细胞器的过程,对维持细胞健康至关重要。在衰老过程中,自噬效率可能会下降,导致受损分子和细胞器的积累,进而影响细胞功能。

(4)细胞衰老:当细胞遭受到严重的损伤或应激时,它们会进入一种细胞衰老的状态,不再分裂,但仍然存活。衰老细胞可以分泌炎症因子,对周围细胞和组织造成损害,促进衰老过程。

(5)线粒体功能障碍:线粒体在细胞能量产生中扮演着关键角色。随着年龄增长,线粒体功能可能会下降,导致能量的产生效率降低和自由基产生增加,进而损伤细胞。

3.临床医学研究对衰老的理解

老年人体内存在低度但持续的炎症状态,称为"炎症衰老"。这与多种慢性疾病的发展有关,如心血管疾病、糖尿病和阿尔茨海默病。随着年龄的增长,老年人慢性疾病的发生风险也会增加。据WHO报告,慢性疾病是全球老年人死亡的主要原因。

(1)心血管系统:随着年龄增长,心脏的功能可能会降低,血管会变得更加僵硬。这可能导致血压升高,增加患心脏病和中风的发生风险。据估计,65岁及以上的成人中约有58%患有高血压。

(2)呼吸系统:肺功能随年龄增长而下降。肺活量和呼气流量的减少可能导致呼吸困难。一项研究显示,肺活量每10年减少约30 mL。

(3)肌肉系统:随着年龄的增长,肌肉质量和力量会逐渐减少,这种现象称为肌肉减少症。在65岁及以上的老年人中,有10%~25%的人会受到肌肉减少症的影响。

(4)骨骼系统:骨密度随年龄增长而减少,特别是在绝经后的女性中,这增加了骨折的风险。据估计,全球每3位女性中有1位,每5名男性中有1位在其余生命中会经历至少一次骨折。

(5)神经系统:老年人的中枢神经系统,特别是大脑,在衰老过程中的其中一个显著变化是大脑细胞(神经元)数量的减少(失去10%~15%的神经元),导致认知功能下降,包括记忆力减退、学习能力下降、执行功能障碍和处理速度的减慢。阿尔茨海默病是最常见的老年性痴呆形式之一,全球约有

5000万人受到影响。65岁及以上人群中,大约10%患有阿尔茨海默病或其他形式的痴呆。

(6)消化系统:消化系统的功能可能会随着年龄的增长而下降,包括胃的排空时间延长和肠道蠕动减慢。这可能导致消化不良和便秘问题。

(7)免疫系统:老年人的免疫系统功能下降,这使他们更容易感染疾病,并可能减慢疾病康复的速度。疫苗的有效性在老年人中也可能降低。

(8)感官系统:视力和听力的下降是老年人常见的问题。据估计,全球65岁及以上老年人中,有近一半的人患有某种程度的听力损失,而且随着年龄的增长,老年人患有视网膜疾病和白内障的风险也会增加。

4.社会学研究对衰老的理解

(1)社会角色的变化:退休是老年期最显著的社会角色变化之一,可能影响个体的社会身份和经济状况。社会支持和社会参与对老年人的健康和幸福感至关重要。

(2)社会孤立和孤独感:老年人面临较高的社会孤立和孤独感风险,这与心理健康问题和早逝风险增加有关。一项研究发现,社会孤立和孤独感与心血管疾病、中风、增加的炎症水平和免疫系统功能下降相关。

(3)经济压力:退休收入减少和医疗费用增加可能给老年人带来经济压力。据统计,老年贫困率在某些国家和地区是一个显著问题。

(4)年龄歧视:老年人可能会遭遇年龄歧视,影响他们的社会参与、就业机会和医疗保健获取。年龄歧视还可能影响老年人的自我认同和心理健康。

5.抗衰老的研究

科学家正在研究干预衰老过程的方法,包括药物、饮食限制(如间歇性禁食)、提高身体活动等,以延长健康寿命和改善生活质量。

(1)饮食限制:大量研究表明,饮食限制(减少热量摄入而不引起营养不良)可以在多种生物模型中延长寿命,减缓衰老过程。这表明环境因素(如摄入的食物和热量)可以通过影响特定的遗传途径来调节衰老和寿命。

(2)运动:定期的身体活动被证明可以延缓衰老相关的生理变化,提高老年人的认知功能,降低慢性疾病的风险。运动可以通过改善代谢健康、减少炎症、增强DNA修复能力和提高抗氧化防御等机制发挥作用。

(3)抗衰老药物:针对特定的衰老标志(如端粒缩短、DNA损伤修复、自噬激活)的药物和治疗方法正在研究中,这些方法展现了抗衰老研究的前景。

2.49 被忽略的老年人健康的注意事项

WHO通常将70岁及以上的人群定义为老年人。据联合国数据,2020年,全球65岁及以上的老年人口约占总人口的9%。预计到2050年,这一比例将上升到约16%。中国的老龄化问题尤为显著,根据国家统计局的数据,2023年底,中国60岁及以上的人口超2.96亿,占总人口的比例为21.1%,其中65岁及以上的老年人口占比为15.4%。

1. 增加室内照明度

老年人因视网膜锥体细胞数量减少或可能发展不同程度的白内障,导致感光度降低。研究表明,老年人需要的光照强度是年轻人的2~3倍,这样他们才能看得清楚。为了适应这一变化,建议将室内照明度增加至少300勒克斯(照明单位),特别是在阅读或做精细活动的区域。因此,不要为了节约电费而减少老年人必要灯光照明度,充分的照明可以减少老年人跌倒发生。

2. 谨慎服用维生素和营养补充剂

随着年龄的增长,肝和肾功能可能会逐渐下降,影响药物的代谢和排泄。美国国家老年研究所(NIA)指出,超过40%的65岁以上老年人每天至少服用5种或更多种药物。不必要的服用维生素和营养补充剂可能会导致过量摄入特定营养素,增加与其他药物相互作用的风险。因此,在服用任何补充剂前应咨询医生。

3.确保充足的睡眠

老年人常因为健康问题、药物副作用或睡眠环境不佳等原因经历睡眠质量下降。美国睡眠医学会(AASM)建议成人每晚睡眠时间7~8小时。睡眠不足会影响记忆力、注意力和身体健康。如果有长期的睡眠问题，应该咨询医生，而不是长期依赖安眠药。

4.合理用药以减少药物相互作用

随着年龄的增长，多重用药(同时使用多种药物)的风险增加。根据美国卫生与公共服务部药物滥用和心理健康服务管理局(SAMHSA)的报告，老年人是药物相互作用的高风险群体。因此，减少不必要的药物，并定期与医生复查药物清单，可以帮助降低不良药物反应和相互作用的风险。

5.避免跌倒和意外伤害

老年人跌倒的风险较高，可能导致严重伤害。家中应确保光线充足、地面平整防滑，安装扶手和防滑垫。据统计，每年约有30%的65岁以上老年人至少会跌倒一次。

6.药物管理

由于老年人可能需要服用多种药物，正确管理药物以避免错误用药非常重要。建议使用药物管理器或定期与医生或药剂师复查药物清单。

7.防止孤独

社会孤立和孤独感对老年人的心理健康有负面影响，增加患抑郁症的发生风险。应鼓励老年人参与社区活动、兴趣小组或通过视频通话保持与家人朋友的联系。

8.保护皮肤

老年人的皮肤薄弱，更容易受到伤害。外出时需使用防晒霜，避免长时间直接暴露在阳光下，并且需要每天保持皮肤的清洁和滋润。

9.注意饮食健康

随着年龄增长,老年人消化系统可能会变得更加敏感,需要更加注意饮食健康。建议增加膳食纤维的摄入,减少油腻和高脂肪食物,保证充足的高质量的蛋白质摄入。

10.听力保护

老年人容易出现听力下降,应定期进行听力检查,并在嘈杂的环境中使用耳塞保护听力。大约有1/3的65~74岁的老年人及超过1/2的75岁以上老年人受到过不同程度的听力损失影响。

11.性健康

老年人的性健康是一个重要但经常被忽视的议题。随着年龄增长,虽然生理和心理上可能会经历一些变化,但保持性生活的愿望和能力通常仍然存在。实际上,性健康对于老年人的整体幸福和生活质量有着积极的影响。随着年龄增长,男性可能会经历勃起功能障碍(ED)的增加。据估计,60~70岁的男性中约有65%经历过某种程度的ED。此外,射精可能会变得不那么强烈,且恢复期可能延长。绝经期后的女性可能会因为雌激素水平下降而遇到阴道干涩、性交疼痛等问题。然而,这些状况可以通过润滑剂、阴道润滑膏或医生推荐的荷尔蒙疗法来管理。社会对老年人性活动的偏见和误解可能会对他们的性自尊和行为产生负面影响。根据美国疾病控制与预防中心(CDC)的报告,性传播疾病在老年人中的发病率正在上升。因此,使用安全性措施如避孕套,对预防性传播疾病至关重要。

12.防诈骗

随着年龄增长,虽然老年人积累了丰富的生活经验,但在当前快速变化的社会信息环境中,他们可能会遇到信息获取的障碍。这种情况有时会使他们更容易受到包括网络诈骗在内的各种欺诈活动的影响。诈骗的方式多种多样,如投资诈骗、冒充政府诈骗、个人信息或财务诈骗,性诈骗等。据统计,美国老年人每年因财务诈骗损失超过30亿美元,这些诈骗手段包括浪漫诈骗、彩票和抽奖诈骗等。比如,在英格兰和威尔士几乎每40秒就有一位老年人成为欺诈的受害者,相当于每年有超过80万老年人报告遭遇到诈骗。

13.社交活动

保持社交活动有助于老年人保持心理健康,减少孤独感和抑郁的风险。研究表明,拥有良好社交关系的老年人比孤独者拥有更长的寿命和更好的生活质量。

14.定期健康检查

老年人应定期进行健康检查,包括血压、血糖、胆固醇和骨密度的测量,以及视力和听力的检查,有助于早期发现和管理潜在的健康问题。

2.50 面对死亡

当我们开始长大成人后,我们会经历亲人、朋友、同事甚至熟人的离去。无论是因自然老去还是因疾病或意外事故,死亡总会无情地降临。甚至我们最忠诚的宠物狗也会在某一天永远离开我们。随着年龄增长或疾病的到来,我们终究会像我们的祖先一样,面对自己的死亡。

面对死亡是人生中最困惑和令人不安的事情之一。2000多年前古罗马时期的哲学家塞内卡(Lucius Annaeus Seneca)面对死亡的命题如是说:"人不是因为死亡而不幸,而是因为对死亡的恐惧而不幸。"我们害怕面对未知的黑暗,害怕失去自己珍爱的人,害怕与亲人永别。死亡带来的痛苦和悲伤伴随着我们的日子,让我们不敢直面这个必然的终点。

然而,死亡也是生命中不可分割的一部分。它是一个无法回避的现实,每个人都将不可避免地面对自己生命的终结。当笔者几十年前还工作在临床第一线时,特别是在急诊室,我看到无论你的社会地位是高贵还是低贱,富有还是贫困,年迈还是年幼,外观美丽还是丑陋,生命的灯就像烛光一样脆弱。死亡是公平的,我们需要学会勇敢地面对。

面对死亡意味着我们需要反思和珍惜活着的每一天。我们不能忽视生命的短暂和脆弱,而应该以更加积极的态度去经历和感受。我们可以拥抱每一个美好的瞬间,关注自己和他人的情感需求,建立真挚的人际关系。当我们认识到生命的脆弱性时,我们会更加珍惜时间,追求有意义的经历和贡献。

面对死亡还意味着我们需要思考生死的意义和目的。每个人对于生命的理解和意义都有所不同,但死亡无疑是一个提醒我们要反思人生价值和目标的时刻。我们可以思考自己的成就和遗产,思考我们对世界的贡献,以及我们留给后代的影响。通过思考死亡,我们可以重新评估我们的人生取向,并决定如何度过剩下的时光,让自己的人生更有意义和价值。

面对死亡还意味着我们需要寻找内心的安宁和接受。死亡是自然界运行的一部分,我们无法改变它的到来。但我们可以改变我们对待死亡的态度。我们可以接受它作为生命循环中的必然过程,以一种平静和宽容的心态迎接它。通过接受死亡,我们可以减少对未知的恐惧,放下恐惧和焦虑,让自己更加从容地面对人生的起伏和不确定性。

虽然死亡是一项艰巨又不可逃避的人生终点,但我们可以通过各种方式来准备自己。阅读有关生死的文献,参与哲学和宗教的思考,寻求心理和情感的支持,以及与他人分享我们的担忧和恐惧。这样的努力可以帮助我们更好地理解死亡,并为我们的情感和心理健康提供支持,必要的时候向他人和专业人士寻求支持。

在面对死亡的过程中,我们有时需要给予自己时间和空间去悲伤和疗愈。人们有时还会选择有尊严地走完这一过程。

我们向死而生。史蒂夫·乔布斯面对生死曾说过:"记住自己终将死去,是我所知最好的方式,避免陷入认为自己会失去什么的陷阱。"我也曾读过这样一段话:"一旦你没有被人忘记,你就没有真正死去。"

2.51　我们为什么要祭祖

祭祖是中国传统文化中一项重要的仪式活动,代表着对祖先的敬仰和纪念。这一传统习俗承载着深厚的历史渊源和文化内涵,是中华优秀传统文化的重要组成部分。各国的祭祖传统仪式举例如下。

（1）中国是祭祖文化最为广泛和深厚的国家之一。中国人通常在清明节（4月4~6日）或重阳节（阴历九月九日）等特定节日祭祖。他们会前往祖先的墓地或家族祠堂，烧纸、上香，祭拜祖先，向他们表达敬意和怀念。

（2）日本也有祭祖的传统，被称为"盂兰盆会"或"彼岸会"。这是在每年的7月15日或8月15日，根据不同的地区和佛教宗派而有所不同。人们会在家中设立祭坛，摆放祖先的牌位，并举行供奉仪式、祈祷和献花等活动。

（3）韩国祭祖的习俗被称为"曾祖父母礼拜"。一般在阴历新年（韩历正月初一）或秋夕（阴历八月十五日）这两个重要的传统节日，人们会前往祖先的坟墓或家族墓地，清扫墓地、献花、烧香，表达对祖先的尊敬和怀念。

（4）越南有一种祭祖的传统称为"清明节"，与中国的清明节相似。在每年的4月15日，人们会前往祖先的墓地祭拜，并进行祈祷和献花等仪式。

（5）在阿拉伯地区的一些国家，有一种祭祖的传统叫作"祖齐亚"（Ziyarat）。信徒们会前往圣地麦加和麦地那，参观先知穆罕默德的陵墓，并进行祈祷和朝拜。

（6）印度各地有不同的祭祖传统，其中最知名的是印度教的"河灌浴"仪式。信徒们会前往圣河（如恒河）进行洗礼和祭祀，以祈求祖先的祝福和保佑。

那么，我们人类为什么要祭祖呢？这个问题涉及信仰、文化传承及家族纽带等多个层面。

首先，祭祖是对祖先的一种敬仰和感恩的表达。我们的祖先是我们存在的源泉，是我们的根。其次，祭祖有助于传承和弘扬中华民族的优秀传统文化。中华文化历史悠久，丰富多彩，祭祖作为其中的一个重要环节，是对先人智慧和文化传统的继承。

其次，祭祖也是家族凝聚力和纽带的象征。中国家族文化注重家庭的连续性和血脉的传承。祭祖仪式是家族成员聚集在一起，共同缅怀和祭拜祖先的时刻。在这个过程中，祭祖不仅是对祖先的敬仰，也是家族的传统，通过祭祖可以维系家族纽带，使家族成员更加团结和亲近。

最后,祭祖也有助于个人修身养性和思考人生意义。在快节奏的现代社会中,人们常常忽视内心的反思和精神层面的需求。祭祖作为一种传统仪式,能够让人们停下来,思考自己的根源和人生意义。通过祭祖,我们可以重新审视自己的行为和生活态度,加深对生命和社会责任的思考,从而提升个人修养和道德观念。

总之,祭祖是对当今生命的珍惜和对过世亲人的精神生命的延续。有一句名言是这么说的,一个人真正意义上的死去,是世上没有任何人记得他/她的时候。这种观点强调了记忆和纪念的重要性,我们曾经的存在只有被后人和/或他人铭记时,我们的精神生命才能延续下去。

参考文献

[1] KALLINE M, MARKKU A. Aging, physical activity and sports injuries. An overview of common sports injuries in the elderly[J]. Sports Medicine, 1995, 20(1): 41-52.

[2] KAMMERLANDER C, BRAITO M, KATES S, et al. The epidemiology of sports-related injuries in older adults: a central European epidemiologic study [J]. Aging Clin Exp Res, 2012,2 4(5): 448-454.

[3] American Museum of Natural History. DNA: Comparing Humans and Chimps [R]. 2024.

[4] KELLY T, YANG W, CHEN C S, et al. Global burden of obesity in 2005 and projections to 2030 [J]. Int J Obes (Lond) ,2008, 32(9): 1431-1437.

[5] PAN D, HAI Z Q, YANG X, et al. Association between reading and depression in Chinese adults [J]. Medicine (Baltimore), 2022, 101(51): e32486.

[6] ZHAO Y L, GUYATT G, GAO Y, et al. Living alone and all-cause mortality in community-dwelling adults: A systematic review and meta-analysis[J]. Lancet, 2022 (54): 101677.

[7] ZOCHER S, OVERALL R W, LESCHEET M, et al. Environmental enrichment preserves a young DNA methylation landscape in the aged mouse hippocampus[J]. Nature Communications, 2021, 12(1): 3892.

[8] SAWHNEY V. Weirdly True: We Are What We Eat [R]. Harvard Business Review August 06, 2021.

[9] 中华医学会肝病学分会脂肪肝和酒精性肝病学组,中国医师协会脂肪性肝病专家委员会.酒精性肝病防治指南(2018年更新版)[J].临床肝胆病杂志,2018,34(5):939-946.

[10] 香江社会救助基金会.乡村儿童心理健康调查报告[M].广州:广东高等教育出版社,2023.

第三章

看医学

哪里热爱医学艺术，
哪里就有对人性的热爱

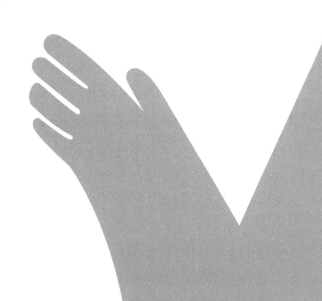

3.1　医学是人学

如何理解医学是人的综合学科？医学作为一门学科，研究人类的身体结构、功能及疾病的诊断、治疗和预防。它涵盖的领域广泛，包括解剖学、生理学、病理学、药理学、微生物学、遗传学、流行病学等。通过对人体的研究和了解，医学可以帮助我们识别疾病的原因、发展治疗方法及预防措施。然而，医学的终极目标是保护和促进人类的健康，提高生活质量，而医生面对的患者可能来自不同的年龄、性别、社会背景、生活经历、工作环境、教育程度、宗教信仰、文化取向等。因此，从某一层面来看，医学必须是"人学"，才能更好地有个性化地针对具体患者的疾病进行正确的诊断和有效的治疗。医学不仅关注疾病的治疗，也关注疾病的预防和健康的促进。预防医学的目标是通过教育、干预措施和公共卫生政策来减少疾病的发生。这包括推广健康生活方式、疫苗接种、筛查检测及环境和社会因素的干预。医学是一门广泛而综合的人类学科，它不仅涉及自然科学领域，还包括社会科学、宗教学、心理学等。这是因为医学不仅仅关注人体的生理和生物方面，还深入研究人类的社会环境、文化背景、心理状态及信仰体系对健康和疾病的影响。

1.社会科学在医学中扮演着重要的角色

社会学研究人类在社会群体中的行为、交往模式和社会结构，通过探索社会因素对健康和疾病的影响，帮助我们理解疾病的社会分布、健康不平等和医疗资源分配的问题。医学人类学关注不同文化背景下的医疗实践、疾病观念和健康行为，以促进跨文化医疗的理解和适应性。此外，医学伦理学也是医学中重要的分支，研究医疗决策、生命伦理学和患者权益保护等伦理问题。通过研究社会群体的行为、文化和社会结构，医学可以更好地理解疾病的社会分布和不平等，以及设计相应的健康干预措施。

2.心理学与临床医学密切相关

统计数据表明,在门诊就诊的患者中,约有1/3的病症具有心因性因素,即这些健康问题的部分或全部原因与患者的心理状态有关。这一比例凸显了心理健康在整体健康管理中的重要性。美国心理学家约翰·C.霍林斯的研究指出:"心理因素如压力、情绪和信念可以直接影响人们的免疫系统、心血管系统和其他生理过程。"通过临床心理学的实践,医生可以帮助患者缓解心理问题,提高治疗效果和生活质量。

3.宗教和文化因素在医学中也扮演着重要的角色

宗教和文化因素在医学中占据着重要位置,影响着个体的身心健康、医疗态度和选择。医学需考虑不同文化对健康和疾病的观念及治疗方法,以尊重和适应多样性。此外,不同文化中对健康和疾病的观念和治疗方法也需要被考虑和尊重。

4.跨学科研究

医学的综合性体现在各个学科之间的交叉与合作上。例如,心脏病学中的心脏移植手术涉及外科手术、免疫学、生理学等多个学科的知识与技术的综合运用。医学的进步需要不同学科之间的合作与交流,以促进知识的交叉结合和创新的产生。

医学作为一门综合性的人类学科,不仅关注生物和生理方面的研究,还紧密结合社会科学、心理学、宗教和文化等领域。通过综合多学科的知识和方法,医学能够更全面地理解和解决人类健康和疾病问题,同时也能更好地满足患者的综合需求和社会的期望。

3.2　预防胜于治疗

希波克拉底(Hippocrates)是古希腊著名的医学家,他被认为是现代医学的奠基人之一。他最著名的一句对从医人员的告诫如是说:"最伟大的医学是教人们如何不需要它(The greatest medicine of all is to teach people how not to need it.)"。托马斯·爱迪生(Thomas Edison)也有过对未来医学相似的展望："未来的医生将不会给患者开药,而是引起他们对人体结构、饮食以及疾病的原因和预防的关注(The doctor of the future will give no medication, but will interest his patients in the care of the human frame, diet and in the cause and prevention of disease.)"。这些充分显示了预防医学的重要性。笔者以从医和从药几十年的经验认为,最好的内科医生不用药,最好的外科医生不用刀。可惜,在现实生活和临床医疗实践中,我们看见的反而是预防医学没有被足够重视及大量的过度医疗。预防医学在现代医学中的重要性不可低估。预防医学致力于预防疾病、促进健康和延长生命的医学领域。它关注的是通过采取干预措施来预防疾病的发生、减少危险因素的影响,提高人群和个体的整体健康水平。

以下是3个关于预防医学的例子,可显示其重要性。

(1)疫苗接种:其是预防医学中最成功的实践之一。通过接种疫苗,人们可以获得免疫力,预防多种传染病的发生和传播,如水痘、麻疹、流感等。疫苗接种不仅保护了个体的健康,还对社区和全球范围内的疾病控制和消灭起到了关键作用。

(2)健康教育和宣传:健康教育通过普及正确的健康信息和生活习惯,如健康饮食,降低慢性疾病的风险,如心血管疾病和糖尿病。

(3)定期筛查和健康检查:通过定期的体检和筛查,可以早期发现潜在的健康问题或疾病风险,并及早采取干预措施。例如,乳腺癌早期筛查可以通过乳房X线检查或乳腺超声检查发现肿瘤早期征兆,提高患者的治愈率和生存率。其他常见的筛查包括定期的宫颈癌筛查、结肠癌筛查等。

预防医学与治疗医学密切相关,两者互为补充。治疗医学侧重于治疗已经发生的疾病和症状,通过药物治疗、手术和其他医疗干预来帮助患者康复。而预防医学则更加注重在疾病出现之前的阶段,通过预防措施和健康促进来避免疾病的发生。此外,预防医学能够减少医疗资源的使用,避免不必要的医疗费用和治疗过程,使医疗资源能够更好地用于需要治疗的患者,提高医疗系统的效率和可持续性。

3.3　医学干预不止于治疗：康复医学

完整的医疗干预链条包括预防、社区卫生网络、诊断、治疗和康复。在上节中，我们已经讨论了预防在医学实践中的内涵和重点。在本节中，我们将着重介绍康复医学。

康复医学是专注于帮助患有各种疾病、伤害或残疾的个体恢复功能和提高生活质量的医学领域。它涉及多学科合作，旨在帮助患者克服身体、认知和心理上的障碍，以达到最佳的独立生活水平。

康复医学专注于帮助患病、受伤或有残疾的个体恢复功能和提升生活质量。该领域跨学科合作，涵盖物理、职业和言语治疗等，目标是帮助患者克服身体、认知和心理障碍，实现独立生活。康复医学历史悠久，现代康复医学由哈佛大学的保罗·达德利·怀特（Paul Dudley White）教授奠基。尤其在两次世界大战后，许多士兵的康复需求推动了该领域的发展。康复医学强调个性化治疗计划和多学科合作，旨在全面提高患者的生活质量。

例如，下半身瘫痪的车祸患者和中风患者的康复包括物理治疗以增强肌肉力量，辅助器具如轮椅和助行器的使用，职业治疗以重新学习日常任务，心理支持及社会适应帮助。中风康复强调早期干预，包括运动和言语恢复训练，药物治疗以控制风险因素，心理和社会支持以促进全面恢复。

康复医学不仅关注疾病治疗，还关注预防和健康促进，通过综合治疗和支持，提高患者的功能恢复和生活质量。

3.4　疾病的风险因素

疾病的风险因素指的是可以增加患某种疾病的可能性的各种因素。这些因素可以是生活方式、环境、遗传、行为习惯或其他个人特征。疾病的风险因素可以是单一的，也可以是相互作用的。一些常见的疾病风险因素包括吸烟、饮食不健康、缺乏体育锻炼、遗传倾向、环境污染、暴露于致病物质、慢性压力和缺乏充足的休息等。举例来说，吸烟是肺癌和许多其他癌症的风险因素。除了吸烟，其他生活方式也可能成为患病的风险因素。例如，饮食习惯不健康、缺乏体力活动、长期暴露在有害环境中或接触有害物质等都可能增加患上心脏病、糖尿病、脑卒中等疾病的风险。然而，并不是每个吸烟者都会患上肺癌，也并非所有患肺癌的人都有长期的吸烟史。并非所有以上这些生活方式的人都会患上这些心脑血管病和糖尿病，也有人拥有健康的生活方式却患上了疾病。这表明风险因素并不是决定性的预测因素。

疾病的风险因素如下所述。

(1)遗传因素是一种重要的风险因素。某些疾病可能在家族中有遗传倾向，如乳腺癌、帕金森病等。然而，即使有家族史，也不意味着每个人都会继承或患上这些疾病。基因与环境的相互作用复杂多样，因此患病风险的确定性不是单一的。

(2)还有一些患病的人可能没有或只有很少已知的风险因素。例如，有些人可能突然患上了癌症，却没有明显的家族史、吸烟史或其他已知的风险因素。这表明疾病的发生可能涉及其他未被完全了解的因素，如免疫系统异常、基因突变等。

(3)贫困和低社会经济地位与多种健康问题相关。教育水平较低的人群可能由于缺乏健康知识而面临更高的健康风险。

我们都生活在现实世界中的各种概率风险之中，但我们不能因为风险而妥协我们的生活环境和降低生活质量。相反，我们寻求有关风险的知识和平衡的信息，并采取积极主动的方法来避免或减少风险，甚至在必要时承担一定的计算风险(calculated risk)。

3.5 自限性疾病与伪疗法

1. 自限性疾病

自限性疾病(self-limited diseases)是那些在没有特定治疗的情况下自发消失的疾病。换一句话来说，自限性疾病是指无须治疗或干预即可自然恢复的疾病。例如,普通感冒、大多数的病毒性感染和轻微的消化道不适等,通常在一段时间后会自然消失。然而,这种自然消退的特性为伪疗法提供了一个"展示"其效果的机会。在大多数自限性疾病情况下,无须特定干预即可使疾病消失。尽管如此,人们仍然倾向于使用药物,相信这样做会增加战胜疾病的机会。

以感冒为例,其症状一般在1周左右会自然缓解。如果此间患者服用了某种宣称可以治愈感冒的"神奇药物",并在1周后感冒症状消失,患者可能会错误地认为是该药物起到了治疗效果,而不是自然疾病的自限性特点。

许多自限性疾病是传染性的,如流感、水痘、甲型肝炎、急性乙型肝炎和诺如病毒都是自限性的流行病。早在1835年,美国医学科学家雅各布·比格洛注意到了这类疾病。他在其论文《自限性疾病》中指出,一些疾病表现出"自限性"的特征,这些疾病受到其自身性质的限制,而不是外部因素的影响。自限性疾病并不意味着可以停止寻求医疗。相反,它提醒公众要保持充足的休息和充足的营养摄入,提高免疫力,在个人保护的前提下,无须对疾病恐慌。

2.伪疗法

伪疗法(pseudo-therapies)是指缺乏可靠科学证据支持其效果的治疗方法,其效果通常限于安慰剂效应。这些治疗可能声称可以治疗或缓解疾病,但在实际测试中缺乏可靠的证据来支持其有效性。伪疗法的机制通常在生物学上是不可信的。举例如下所述。

(1)用于缓解疼痛的磁性手环:这些手环通常被宣传为具有"治疗"作用的磁铁,可以改善血液循环并减轻疼痛。然而,科学研究一直显示,没有明显的证据支持磁性手环在缓解疼痛方面的有效性。那些在佩戴这些手环时经历临时性疼痛缓解的人可能会把它归功于磁铁,但更可能是由于安慰剂效应或疼痛症状的自然波动。

(2)严重疾病的顺势疗法治疗:顺势疗法(homeopathy)是一种替代医学方法,基于"以毒攻毒"的理念,即认为某些物质在健康人身上引起的症状,可以用极其稀释的相同物质来治疗患病者。顺势疗法强调个体化治疗,关注患者的整体健康状况,而不仅仅是特定疾病症状。然而,许多研究发现,这些治疗方法与安慰剂效应相比并没有更好的效果。在患有癌症或感染等严重疾病的情况下,仅依赖顺势疗法可能会导致延误接受基于证据的医疗护理,从而带来危险。

(3)用于情绪健康的水晶疗法:水晶疗法(crystal healing)是一种替代医学和新世纪灵性实践,认为特定的水晶和宝石具有治愈能力,可以帮助平衡能量、改善健康和提升情绪。虽然水晶疗法在许多文化和灵性实践中受到欢迎,但其科学有效性尚未得到广泛验证。大多数主流医学和科学界认为其疗效主要源自安慰剂效应和心理暗示。

更令人担忧的是,伪疗法不仅可能导致患者错过真正有效的治疗机会,还可能带来其他的健康风险。例如,某些声称"纯天然"的伪疗法产品可能含有对人体有害的化学物质,长时间使用可能导致其他健康问题。

3.如何识别伪疗法

(1)缺乏科学证据:伪疗法的主要指标之一是缺乏可信的科学证据。有效的医疗治疗通常会得到经过良好设计的临床试验和研究的支持。

(2)夸张的声明和奇迹疗法:伪疗法通常会夸大其"包医百病"和快速不切实际的"奇迹疗效"。

(3)否认已建立的医学逻辑学知识:伪疗法可能会否认已建立的医学知识,而提出未经验证的替代理论。

(4)缺乏合格的从业者:某种疗法由没有适当医学资格的人提供。

(5)操纵见证人和个人经验:伪疗法通常依赖个人见证和个人经验作为证据。

因此,对于患者和医疗专业人员来说,正确识别和处理自限性疾病是至关重要的。患者应当具备基本的医学知识,不轻信未经科学验证的治疗方法。同时,医疗专业人员也应该在为患者提供治疗建议时,明确告知其疾病的自限性特点,并提醒患者警惕伪疗法的陷阱。

3.6　失眠对健康的影响

失眠(insomnia)是指无法获得足够的、令人满意的睡眠,包括难以入睡、难以保持睡眠或早醒的情况。失眠通常导致睡眠质量下降和日间功能障碍。失眠是人与生俱有的,是人类对其共存的人和物及周围世界的一种生理或病理反应,是一种保护性机制,就像应急时我们的心跳加快一样。人类失眠的最早记录可以追溯到古代文明。在古代埃及、希腊和罗马时期,人们已经描述了失眠的症状和困扰。

1.失眠的不同类型

(1)难以入睡:需要较长时间才能入睡,或者无法在合适的时间入睡。

(2)难以保持睡眠:经常醒来,难以重新入睡,或者睡眠质量不佳。

(3)早醒:在早晨醒来并无法重新入睡,导致睡眠时间不足。

(4)睡眠质量下降:即使有足够的睡眠时间,仍然感到疲劳、不舒服或没有得到充分休息。

根据失眠的持续时间,可以将其分为短期失眠和慢性失眠。短期失眠通常持续几天到几周,而慢性失眠则指持续超过1个月的失眠情况。

根据相关研究,个体在生活中的某个阶段出现失眠症状的估计比例会有所不同,这取决于所研究的人群及定义失眠的标准。然而,研究表明30%~50%的成人可能在某个阶段出现失眠症状。

2.失眠的病理机制

大脑中的一些关键区域,如脑干、下丘脑和大脑皮质,均参与了调节睡眠的过程。失眠的病理机制涉及与睡眠相关的脑区和神经途径。

(1)神经递质失衡:神经递质如γ-氨基丁酸(GABA)、血清素、去甲肾上腺素等在调节睡眠和觉醒中起重要作用。失眠可能与这些神经递质的功能失衡有关,尤其是GABA的减少,它是中枢神经系统的主要抑制性神经递质。

(2)环路激活过度:睡眠和觉醒由大脑中的多个环路协同调控,包括促进睡眠的脑区和促进觉醒的脑区。失眠可能与这些环路之间的平衡被打破有关，导致促进觉醒的脑区过度活跃。

（3）生物钟紊乱：人体内部的生物钟（昼夜节律）对睡眠周期有着重要影响。失眠可能与生物钟的紊乱有关，如昼夜节律失调症，导致睡眠和觉醒时间发生变化。

失眠可以是独立存在的问题，也可以是其他身体或心理疾病的症状之一。一些常见的失眠引起因素包括焦虑、抑郁、压力、药物副作用、慢性疼痛、睡眠环境问题以及不良的睡眠习惯和生活方式。

3.慢性失眠对健康的影响

充足的睡眠对人体健康的重要性毋庸置疑。早在2007年，WHO将"熬夜"的致癌性定义为2A级。一项于2023年由同济医院的研究团队在知名期刊《癌症》(Cancer)上发布的一项关于睡眠习惯、时间与癌症风险的研究称，对近1.5万人的分析结果发现，睡眠时间过短与癌症风险升高密切相关。文章提示的3种风险分别为：睡眠时间小于6小时的人，患癌风险升高41%；从来不午睡的人，患癌风险明显升高；晚上睡眠短还不午睡的人，患癌风险高。熬夜被公认为是伤害身体最严重的行为。最近一份大数据平台的分析显示，成都市是全国睡眠最晚的城市。其对健康的影响还不清楚，还需要长期跟踪。

慢性失眠会对健康产生多方面的影响包括身体和心理方面的问题。以下是慢性失眠可能引发的健康影响。

（1）精神状态下降：长期睡眠不足会导致精神状态下降，包括情绪不稳定、易怒、焦虑和抑郁等。失眠会对大脑的情绪调节中枢产生负面影响，使人更容易出现负面情绪和情绪波动。

（2）记忆力和注意力问题：睡眠是记忆巩固和学习的重要过程，长期失眠会对记忆力和注意力产生负面影响。慢性失眠者可能会出现注意力不集中、学习困难和记忆力减退等问题，影响日常工作和学习表现。

（3）免疫系统功能下降：睡眠不足会削弱免疫系统的功能，增加患病风险。长期失眠可能导致身体抵抗力下降，容易感染疾病，如感冒、流感和其他炎症性疾病。

（4）心血管问题:失眠与心血管疾病之间存在一定的关联。长期失眠可能增加患心脏病、高血压和中风等心血管疾病的风险。

（5）代谢紊乱:失眠可能导致代谢紊乱,增加患肥胖症和糖尿病等代谢性疾病的风险。睡眠不足会影响激素分泌和血糖调节,进而影响身体的能量平衡和代谢功能。

（6）增加意外事故风险:睡眠不足会影响注意力和反应能力,增加发生交通事故、工作事故和其他意外事故的风险。慢性失眠者在日常生活中更容易出现疲劳、注意力不集中和反应迟缓,增加了意外伤害的可能性。

（7）负面影响日常功能:慢性失眠会影响个体的日常功能和生活质量。长期睡眠不足可能导致疲劳、缺乏活力、工作效率下降,以及社交和人际关系的问题。

因此,慢性失眠不仅仅是一种睡眠问题,它还对身体和心理健康产生广泛而深远的影响。

4.治疗失眠

安眠药可以帮助人们入睡和维持睡眠,但它们并非适用于每个人。每种安眠药都有其特定的作用机制和副作用风险。由于人们的身体和生理状况各不相同,不同的安眠药物可能对每个人产生不同的效果。此外,长期使用安眠药物也存在一些潜在的问题。例如,身体可能会对药物逐渐产生耐药性,导致药物的效果减弱。另外,一些安眠药物可能会引起依赖性和戒断症状,从而增加睡眠问题的复发风险。

相比之下,采取综合的方法来改善睡眠可能更加有效和持久。这种方法通常包括以下几个方面。

（1）调整睡眠环境:确保睡眠环境安静、舒适和有利于睡眠。这包括保持适宜的温度、降低噪声和光线干扰,以及选择合适的床垫和枕头。

（2）建立规律的睡眠时间表:尽量在每天相同的时间上床睡觉和起床。遵循规律的睡眠时间表可以帮助调整身体的生物钟,提高睡眠质量。

（3）改善睡前习惯:在睡觉前避免过度兴奋的活动和刺激,例如剧烈运动和使用电子设备。建立一个放松的睡前例行程序,例如温水浸泡、阅读或冥想,有助于准备身心进入睡眠状态。

(4)注意饮食和饮水:避免在睡前摄入大量刺激性物质,如咖啡因和酒精。这些物质可能会影响睡眠质量和睡眠周期。

(5)应对压力和焦虑:寻找有效的应对压力和焦虑的方法,例如放松技巧、冥想和身体运动。这些方法可以帮助舒缓紧张情绪,促进身心的放松和入睡。

3.7　月经周期和打哈欠的"传染性"

1.月经周期的"传染性"

住过集体宿舍的女生有可能会记得这样的奇怪经历:几位女生刚搬进集体宿舍一起分享同一个房间时,如果有一位女生刚好来月经,在几天时间内其他女生也会陆陆续续开始来月经了。而且根据其他女生各自的月经周期,排除了巧合的可能性。好像月经在这一群人当中是"传染病"一样。月经"传染病"有一个正规的名字,称为"月经同步现象"。更有甚者,当一位朋友从地球另外一边打越洋电话给你时,他在电话的那一端在你不知不觉时打哈欠,结果你也开始打哈欠。打哈欠似乎也有"传染性"。这些有趣的观察现象似乎提示我们,有些神秘的生物信息是以什么我们认知以外的形式进行传递和接收的。

有关月经同步的研究已经进行了相当长的时间,但尚未达成一致的结论。一种被提出的解释是"皮斯特齐周期"(pheromone synchronization),即女性的体味中释放出一种化学物质(信息素),可以影响其他女性的月经周期。这种信息素可能通过嗅觉或其他感觉途径被其他女性感知,最终调整她们的月经周期。然而,目前尚无确凿的科学证据证明这种现象的存在。

虽然月经周期同步的现象尚未被完全解释,但值得注意的是,人类及其他动物之间通过化学和嗅觉信息进行交流的现象已经得到了广泛研究。例如,动物通过信息素来传递各种信息,包括繁殖、领地和社会地位等方面的信息。因此,有可能存在一种尚未被发现的信息素或其他化学物质,可以在人类之间传递某种生物信息,包括月经周期的同步。

2.打哈欠的"传染性"

"社会性打哈欠"(contagious yawning)指当我们看到他人打哈欠时,自己也会不自觉地产生打哈欠的冲动。以下是一些关于这一现象的观察和研究。

(1)共情和情感联系:社会性打哈欠被认为与人类的共情能力和情感联系有关。观察到别人打哈欠可以激发自己的共情和情感反应,导致产生打哈欠的冲动。

(2)神经科学研究:一些研究表明,大脑中的镜像神经元被认为是传染性打哈欠背后的机制。这些神经元将我们的行为与周围的人相匹配。因此,如果你看到其他人打哈欠,即使你并不感到无聊或疲倦,你很可能也会被迫打哈欠。这种"传染性"打哈欠被认为是一种非言语交流的方式,可以加强社会联系和情感共鸣。

但是以上对于"社会性打哈欠"的研究没能解释电话两端的"社会性打哈欠"。有研究者认为,在自然环境中,与声音相关的能量通常不限于单一的正弦或"纯"频率,而是分布在广泛的频谱上(Alves-Pereira and Costelo Branco, 2007),因此低音和低频噪声(ILFN<500 Hz)被认为是该领域更现实的连续体。也就是说,我们感受到的不是纯的波。在100 Hz以下的非常低频率范围内,耳朵内或全身内产生的振动刺激的体验效果可能是相同的。这说明某些足够强度的声音可以"绕过耳朵"直接被非听觉组织吸收进入人体,刺激产生一定的生理效应。

3.8 谁"偷走"了我们的记忆
——来自克利夫兰诊所的答案

1.记忆丧失

"记忆丧失"(memory loss)是一个广义术语,指的是记忆形成、存储或回忆的任何环节出了问题。它可能是暂时性的或永久性的。随着年龄增长,某些形式的记忆丧失更容易发生。谁"偷走"了我们的记忆？我们一起来听听在世界上享有盛誉的医疗机构之一，位于美国俄亥俄州的克利夫兰市的著名的克利夫兰诊所给出的答案。

"记忆"一词描述了几种相互关联的能力。这些能力依赖于大脑中许多不同区域的正常协同工作。当与记忆相关的大脑区域无法正常工作时，记忆丧失就可能会发生。

常见的情况是，记忆丧失是包括中枢神经系统以及其他系统的疾病的症状。同样重要的是，要知道像记忆变慢这样的轻微记忆困难在年龄增长时是正常的。如果只是记忆需要更长时间，但记忆仍然正常工作，那么它不太可能是一种疾病。

2.记忆丧失类型

记忆丧失可以是急性的、突然发生的，也可以是渐进性的，意味着反复发生并逐渐恶化。

（1）急性记忆丧失：通常被称为健忘症，通常是由突发疾病、创伤或其他干扰记忆过程的事件引起的。

（2）渐进性记忆丧失：是逐渐发生的记忆丧失。它有时是退行性脑疾病的症状。

3.记忆丧失的首要迹象是什么

重要的是要理解，渐进性记忆丧失不仅仅是记忆变慢。如果你能够在足够的时间内、不需要提示就记得事物，那么它很可能不是真正的记忆丧失。

记忆丧失是轻度认知障碍（mild cognitive impairment，MCI）的症状之一。这是当你的记忆或其他认知方面（如语言）有明显变化时。你的日常功能保持不变，但有明显的差异。它可能是发展为痴呆症或类似疾病的第一个迹象之一，但它不是这些疾病的普遍症状。

比MCI更严重的逐渐进行的记忆丧失可能需要数年才会显现。但有些情况导致记忆丧失在几个月或几年内发生。

4.记忆丧失的表现

（1）多次问同样的问题。

（2）难以记住最近的对话。

（3）常用物品放错位置。

（4）错过约会。

（5）忘记支付账单或处理其他责任。

如果这些症状伴随以下任何症状出现,建议你首先去看神经内科医生。①难以说出或找到正确的词语(失语症)。②在以前可以毫不费力地完成的任务上有困难(构音障碍)。③辨认事物有困难,如面孔或熟悉物品(失识症)。④冲动控制、计划或注意力集中有困难(执行功能障碍)。

3.9　飞出来或看出来的"横祸"——深静脉血栓

1."飞"出来的肺栓塞

一名39岁的健康的加勒比非裔男性,无深静脉血栓(deep vein thrombosis, DVT)病史。他从特立尼达乘飞机经迈阿密前往牙买加,飞行距离为3528 km,耗时5小时。在牙买加停留1个月时间,他在进行中等强度运动时遭遇呼吸急促,无胸痛或咯血。1个月后返回特立尼达,症状未缓解,且回程中呼吸急促和胸痛加剧,因此入院治疗。检查发现他的心率增快至92次/分,呼吸频率24次/分,初始氧饱和度85%,经过高流量氧疗后提高至100%。心电图显示有肺动脉栓塞(pulmonary embolism, PE)迹象,CT扫描证实主肺动脉和双肺叶动脉有明显阻塞,伴随双侧下肺叶部分肺不张,但未发现DVT。所有其他相关检查均为阴性。治疗采用皮下注射依诺肝素,随后口服雷伐沙班进行抗凝治疗。

2."看"出来的深静脉血栓合并肺栓塞

一名59岁女性,有肥胖、自身免疫性肝炎(长期服用硫唑嘌呤且病情稳定)和骨质疏松症病史,偶尔伴有头晕和劳力性呼吸困难。无吸烟和饮酒习惯,有家族中 Paget 病史,否认有家族血栓、出血或凝血障碍病史。未服用其他药物。因右小腿疼痛和肿胀 2 天就诊,疼痛始于连续观看电视 8 小时后,尽管疼痛持续但又观看电视 8 小时,其间几乎未活动。2 天后,因症状未缓解,由家人送至急诊。急诊检查发现心率为 125 次/分,疼痛评分 5 分(总分 10 分),患者呈现焦虑状态,右小腿肿胀,中度触痛,轻微凹陷性水肿,四肢脉搏正常,心脏无杂音,双侧肺部呼吸音减弱。实验室检查显示 D-二聚体明显升高至 13.28 μg/mL,超声检查显示右侧腘动脉和胫后动脉闭塞性血栓,胸部 CTA 显示双侧肺栓塞,二维超声心动图显示轻度右心室功能障碍、轻度三尖瓣反流和休息状态下肺动脉压力 25~30 mmHg,诊断为深静脉血栓合并肺栓塞。开始静脉注射肝素抗凝治疗。

以上两例都是真实的病例报道。

每年超过 3 亿人进行长途飞行(一般超过 4 小时)。对于一些长途旅行者来说,深静脉血栓是一个很大的健康风险。基于对航空旅行的调查,无论是乘坐飞机、汽车、公共汽车还是火车,任何超过 4 小时的旅行都可能存在患血栓的风险。因此,Symington 和 Stack 在 1977 年首次使用"经济舱综合征"(economy class syndrome , ECS)这个术语将 DVT 与空中旅行联系在一起。

3.DVT 的发病机制

深静脉血栓是一种在腿部深静脉中形成一个或多个血栓的病症。深静脉位于腿部肌肉内部,通常在表面上看不见(而浅静脉曲张静脉则可见)。由于静脉没有厚厚的肌肉壁,它们不能像动脉那样将血液泵送到身体的不同部分。相反,血液通过重力或周围肌肉的收缩在静脉中流动,通过静脉内的单向阀门系统将血液挤压回心脏。

肌肉的收缩是帮助保持血液在静脉中流动的重要因素,尤其是在腿部。静止不动是导致深静脉血栓发生和发展的重要因素之一。WHO 的一项研究显示,长途航班或类似旅行超过 4 小时后,DVT 的风险增加 2~3 倍。你静止不动的时间越长,患血栓的风险就越大。首先,肌肉的不活动将无法对静脉进行挤压。这就是为什么石膏固定或手术后的人更容易患 DVT 的原因。其次,对静脉施加的压力可能阻止血液流经静脉。这种压力可能来自坚硬座位的边缘压迫静脉,腿部位置的扭曲或其他因素。一旦血液停滞并开始形成血栓,它们可能会不断增大,这个过程称为扩展。血栓可能会完全堵塞血管的直径,迫使血液经过附近的侧枝血管绕过血栓返回心脏。由于回流的阻力,血液倾向于在血栓以下的部位充血,导致腿部肿胀,并在小腿肌肉收缩时引起疼痛。

在大多数DVT病例中,身体能够逐渐分解血栓,并且没有长期影响。较大的血栓可能会导致腿部肿胀、触痛、酸痛和疼痛等症状。偶尔,血栓的一部分可能会脱落并随血液流动栓塞在肺部,这被称为肺栓塞,可能引起胸痛、呼吸困难,严重情况下甚至导致突发死亡。这种情况可能在血栓在腿部形成后许多小时甚至几天之后发生(图3-1)。

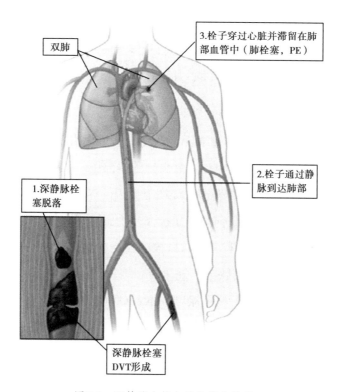

图 3-1　深静脉血栓与肺栓塞的关系

4.DVT的风险因素

在旅行过程中，由于长时间静止在狭小的空间中，你的深静脉可能会形成血栓。很多时候，血栓会自行溶解。然而，当血栓的一部分脱落并流向肺部时（肺动脉），导致堵塞，称为肺栓塞，它可能是致命的。研究表明，肺栓塞的发生率在航空旅行距离超过5000千米的旅客中（每百万人1.5例）要比小于5000千米的旅客（每百万人0.01例）高140倍！

其实，大多数患旅行相关血栓的人都有一个或多个其他患血栓的风险因素。例如：年龄较大（40岁后风险增加，老年人心脏功能不同程度地减弱，血管硬化，静脉瓣膜不同程度关闭不全）；肥胖[体重指数（BMI）>30 kg/m²]；最近进行的手术或受伤（在3个月内）；使用含雌激素的避孕药（如口服避孕药、环、贴片）；激素替代治疗（使用激素以减轻更年期的影响）；妊娠期和产后期（产后3个月内）；之前患有血栓或家族有血栓病史；患有活动性癌症或最近接受癌症治疗；活动能力受限（如腿部石膏）；身体有插入式大静脉导管；下肢静脉曲张；严重的医疗状况（如充血性心力衰竭或炎症性肠病）。

5.如何识别DVT和PE有关的症状

（1）深静脉血栓：约一半患有深静脉血栓的人没有任何症状。下面是深静脉血栓最常见的症状，发生在受影响的身体部位（通常是腿部或手臂）：患部肿胀、疼痛或触痛（通常为腿部），无明显原因的疼痛或触痛，触摸时皮肤发红且触感温热。如果你有任何这些症状，请尽快联系医生。

（2）肺栓塞：你可能没有深静脉血栓的任何症状。肺栓塞的症状可能包括呼吸困难，比正常心率更快或不规律的心跳，胸痛或不适，通常在深呼吸或咳嗽时加重，焦虑，咯血，呼吸困难，咳嗽或深呼吸时胸痛加重，头晕或晕厥。如果你有任何这些症状，请立即寻求医疗帮助。

6.如何降低血栓的发生风险

对于飞行和长途车旅行的乘客，为降低DVT的发生风险，建议采取以下预防措施。

（1）选择靠过道座位以便每2~3小时能站起来或走动。

（2）每2~3小时上一次厕所。

（3）避免将手提行李放在限制腿部活动的地方,穿着宽松、舒适的衣服。

（4）安排旅途中的休息时间,以利于伸展和活动身体。

（5）在坐位时进行小腿肌肉锻炼,如足跟抬起放下、足尖抬起放下、收紧和放松腿部肌肉,以促进血液循环。

（6）如果有额外的血栓风险因素,应与医生讨论是否需要穿弹力袜或预先服用药物。

（7）除非医生建议,否则不建议单独使用阿司匹林来预防DVT。

早期发现和治疗DVT至关重要,以预防死亡和并发症。医生可能会采用超声、CT扫描或MRI等多种检测方法来诊断血栓,并通过药物或装置进行血栓治疗,如溶解、破碎或移除血栓。

3.10　请摘下你的耳机

dB是分贝（Decibel-A）的缩写,是用于测量声音强度的单位,它对不同频率的声音进行了加权处理,更符合人类听觉的灵敏度。市场上普通耳机的分贝范围因品牌和型号而异,但通常在正常音量下,普通耳机的分贝水平在85~100分贝。一般认为,声音信号强度的响度达到85分贝或以上时,可能会对听力造成损伤。长时间暴露在这样的高音量噪声中,比如持续听音乐或其他声音源超过8小时,可能导致噪声性听力损失。

噪声的分贝数是以对数形式计算的,而不是线性增长。每增加10分贝,噪声的强度就增加了约10倍。这意味着从10分贝增加到20分贝,噪声的强度实际上增加了大约10倍,而不仅仅是增加了10个单位。这种对数关系意味着在高分贝水平下,噪声的增加会更加迅速和显著,因此要特别小心避免暴露在极高分贝的噪声环境中,以保护听力健康。

噪声性听力损失(noise-induced hearing loss)是指由于暴露于高音量噪声而导致的听力损失。噪声性听力损失取决于噪声暴露强度和暴露时间之和。

过度使用耳机可能会损坏内耳的毛细胞和听觉神经,导致永久性听力损失。噪声性听力损失是继年龄相关性听力损失之后第二常见的感音神经性听力损失类型。2017年的一项研究显示,80%的13~18岁年轻人每天使用耳机听音乐的时间为1~3小时。

由于智能手机的广泛使用,便携式音频设备带来的噪声暴露在近年来有所增加。年轻人中的噪声性听力损失主要是由于听音乐音量过大引起的。研究还表明,导致听力损失的两个主要风险因素是使用便携式音频设备,如智能手机,以及参加音乐会,这些都可以使青少年长时间接触高强度音乐。美国的一项研究发现,在6~19岁的青少年中,有12.5%出现噪声性听力损失的症状,而大学生中有15%有听力损失。同样的研究发现,导致这种听力损失的主要原因是不正确使用便携式音频设备。特别是在公交车或地铁上听音乐,环境噪声往往超过80分贝,或者在上下学途中频繁使用便携式音频设备,都成为噪声性听力损失的新兴风险因素。

长时间听大音量的噪声会导致听力损失,会对耳蜗(内耳)的听觉神经和毛细胞造成损伤。2021年的一项研究发现,全球约有1.7%的人患有噪声性听力损失。该研究报道称,在本来已经嘈杂的环境中使用耳机的人患听力损失的风险是普通人的4.5倍。因此,专家推荐的声音暴露水平是每天短于8小时,小于85分贝。反复暴露于85分贝或更高音量的声音会导致听力损失。即使以适度音量使用耳机,也会随着时间的推移而损害听力。造成损伤的不仅是声音的响度,还有持续的暴露时间。

(1)听力损失的预警信号:包括听到的声音变得模糊,在嘈杂的地方难以理解对话,难以听到高音,难以听到语音辅音,耳鸣,要求别人重复他们说的话或大声说话,对某些声音过度敏感。有上述任何症状的人应该咨询医生,可能需要转诊至听力医生。

(2)预防使用耳机导致听力损失的一些方法:包括将耳机音量调低到推荐水平以下,限制暴露于高音量噪声的时间;使用降噪耳机,阻隔外界声音,使人们可以在较低音量下享受音乐;用耳罩式耳机替代耳塞或耳内式耳机;减少听音时间;定期检查耳朵和听力。

长时间或不正确使用耳机还可能导致耳部感染。当耳机使用时间过长时,耳道内会产生温暖潮湿的环境,这有利于细菌和真菌的生长,特别是那些戴耳环的使用者。此外,将耳机插入耳朵可能会导致耳道出现细小切口或刺激,使病原体更容易进入并引发感染。

(3)耳部感染的症状:包括持续耳痛,耳部有分泌物,听力损失加剧或持续不退。

总之,为了安全使用耳机,需要将音量保持在适中水平,避免长时间暴露在高音量下。定期休息,让耳朵得到放松。考虑使用降噪耳机,它们可以在嘈杂环境中以较低的音量进行倾听。使用头戴或耳罩式耳机而非耳塞式耳机,因为它们能提供更好的外部噪声隔离,减少对高音量的需求。教育青少年关注过度使用耳机可能带来的潜在风险,并鼓励他们养成安全倾听习惯。

3.11 减肥的误区

在当今社会,减肥已成为许多人关注的热点话题。随着健康意识的提高,越来越多的人开始追求苗条的身材和健康的生活方式。然而,在减肥的过程中,很多人因为缺乏正确的知识和方法,而陷入了一些误区,不仅影响了减肥的效果,有时甚至对健康造成了负面影响。本部分将探讨减肥过程中的几个常见误区,帮助大家科学、健康地减肥。

1.最常见的误区之一就是"速成"心态

许多人希望通过短期的极端饮食或剧烈的运动来迅速减肥,如7天瘦5千克等。这种方式虽然可能在短期内会看到体重的下降,但这往往是因为水分的流失而非脂肪的减少,一旦恢复正常饮食,体重很快会反弹。长期这样会对身体造成极大的负担,损害健康。

2.忽视饮食平衡的重要性也是一个普遍的误区

有些人在减肥时过分强调低碳水化合物或高蛋白饮食,完全排除了某些类型的食物,这实际上破坏了饮食的平衡,可能导致营养不良。健康减肥的关键在于均衡饮食，合理摄入各种营养素，包括碳水化合物、蛋白质、脂肪、维生素和矿物质等。

3.很多人误以为只要运动就能减肥，而忽视了饮食控制的重要性

实际上，减肥的基本原则是能量摄入少于能量消耗。如果运动后过量摄入食物，特别是高热量的食物，不但不能达到减肥效果，反而可能导致体重增加。因此，合理安排饮食和运动是减肥的正确方法。

4.有些人过分追求体重指标，而忽略了体脂率的变化

体重的下降并不完全代表脂肪的减少，可能包括水分和肌肉的减少。过度减肥甚至可能导致肌肉流失，降低基础代谢率，反而使得减肥更加困难。因此，关注体脂率的变化比单纯的体重下降更为重要。

5.减肥药物的误用也是一个不可忽视的问题

市场上一些声称能快速减肥的药物往往存在安全隐患，长期服用可能会对身体健康造成严重影响。减肥应该遵循健康、自然的方式，而不是依赖药物。

总之，减肥是一个需要科学方法和长期坚持的过程，我们应该摒弃"速成"心态，注重饮食平衡和适量运动，正确看待体重和体脂率的变化，避免依赖减肥药物。通过健康的方式减肥，才能真正达到既美丽，健康又安全的目标。

3.12　减肥与厌食症

减肥（weight control）和神经性厌食症（anorexia nervosa）是两个与体重和饮食行为相关的概念，但它们在方法、动机和相关风险方面存在显著差异。

（1）减肥/减重：指通过减少体重来达到某种目标或改善健康状况的过程。这一过程通常通过控制饮食、增加体力活动、改变生活方式等方式实现。减重的目的可以是改善整体健康、降低慢性疾病风险、改善身体形态或增强自我形象等。减重的方式应该是健康、均衡和可持续的，避免采用极端的节食

或不健康的方法。

（2）神经性厌食症：通常简称为厌食症（anorexia），是一种饮食心理障碍，其特征是异常低体重、对体重增加的强烈恐惧及对体重的扭曲认知。最近有新闻报道说，来医院减肥门诊就诊挤满了瘦女孩。这说明这些来减肥的女孩子，不是因为真正的肥胖，可能由于社会媒体、广告等对"理想体形"的塑造或误导，导致她们对自身的体重和体形感到不满，即使她们的体重完全正常或偏瘦。这可能会导致一些女孩子发展出一些不健康的饮食习惯，比如厌食症。厌食症患者过度关注控制体重和身体形态，常常采取极端措施，严重影响他们的生活。厌食症通常在青少年时期开始，最高风险出现在15~19岁。然而，它也可能在更年幼的年龄或持续到成年期。厌食症在女性中更为普遍，女性与男性的比例约为10∶1。然而，值得注意的是，男性也可能患有厌食症。厌食症可以影响来自各种社会经济背景的个体，不限于特定的社会或经济群体。

厌食症是一种严重的心理健康疾病，可能导致严重的医疗并发症，并有生命危险。根据一项系统回顾和荟萃分析研究，厌食症患者的标准化死亡率估计约为5.1%，这意味着患有厌食症的个体死亡的风险约为同龄和同性别人群预期死亡率的5倍。厌食症患者最常见的死因是与营养不良有关的并发症，如心搏骤停、器官功能衰竭。

为了防止体重增加或继续减轻体重，厌食症患者通常会严格限制进食。他们可能会在进食后呕吐，或是滥用泻药、减肥药、利尿药或灌肠来控制摄入的热量。他们还可能试图通过过度运动来减轻体重。无论减轻了多少体重，厌食症患者始终恐惧体重增加。

厌食症的关注点不仅仅是食物，也是一种应对情绪问题的不健康方式，有时可能具有生命危险性。厌食症通常控制一个人的日常生活，并且很难克服。然而，治疗可以帮助个体更好地认识自己，恢复更健康的饮食习惯，并逆转由厌食症引起的一些严重并发症。强调寻求专业指导、采取健康的减重策略、关注可持续的生活方式改变和整体健康对于促进追求体重管理目标的个体的正面身体形象、心理健康和整体福祉至关重要。

3.13　减肥的依据和常用方法

在追求健康和美丽的今天,合理减肥成了许多人的共同目标。然而,面对市面上各种各样的减肥方法,如何选择一种既安全又有效的方式便成了一个重要的问题。本部分将介绍几种合理减肥的常用方法,帮助大家在减肥的道路上更加科学地前行。

1.减肥的依据

体重指数(BMI)是衡量个体体重是否健康的一种简便方法,它是通过体重(kg)除以身高(m)的平方来计算的。WHO将BMI的参考标准划分为以下几个等级,以帮助判断成人的体重状态。

(1)BMI低于18.5 kg/m²:体重过轻。

(2)BMI 18.5～24.9 kg/m²:正常体重。

(3)BMI 25.0～29.9 kg/m²:超重。

(4)BMI 30.0～34.9 kg/m²:肥胖(一级)。

(5)BMI 35.0～39.9 kg/m²:肥胖(二级)。

(6)BMI 40.0及以上:极度肥胖。

对于希望减肥的人来说,可以参考这个标准来判断自己是否需要减肥及减肥的目标。例如,一个BMI在25 kg/m²以上的人可能需要通过调整饮食和增加运动来降低体重,以达到24.9 kg/m²以下的正常体重范围。

2.减肥的常用途径

(1)均衡饮食是减肥过程中的基石。合理的饮食不仅能够帮助我们控制体重,还能保证身体获取足够的营养。具体来说,应该减少高糖、高脂肪食物的摄入,增加蔬菜、水果和全谷物等富含纤维的食物,这样既可以减少热量摄入,又能增加饱腹感,避免过量饮食。此外,合理安排每日的饮食结构,保证早餐充足、晚餐简单,也是控制体重的有效策略。

(2)适量运动是减肥不可或缺的一部分。运动不仅能够帮助我们燃烧多余的脂肪,还能提高新陈代谢,增强身体的健康。建议每周至少进行150分钟的中等强度运动,如快步走、慢跑、游泳等。对于初次尝试运动减肥的人来说,可以从小强度、短时间开始,逐渐增加强度和时长,以避免运动伤害。

(3)充足的睡眠也是减肥中经常被忽视的一环。研究显示,缺乏睡眠会影响人体的代谢率,增加饥饿感,从而导致体重增加。因此,保证每天7~9小时的高质量睡眠对于减肥至关重要。

(4)建立良好的生活习惯对于长期维持健康体重也非常重要。例如,避免暴饮暴食,不吃夜宵,少喝含糖饮料和酒精,多喝水等。此外,合理安排工作和休息,减少长时间坐着和看屏幕的时间,增加日常的活动量,比如走楼梯而不是乘电梯,都有助于控制体重。

(5)心态的调整也是减肥过程中不可忽视的一部分。减肥是一个长期且渐进的过程,需要耐心和坚持。设定合理的目标,不要期望短期内有显著效果,避免因为短期内没有达到预期的效果而感到沮丧和放弃。

3.14 整形手术

整形手术(plastic surgery)是一种涉及人体修复、重建或改变的外科专业。它可以进一步分为两大类:重建手术(reconstructive surgery)和美容(或美学)手术(cosmetic/aesthetic surgery)。重建手术旨在为患有先天缺陷、发育异常、创伤性伤害或癌症等疾病的个体恢复功能和改善外貌。而美容手术主要是为了提升个人外貌,通常是自愿进行的。目前很难提供整形手术数量最多的国家的最新排名,因为这可能会因不同因素而有所变化,并且不一定总是准确报道。然而,从历史上来看,美国、巴西、韩国、墨西哥和德国等国家以美容手术而闻名。

整形手术的历史可以追溯到几千年前。古代文明如埃及和印度就曾实施过皮肤移植和鼻重建等重建技术。然而,现代整形手术在第一次世界大战和第二次世界大战期间开始崭露头角,当时的医生们开发出先进的技术来治疗士兵的伤势。此后,整形外科在麻醉、外科技术等方面取得了显著进展。

在当今时代，整形手术变得越来越受欢迎和可及。它不再仅限于富人或名人，来自各行各业的人们都寻求美容改善以提高自信并解决审美问题。常见的整容手术包括乳房增大手术、隆鼻手术、吸脂手术、面部拉皮和肉毒杆菌注射等。重建手术仍然是整形手术的重要组成部分，帮助患者克服身体的限制并恢复功能。

以下具体介绍最常见和最罕见的3个整形手术案例。

1.最常见的整形手术

（1）乳房增大手术：该手术通过植入假体或脂肪移植来增加乳房的大小和形状。这是全球最常见的整形手术之一，许多女性希望改善乳房外貌，实现理想的身材比例。

（2）鼻部整形手术：鼻部整形手术可以重塑或调整鼻子的形状和大小，解决突出的鼻梁、宽大的鼻孔或弯曲的鼻梁等问题。这在希望提升面部和谐度，实现更加平衡的鼻子的人中很受欢迎。

（3）抽脂手术：抽脂手术是一种通过切除特定部位（如腹部、大腿、臀部或手臂）的多余脂肪来改善体形的手术。这是常见的整形手术之一，许多人希望通过抽脂塑形获得更加完美的身材。

2.较少见的整形手术

（1）制造"酒窝"手术：制造"酒窝"手术是一种相对罕见的整形手术，用于在面颊上制造"酒窝"。它涉及在口腔内进行小切口，并在肌肉和皮肤之间建立联系以形成"酒窝"。通常，进行这种手术的人希望获得更年轻或更活泼的面部外貌。

（2）小腿整形手术：小腿整形手术可以增加小腿肌肉的大小和定义。它通过植入假体或脂肪移植来塑造比例更协调的小腿。与其他常见整形手术相比，这种手术较为罕见，但某些人希望拥有更丰满或更有轮廓感的小腿。

（3）耳垂重建手术：耳垂重建手术是修复和重塑受损或拉伸的耳垂的手术。这通常用于因外伤、佩戴过重的耳环或耳垂穿孔而导致的耳垂撕裂。虽然不如其他整形手术常见，但这种手术可以帮助恢复耳垂的自然外貌。

当然,整形手术案例的常见性或罕见性可能因文化偏好、地理位置和整形外科领域的发展趋势而有所不同。

至于整形手术的未来发展趋势,预计随着技术和手术技术的进步,微创手术如激光治疗和注射剂,因其较短的恢复时间和较低的并发症风险而将越来越受欢迎。3D打印和再生医学也可能在重建手术中发挥作用,通过制作定制植入物和组织再生来实现。

3.考虑进行整形手术的注意事项

(1)选择一个有适当医学委员会认证的合格和经验丰富的整形外科医生。

(2)对手术结果要有实际的期望,并与医生进行清晰的沟通。

(3)了解所考虑手术的风险和潜在并发症。

(4)考虑自身的整体健康状况,并告知医生任何疾病或药物情况。

(5)评估手术的经济成本和潜在恢复时间。

(6)心理上做好接受整容改变的准备。

如同任何外科手术一样,整形手术都存在潜在的风险和副作用。这些风险因具体手术而异,可能包括疼痛、感染、瘢痕、出血、瘀血、不对称、伤口愈合不良、神经损伤及对麻醉或药物的不良反应。

整形手术的失败率也可能因进行的具体手术、医生的专业知识和患者因素而有所不同。尽管总体失败率相对较低,但仍可能发生并发症,选择熟练且经验丰富的外科医生以减小风险是至关重要的。2018年《整形与重建外科》杂志发表的一项回顾性调查研究了1995—2017年间超过26000例门诊整形手术,发现只有不到1%的病例出现了并发症。这一调查结果与另一项比较青春期女孩和男孩整容手术后的回顾性研究结果基本吻合,该研究结果显示,术后满意度(自尊、身体形象和生活满意度)为93.83%。男性和女性术后满意度比较差异无统计学意义。整形手术后的常见并发症包括感染、坏死、伤口分离、积液或脓肿及血栓。最常见的问题是血肿(本质上是非常严重的瘀伤)。有些与整形手术相关的不良事件需要较长时间才显现出来。比如,据长期观察追踪发现,一个常见的名为"软组织填充术"(soft tissue fillers)的微创美容技术会出现持续性肉芽肿和感染等不良事件。这些可能是由于无菌操作的松懈或生物膜的形成造成的。

人们天生爱美，但是我们在考虑是否进行整形手术时，作出决定不要基于想要（wanted）而是基于需要（needed），请首先与整形外科医生进行清晰的沟通，对手术所有潜在风险有所了解，并对手术结果要有实际的期望。选择有资质、有口碑、对患者认真负责的整形外科医生很重要！

3.15　难以抗拒的"富贵病"

所谓的"富贵病"指的是那些与生活方式有关，尤其是与过度饮食、缺乏运动、生活压力大及不健康生活习惯相关的疾病。这类疾病在经济条件较好、生活方式西化但是健康知识匮缺的国家和地区更为常见。

1.典型的"富贵病"

（1）心血管疾病：包括高血压、冠状动脉疾病、心脏病等，这些疾病与高脂肪饮食、缺乏运动、肥胖和吸烟等不健康生活习惯有关。心血管疾病是全球领先的死亡原因。根据 WHO 的数据，在 2019 年，全球约 1790 万人死于心血管疾病，占全球总死亡人数的 32%。

（2）糖尿病：尤其是 2 型糖尿病，与肥胖、缺乏体力活动、不健康饮食习惯（如过量摄入糖分和精制碳水化合物）有很大关联。据国际糖尿病联盟统计，2021 年全球约有 5.37 亿成人患有糖尿病，预计到 2045 年这一数字将增加到 7.83 亿。2 型糖尿病占糖尿病病例的绝大多数。

（3）肥胖症：过度体重增加，尤其是中心性肥胖，是多种慢性疾病的重要风险因素，包括心血管疾病、糖尿病、某些类型的癌症等。WHO 报告显示，2016 年全球有 13% 的成人（由 11% 的男性和 15% 的女性组成）被分类为肥胖。肥胖是多种慢性疾病的主要风险因素。

（4）痛风：与高嘌呤饮食（如红肉、海鲜和含酒精饮料）相关，是一种因尿酸过高导致的关节炎症。痛风的发病率在不同国家和地区有很大差异，但在某些国家如新西兰,痛风的患病率非常高,达到成人人数的3%~4%。

（5）某些类型的癌症:包括肠癌、乳腺癌、前列腺癌等,它们与不健康的饮食习惯、肥胖和缺乏运动有关。根据WHO数据,2020年全球新发癌症病例估计为1929万例,癌症死亡病例为996万例。肺癌、乳腺癌、结直肠癌和前列腺癌在全球范围内是最常见的癌症类型。

（6）高脂血症:指血液中的脂肪含量异常增加,包括高总胆固醇、高低密度脂蛋白（LDL）胆固醇（"坏"的胆固醇）和/或高甘油三酯水平,以及低高密度脂蛋白（HDL）胆固醇（"好"的胆固醇）水平。高脂血症与心血管疾病有密切关系。美国疾控中心（CDC）的数据显示,2015—2018年,美国约有12%的成人（20岁及以上）的总胆固醇水平高于240 mg/dL,这被视为高胆固醇。另外,约有25%的成人甘油三酯水平高于150 mg/dL。

（7）骨质疏松症:与缺乏运动、饮食中钙和维生素D摄入不足有关。根据WHO估计,全球有超过2亿女性受到骨质疏松症的影响。这一疾病在老年人中尤为常见,特别是在女性中。

2."富贵病"为什么难以避免

"富贵病"之所以难以避免,主要是因为它们与当前社会的生活方式密切相关,而这些生活方式往往与经济发展、文化习俗和个人行为选择紧密相连。以下是一些导致"富贵病"难以避免的主要原因。

（1）生活方式的变化:随着社会和经济的发展,人们的生活方式发生了显著变化。越来越多的人从事办公室工作,缺乏足够的体育活动,同时快餐和加工食品的普及使得高热量、高脂肪和高糖的饮食成为常态,这些都是"富贵病"发病的重要风险因素。

（2）文化和社会因素:在许多文化中,丰富的饮食和较少的体力劳动被视为富裕和成功的象征。此外,忙碌的工作节奏和社会压力也使得人们更倾向于选择快餐和其他不健康的饮食选项,同时忽略体育锻炼。

（3）知识和意识的缺乏:尽管公共卫生宣传在提高人们对健康饮食和生活方式的认识方面发挥了重要作用,但仍有很多人对"富贵病"的风险缺乏足够的认识。对健康信息的误解或忽视也加剧了问题。

（4）环境因素：在城市化进程中，人们更容易接触到高热量食品和饮料，同时城市生活节奏快，压力大，这可能导致不健康的饮食习惯和生活方式选择。此外，城市环境可能缺乏适合体育活动的空间和设施。

（5）心理因素：应对压力和情绪波动，一些人可能会诉诸"情绪饮食"，倾向于食用高糖或高脂肪的食物来获得暂时的心理安慰，这也增加了患"富贵病"的风险。

总之，"富贵病"的广泛存在反映了现代社会生活方式的挑战。要有效预防和控制这些疾病，需要个人、社会和政策层面的综合努力，包括提高健康意识、改善公共健康设施、鼓励健康饮食和体育活动等。

3.16　幸福生活的"副产物"——2型糖尿病

糖尿病分为两种亚型：1型糖尿病和2型糖尿病。1型糖尿病（也称胰岛素依赖型糖尿病）在所有糖尿病病例中占5%～10%。1型糖尿病是一种自身免疫性疾病，其特征是胰岛B细胞被自身免疫系统错误地破坏，导致胰岛素的绝对缺乏。本节我们只讨论2型糖尿病。因为2型糖尿病对我们生命健康危害较大，同时也是可以预防的。

中国《2型糖尿病预防与治疗指南（2020年版）》提出，中国成人的糖尿病总患病率已达11.2%（根据美国CDC的数据，同年美国糖尿病患病率是10.5%），中国成人糖尿病患者数量估计为1.41亿人，未诊断比例为51.7%。糖尿病导致的死亡人数每年近140万人，与糖尿病相关的医疗支出达到了1653亿美元。这些现象显示了人们因援助所获得的福利或者随着经济快速发展带来的生活水平的提升，人们无法"抵御"对糖尿病作为一个典型的"富贵病"的到来！

为什么人类生活条件的显著改善与2型糖尿病发病率的增加密切相关？要回答这个问题，我们必须意识到从猿到人经过七百万年的漫长进化，远古的基因并没有来得及快速进化以适应我们人类只经历几十年的现代生活方式的巨变。简单来说，我们人类的基因与快速来临的幸福生活不匹配。

随着世界经济全球化的发展,糖尿病也成为"全球化"问题。

例如,2型糖尿病曾经是西方的疾病,现在世界上每个国家都有此种疾病的存在。根据国际糖尿病联盟2021年发布的数据,全球至少有5.37亿人患有糖尿病,预计到2030年这一数字将达到6.43亿,其中几乎90%的未确诊糖尿病病例将出现在低收入和中等收入国家。亚洲占据了全球60%的糖尿病患者。近几十年来,亚洲经历了快速的经济发展、城市化以及营养状况的转变。这些因素在相对短的时间内导致了糖尿病患病率的激增。在1980年,不到1%的中国成人患有糖尿病。到了2020年,患病率已经上升至近11.2%。据估计,约1.4亿中国成年人患有糖尿病,另有1.48亿人患有糖尿病前期。这些数据表明,中国已经超过印度成为全球糖尿病流行的中心地带。然而,在印度南部的城市地区,糖尿病患病率已经接近20%。

随着国家经济增长,人们的生活水平通常会提高。比如,在过去几十年中,中国的人均国内生产总值以近10%的年均增长率增长。财富的增加导致饮食习惯的变化,更加强调加工和高热量食品。便利性成为首要考虑,导致快餐和含糖饮料的消费激增。随着人们为了寻求更好的经济机会向城市中心移动,久坐的生活方式也变得更加普遍,进一步加剧了问题的严重性。与此同时,中国成年人的超重和肥胖患病率从1993年的4.2%增加到2015年的15.7%。

值得注意的是,与白种人相比,亚洲人往往在较年轻的年龄和较低的BMI水平下患糖尿病。研究发现亚洲人群中糖尿病的患病率与美国相似或更高,但体重超重和肥胖率明显低于美国。也就是说,在体重正常的个体中,这种"代谢性肥胖"表型代表亚洲人对糖尿病的易感性较高。此外,即使在亚洲成年期间体重增加了一点,亚洲人患糖尿病的风险也会大大增加。其他因素导致了亚洲人糖尿病流行进入快车道还包括广泛吸烟和大量饮酒,高摄入精制碳水化合物(如白米),以及极度降低的体育活动水平。西式饮食和生活方式与亚洲人遗传背景之间的相互作用可能进一步加速糖尿病患病率的增加。

2型糖尿病是一种可以预防的疾病,通过采取以下生活方式的改变和预防措施,可以显著降低发病风险。

(1)健康饮食。①平衡膳食:增加全谷物、蔬菜、水果和富含不饱和脂肪的食物的摄入量,减少加工食品和高糖食品的摄入。②控制热量:注意饮食中的热量摄入,避免过量饮食。

(2)定期运动。①增加身体活动:每周至少进行150分钟的中等强度运动,如快走、游泳或骑自行车。②增肌锻炼:每周进行肌肉强化活动,如举重或做俯卧撑,至少2天。

(3)体重管理。①维持健康体重:通过健康饮食和定期运动,达到并维持健康的体重。②减肥:如果超重或肥胖,通过改善饮食和增加运动减轻体重。

(4)其他措施。①监测血压和胆固醇水平:定期检查,必要时通过饮食、运动和药物管理血压和胆固醇水平。②戒烟:吸烟会增加患2型糖尿病的风险,戒烟可以降低这一风险。③定期筛查:定期进行血糖水平检测,特别是如果有糖尿病家族史或其他风险因素。

3.17　伴随终身的乳糖不耐受症

1.病例介绍

患者,女,26岁。一位刚从中国来美国的计算机科学研究生,前一天晚上在吃完一份奶酪汉堡和一杯大杯巧克力奶昔后,开始出现上腹不适。那晚,她还出现了可以忍受的腹部阵痛和2次腹泻,并感到恶心。于是她第二天去了学校诊所看医生。

医生向她提出了一系列问题,并注意到她的不适似乎与外出就餐有关。她告诉医生,大多数晚上她自己做饭,通常是准备传统的中国菜肴,她很少在家或在国内吃饭后感到不适。只有来美后在外就餐,尤其是吃她最喜欢的快餐,双层奶酪汉堡和巧克力奶昔之后,才会感到不适。当被问及她在家做饭时是否使用很多牛奶或奶酪时,她告诉医生她几乎从不在烹饪中使用任何乳制品。

根据她的临床表现,既往就餐史和亚裔背景,医生怀疑她可能患有乳糖不耐受症,并告诉她需要进行一项测试以验证医生的怀疑。由于患者已经2小时没有进食或饮水,她当天便能够接受测试。在诊所实验室,她被给予富含乳糖的液体饮料,并在2小时的过程中多次测量了她的血糖水平。随后,医生告知她喝完富含乳糖的液体后血糖水平没有上升,这是她患有乳糖不耐受症(lactose intolerance)的证据。医生向她提供了关于乳糖不耐受症的医学信息,并与她讨论了如何在避免不适的同时获得足够的钙的最佳饮食调整方法。医生还告诉她有关含有乳糖酶(乳糖消化的酶)的各种产品,并向她保证,如果她使用其中一种产品,她可能仍然可以偶尔享用奶酪汉堡和巧克力奶昔。

2.临床表现

乳糖不耐受症是一种临床综合征,其在摄入含有乳糖的食物后会出现特征性的体征和症状。乳糖不耐受症表现为腹部胀气和疼痛、腹泻、恶心、肠胃气胀和肠鸣音。疾病的严重程度因个体而异。男性和女性的患病率相等。许多人在确诊或提出乳糖不耐受症的疑虑后开始避免饮用牛奶,转而食用添加了消化助剂的特制产品,增加了医疗负担。

在正常情况下,乳糖存在于乳制品、牛奶制品和哺乳动物的乳汁中。乳糖(lactose)在消化系统中由小肠刷状缘上的乳糖酶(lactase)酶水解成葡萄糖和半乳糖。有些人从出生就具有乳糖不耐受症,即从出生开始就缺乏产生乳糖酶的能力。然而,大多数乳糖不耐受症患者的乳糖酶产生逐年减少,导致乳糖不耐受。

乳糖不耐受症是一种常见的疾病,但在5岁以下的儿童中较为罕见。最常见的患者年龄段是青少年和年轻人。乳糖不耐受症的流行率因地区和人口而异。根据WHO的估计,全球有约75%的成人对乳糖存在不同程度的耐受问题。在亚洲和非洲,乳糖不耐受症的流行率较高,为70%~100%;而在欧美国家,其流行率较低,为5%~20%。男性和女性的患病率相等。

3.病理机制

缺乏乳糖酶则无法将乳糖水解为可吸收的葡萄糖和半乳糖成分,主要有以下4个原因。

（1）原发性乳糖酶缺乏：这是最常见的类型，与遗传因素有关。在这种情况下，乳糖酶的活性随着年龄的增长而自然减少，通常在儿童期至青少年期之间开始。乳糖酶活性的年龄相关下降通常在儿童时期完成，然而，在白种人群体中也观察到下降在青春期后发生的情况。不同族群的乳糖酶表达水平和持续时间存在显著差异。中国和日本人在断奶后的3~4年内，乳糖酶活性减少80%~90%。这种类型的乳糖酶缺乏是因为人体减少了乳糖酶的产生，这是进化过程中的一个正常现象，尤其是在非牧牛文化中更为常见。

（2）继发性乳糖酶缺乏：这种类型的乳糖酶缺乏是由于小肠的损伤或疾病，如炎症性肠病、克罗恩病、小肠细菌过度生长（SIBO）或暂时的肠道感染、化疗、抗生素等。小肠的损伤导致乳糖酶的产生减少，因此无法有效分解乳糖。

（3）先天性乳糖酶缺乏：这是一种罕见的遗传疾病，婴儿出生时乳糖酶的活性极低或完全没有。这需要从出生开始就进行乳糖限制饮食。这种情况是由特定基因突变导致的，影响乳糖酶的产生。

（4）发育性乳糖酶缺乏：这种情况主要发生在早产儿中，因为他们的肠道尚未充分发育，无法产生足够的乳糖酶。随着婴儿的成长和肠道的发育成熟，乳糖酶的活性通常会增加，乳糖酶缺乏的状况也会随之改善。

研究表明，乳糖不耐受症和肠易激综合征（irritable bowel syndrome，IBS）之间存在一定的关联。据估计，大约有一半的肠易激综合征患者同时伴有乳糖不耐受症。乳糖不耐受症和肠易激综合征的一些症状是相似的，如腹痛、腹胀、腹泻和气体积聚。这些症状可以相互影响，并导致患者的不适和生活质量下降。对于某些肠易激综合征患者来说，乳糖可能是诱发症状的触发因素之一。即使他们没有乳糖不耐受症，乳糖的摄入仍可能引起肠道不适和症状加重。对于同时患有乳糖不耐受症和肠易激综合征的患者，饮食调整是管理症状的重要措施。这可能包括限制乳糖摄入、试验性地排除含乳糖的食物、寻找替代品，并根据个体情况调整饮食。

乳糖不耐受症没有根治方法，但对症治疗相对简单。患者被告知根据需要避免摄入引起不适的乳糖。这包括避免或限制摄入含乳糖的食物和饮料，如牛奶、奶制品和某些加工食品。除了饮食控制外,患者还可以使用含有乳糖酶的产品。

3.18　高危妊娠"危"在哪里

每个妈妈和孩子都是"生死之交"。这种描述深刻地体现了对母亲在分娩过程中所经受的种种考验和磨难的尊重和认知。要准确解读这句话有两个层面的意思:一方面是母亲在分娩过程中面临的威胁生命的巨大风险,另一方面是母亲分娩时遭受的剧烈疼痛。尽管每个人的痛觉阈值都有不同,但是有人说分娩疼痛是世界上烈度最高的疼痛,只有自己曾经亲身经历了这个过程才能真正体会其中的艰辛。

随着医学技术的更新,目前的疼痛管理选项,包括呼吸技巧、硬膜外麻醉和其他药物,可以帮助母亲们在分娩期间缓解部分疼痛和不适。

所有怀孕都有风险。所谓高危孕妇是指对孕妇、胎儿或两者都增加健康风险的怀孕。高危孕妇可能在分娩前、分娩期间和分娩后都需要额外的护理,以减少并发症的可能性。孕妇的某些健康状况和年龄(妊娠时年龄超过35岁或低于17岁以下)可能会使妊娠风险较高。这些孕妇需要密切监测以减少并发症的机会。

1.高危妊娠的常见危险因素

(1)不健康的生活方式应包括吸烟、药物成瘾、酒精滥用和接触某些有毒物质。

(2)已有的健康状况:异常妊娠史,自体免疫性疾病(如红斑狼疮或多发性硬化症),高血压,糖尿病,子宫肌瘤,人类免疫缺陷病毒(Human Immunodeficiency Virus,HIV)阳性,肾脏疾病,体重指数过低(BMI低于18.5 kg/m²),抑郁症,多囊卵巢综合征(PCOS),甲状腺疾病,凝血功能障碍。

(3)超重和肥胖:肥胖增加了患高血压、子痫前症、妊娠糖尿病、死胎、神经管缺陷的风险。研究人员发现,肥胖可以使婴儿出生时出现心脏问题的风险增加15%。

(4)多胎：多于一个胎儿(如双胞胎和三胞胎)的女性并发症的风险更高。超过一半的所有双胞胎和多达93%的三胞胎在妊娠不足孕37周时出生。

(5)年轻或年老的孕妇：青少年和35岁或以上的女性妊娠可增加患子痫前症和妊娠高血压的风险。17岁以下的年轻孕妇可能会有贫血,不太可能得到充分的产前护理,更容易早产或分娩,自己不知道她们可能有性传播疾病感染(STI)。相反,研究表明,年龄超过35岁第一次妊娠的高危孕妇比年轻人更容易出现并发症。这可能包括早期妊娠丧失和与妊娠相关的健康状况,如妊娠糖尿病。

2.高危妊娠的常见并发症

(1)先兆子痫：妊娠期高血压的一种类型,可能导致严重的健康问题。在发达国家中,其影响5%~8%的孕妇。

(2)妊娠糖尿病：影响2%~10%的孕妇,视地理位置和研究样本而异。

(3)早产：在全球范围内,每10名新生儿中约有1名是早产儿。

(4)死胎：根据WHO的数据,每年全球大约有260万例死胎。

(5)神经管缺陷：全球平均每1000名活产新生儿中有1名受到影响。

(6)剖宫产：在某些国家中,剖宫产率高达40%以上。

(7)妊娠引起的癫痫发作。

(8)胎儿心脏问题：肥胖可以使婴儿出生时心脏问题的风险增加15%。

(9)低出生体重：每年全球约有2020万名新生儿出生时体重低于2500 g。

(10)产后出血：这是产后死亡的主要原因,尤其在发展中国家。

(11)感染：HIV、乙型肝炎和梅毒等感染可能对孕妇和胎儿造成严重危害。

3.高危孕妇的临床表现

高危孕妇的临床表现包括不消失的腹痛,胸痛,头晕或晕倒,极度疲劳,胎儿的活动停止或减慢,高热,心悸,恶心和呕吐,严重于正常的早孕反应,头痛持续不退或加重,面部或四肢的肿胀、红肿或疼痛,自残或伤害胎儿的想法,呼吸困难,阴道流血或分泌物。

4.高危孕妇的诊断和监测

尽早并彻底接受产前护理至关重要。这是检测和诊断高危孕妇的最佳方法。建议孕妇务必告诉医护人员其疾病史和生育史。监测高危孕妇和胎儿的健康的测试可能包括如下内容。

(1)血液和尿液测试,以检查遗传疾病或某些先天性状况(出生缺陷)。

(2)超声检查,使用声波创建胎儿的图像,以筛查先天性状况。

(3)监测以确保胎儿获得足够的氧气,例如生物物理轮廓检查,使用超声波监测孕妇的呼吸、运动和羊水,以及非应激测试,监测他们的心率。

5.高危孕妇的管理

(1)提高产科随访频率。

(2)咨询母婴医学(高危孕妇)专家及其他相关专科。

(3)更多的超声检查和更密切的胎儿评估。

(4)居家监测血压。

(5)仔细监测用于管理既有疾病的药物。

(6)如果高危孕妇或胎儿的健康处于危险中,医护人员可能会推荐引产或剖宫产。

然而,怀孕被认为是高危并不意味着孕妇或胎儿会有问题。尽管有特殊的健康需求,许多人仍然经历健康的怀孕和正常的分娩。美国卫生与公众服务部(United States Department of Health and Human Services,HHS)的数据显示,从19世纪下半叶开始,怀孕期间或怀孕后的死亡风险从0.9%下降到0.003%。如今,分娩的安全性比前几代人提高了300倍。

3.19　痛风不仅是疼痛

顾名思义,痛风是一种痛苦的疾病。但是它不仅是疼痛,还带来了许多其他的健康问题和影响。痛风是由尿酸代谢异常引起的一种疾病,是前述的

"富贵病"之一。尿酸在体内积聚形成尿酸结晶,导致关节炎和炎症的发作。痛风的典型症状是突发的关节疼痛,通常发生在大脚趾关节,也可能发生在其他关节,如膝盖、足踝、手腕等。这种疼痛常伴随着红肿、发热和触痛等症状。痛风发作时,患者常感觉到剧烈的疼痛,甚至无法承受轻微的触摸。痛风引起疼痛的机制主要涉及尿酸结晶的形成和关节炎症反应。尿酸结晶沉积在关节和周围组织中,激活炎症反应和神经刺激,导致疼痛、肿胀和红肿等症状。

1.痛风的发病情况

(1)作为代谢类疾病,高尿酸血症和痛风在我国发病率呈现出快速抬头并向年轻群体渗透的趋势。根据《2021中国高尿酸及痛风趋势白皮书》的数据,我国高尿酸血症的总体患病率为13.3%,患病人群约1.77亿;痛风总体发病率为1.1%,患病人数约为1466万人。

(2)在一些高风险人群中,如肥胖人群或有家族病史的人群,发病率更高。

(3)男性痛风患病的风险通常是女性的2倍或更多。这与性别在尿酸代谢方面的差异有关。在女性中,雌激素的保护作用可能降低了患病风险,而在更年期后(雌激素水平下降后),女性的患病风险可能增加。

(4)男性的首次发作年龄通常在40岁以上,而女性则可能更晚。

(5)遗传因素在痛风的发病中扮演着重要角色。有家族病史的人群患病风险更高。特定基因变异,如*SCL2A9*和*ABCG2*等,与痛风的发病风险有关。

(6)痛风在不同种族和人群中的发病率也有所不同。一些研究表明,非洲裔人群和太平洋岛民可能更容易患病。亚洲人群的发病率相对较低,但东亚地区一些地方也有高发区域。

2.诱发痛风的因素

高嘌呤食物的摄入、酒精消费、肥胖、缺乏运动等生活方式因素也与痛风的发病风险增加有关。高嘌呤食物(如动物内脏器官、海鲜、肉类、豆类等)的过度摄入会增加尿酸水平,增加痛风发作的风险。高嘌呤食物包括肉类、海鲜、内脏器官、豆类等,这些食物中富含嘌呤物质,摄入过多会导致尿酸水平升高,增加痛风的发作风险。此外,与高嘌呤食物的摄入有关的是酒精的饮用。酒精会干扰尿酸的排泄,使尿酸在体内积累,增加痛风发作的风险。高嘌呤食物和酒精的摄入与痛风的发生或加重"相辅相成"。

3. 痛风不仅仅是疼痛

痛风不仅仅有因为痛风性关节炎带来的疼痛,痛风还可能引发其他健康问题。当血液中尿酸水平超过自身溶解度,会形成尿酸盐结晶沉积在关节、肾脏、泌尿系统及血管壁,诱发更具危害性的重症。比如尿酸结晶可以在肾脏中沉积,形成尿酸结石,导致肾结石的发生。长期高尿酸水平也会增加患心血管疾病(如高血压、心脏病)和代谢综合征的风险。此外,痛风还与肥胖、糖尿病、高脂血症等疾病的发生有关。因为痛风造成的关节肿痛异常尚能被察觉,无明显症状的高尿酸只能在血检中被揭露,潜伏高血尿酸症于是等于以上代谢综合征在身体里的"定时炸弹"。

4. 痛风的治疗

治疗痛风的目标是缓解疼痛、减少关节炎发作的次数,并控制尿酸水平以防止尿酸结晶的形成。常见的治疗方法包括药物治疗和生活方式改变。药物治疗常用的包括非甾体抗炎药、类固醇、尿酸合成抑制剂和尿酸排泄增加剂。生活方式方面,建议患者控制体重、限制高嘌呤食物(如肉类、海鲜、酒精等)的摄入,并保持适当的水分摄入。

3.20　无所不在的恐惧症

恐惧本身是一种本能的保护机制,它帮助我们识别并回应潜在的威胁,以避免伤害。这种感觉根植于我们的进化历史,是生存机制的一部分。当我们面临威胁时,大脑的特定部位(如杏仁核)会被激活,引发一系列生理反应,这些反应被统称为"战斗或逃跑"反应,包括心跳加速、血压升高、呼吸加快等。

然而，对于某些人来说，昆虫可能让他们皮肤发麻；坐飞机可能会让他们的恐惧感急剧上升。如果你也有这些感受，那么你并不孤单。美国心理健康研究所（NIMH）指出，每年约有10%的美国成人受到恐惧症的影响。这些恐惧症通常在童年或青少年时期出现，并持续到成年。形成恐惧症的原因很多，包括进化和行为理论。幸运的是，恐惧症是可以治疗的疾病，可以通过认知行为疗法和药物来减轻或消除。

1.恐惧症的概念

恐惧症是一种焦虑性疾病，特点是对特定情境或事物存在明显、非理性或极度的恐惧。患有恐惧症的人通常会竭尽全力避免接触他们害怕的情境或物体。

2.恐惧症的症状

对特定触发物的极度或非理性恐惧，无法控制对恐惧的反应、焦虑、恐慌或恐惧，心跳加快，呼吸急促，避免行为。这些症状的严重程度可能从轻微到严重，影响个体的日常功能。

3.恐惧症的原因

（1）生物学：遗传因素可能在恐惧症中起作用，也就是说某些恐惧症可能在家族中遗传。

（2）心理学：个性和认知因素在恐惧症的心理原因中起作用。例如，对某些刺激感到厌恶的人更有可能患上特定恐惧症。此外，认知偏见可能在引起特定恐惧症的恐惧发展中发挥作用。

（3）社会/环境：在恐惧症的情境中经历过创伤或恐惧体验可能导致特定恐惧症，或者通过观察某人对情境产生恐惧反应或通过媒体学习恐惧也可能导致恐惧症。

4.10种常见的恐惧症

（1）高处恐惧症（acrophobia）：害怕高处，影响超过6%的人。患有高处恐惧症的人可能会出现焦虑发作，导致他们避免高处，如桥梁、塔楼或高楼。

（2）飞行恐惧症（aerophobia）：害怕飞行，影响10%~40%的美国成人，尽管飞机事故实际上罕见。与飞行相关的症状包括颤抖、心跳加速和感觉迷失。这种恐惧症可能导致人们完全避免乘飞机。常用暴露疗法来治疗飞行恐惧症，让患者逐渐和渐进地接触飞行。

（3）蛛网恐惧症（arachnophobia）：害怕蜘蛛和其他蛛形纲动物。看到蜘蛛可能会引发恐惧反应，但在某些情况下，仅仅是一张图片甚至是对蜘蛛的想象都会引起压倒性的恐惧和恐慌。这种恐惧症和类似的动物恐惧症最常见的解释是，这些生物曾对我们的祖先构成威胁，而我们的祖先缺乏处理动物和昆虫伤害的知识和工具。

（4）蛇恐惧症（ophidiophobia）：蛇恐惧症是最常见的恐惧症之一。它可能源于个人经历、进化原因或文化影响。有人认为，由于蛇可能是有毒的，避开这种危险的祖先更有可能生存下来并传递他们的基因。

（5）犬恐惧症（cynophobia）：害怕狗的人通常与特定的个人经历相关，比如童年时曾被狗咬伤。这些事件可能非常令人心痛，可能导致持续到成年的恐惧反应。与对陌生狗的正常忧虑不同，犬恐惧症是一种非理性和过度的恐惧，可能严重影响个人生活。

（6）注射恐惧症（trypanophobia）：害怕注射。这种恐惧症可能导致人们避免接受医疗治疗和就医。据估计，有20%~30%的成人受到这种恐惧症的影响。当患有这种恐惧症的人需要注射时，他们可能会在接受注射前经历极度的恐惧和心跳加快。有些人甚至在注射过程中晕倒。

（7）雷电恐惧症（astraphobia）：害怕雷电。当患有这种恐惧症的人遇到雷电等天气现象时，他们会充满压倒性的恐惧感。患有这种恐惧症的人往往对天气过度担忧。症状包括颤抖、心跳加速和呼吸加快。

（8）广场恐惧症（agoraphobia）：害怕在可能难以逃脱的情况或场所独自一人。广场恐惧症可能包括对开放空间、拥挤的地方或可能触发恐慌发作的情况的恐惧。有些人为避免触发事件而不离开家。大约1/3的恐慌症患者会发展成广场恐惧症。

（9）清洁恐惧症（mysophobia）：对细菌和脏污的过度恐惧。患有这种恐惧症的人可能会进行极端清洁，强迫性洗手，并避免他们认为可能脏的事物或情境。在某些情况下，这种恐惧症可能与强迫症有关。

（10）社交恐惧症（社交焦虑症）：对社交场合的恐惧。这种恐惧症可能会造成严重的障碍，对于一些人来说，它可能会变得非常严重，导致他们错过可能会触发焦虑发作的活动、地点和人。患有社交恐惧症的人害怕在他人面前被观察或被羞辱。社交恐惧症通常在青春期时发展，并可能持续一生，如果不进行治疗，最常见的社交恐惧症是演讲恐惧症。

5.恐惧症的治疗

治疗恐惧症通常是通过心理疗法和药物治疗的结合来进行的。

（1）行为疗法：行为疗法是一个涵盖治疗心理健康障碍的总称。它旨在理解和改变不健康或自我毁灭性的行为，并且根据信仰认为所有行为都是可以学习并可以改变的。

（2）认知行为疗法：在认知行为疗法中，治疗者帮助患者学习不同的方式来理解和应对他们的触发物。这种技术可以帮助个人学会更好地应对和控制自己的情感和思维。

（3）药物：如β受体阻滞剂、抗抑郁药或安定类等药物可能有助于治疗恐惧症，减轻焦虑感。药物可能带来副作用的风险，并且将根据恐惧症的严重程度和副作用的风险由医生开具处方。

3.21　自杀和自杀未遂

自杀是自伤致死的行为，目的是结束生命。自杀未遂指有人伤害自己，意图结束生命，但由于行动结果未导致死亡。"自杀和自杀未遂"是一个不可忽视的全球性公共卫生问题，因为它对个人、家庭以及社会造成了极其深重的影响。提高对这一议题的认识有助于预防自杀行为，减少自杀率，并为受到自杀影响的人提供支持和帮助。我们只有对这些社会生活中的极端事件有一个清醒的认识，才能谈如何防范。

1.自杀的统计数据

全球每年约有70.3万人死于自杀(WHO,2019)。中国2010—2021年自杀死亡率总体呈下降趋势(标化死亡率由9.94/10万下降至5.71/10万)。但是,2017—2021年10~24岁年龄组男性、女性和农村地区自杀率均呈上升趋势;2015—2021年城市地区呈显著上升趋势;2010—2021年25~44岁、45~59岁、60~74岁和75岁及以上各年龄组中,农村和男性自杀率分别高于城市和女性。在2021年,估计有1230万美国成人曾经严重考虑过自杀,350万人计划过自杀,170万人尝试过自杀。自杀影响各个年龄段的人群。2021年,自杀是10~64岁人群中前九大死因之一。

2.及时识别自杀风险信号是防范自杀的关键

虽然自杀与精神障碍(尤其是抑郁症和酗酒障碍)之间的联系在高收入国家中已经被充分证实,但许多自杀是在危急时刻冲动进行的,因为无法应对生活中的压力,如经济问题、感情破裂或长期疼痛和疾病。

此外,经历冲突、灾害、暴力、虐待或失去亲人及孤立感与自杀行为密切相关。自杀率在经历歧视的弱势群体中也很高,如难民和移民、土著、男女同性恋者、双性恋者、跨性别者、间性人和罪犯。迄今为止,自杀的最高风险因素是之前的自杀未遂行为。

及时识别自杀风险信号对于预防自杀行为至关重要。了解谁可能处于自杀风险中,以及他们可能展现的行为和情感信号,可以帮助及时提供支持和干预。以下是一些可能处于自杀风险中的人群和他们可能展现的风险信号。

(1)谁处于自杀风险之中。

①有精神健康问题的人:抑郁症、双相情感障碍、焦虑症、物质使用障碍等精神健康问题增加了自杀风险。

②经历创伤或重大生活变故的人:失去亲人、失业、关系破裂或经历严重的身体健康问题等事件都可能增加自杀风险。

③有自杀史或家族自杀史的人:个人或家族史中有自杀行为的人可能更容易考虑自杀。

④孤独或缺乏社会支持的人:社会孤立和缺乏支持系统的人可能更容易产生自杀念头。

⑤面临法律或财务问题的人:这些压力可能导致某些人认为自杀是唯一的出路。

⑥青少年和老年人:这两个年龄段的人处于特别的生命阶段,可能面临特殊的压力和挑战,增加了自杀风险。

(2)自杀风险信号。

①谈论死亡或自杀:频繁提及死亡、自杀或"如果我不在了"之类的话题。

②情绪极度波动:情绪突然从绝望转为平静,或者表现出极端的情绪波动。

③行为改变:如突然辞职、整理个人事务、赠送珍贵物品等。

④社交隔离:从社交活动中撤退,避免与亲朋好友见面。

⑤增加物质使用:如酒精或药物滥用的增加。

⑥睡眠模式改变:失眠或过度睡眠都可能是警告信号。

⑦表达无望或绝望感:经常谈论无出路、感到被困或认为情况永远不会好转。

⑧冲动或危险行为:无视危险、冲动行动或参与高风险活动。

识别这些风险信号并不意味着一个人一定会尝试自杀,但这是提供支持、寻求专业帮助和可能的干预措施的关键时刻。面对自杀风险信号,关键是及时行动,表达关心,鼓励他们寻求专业帮助,并提供支持资源。

3.22 "退伍军人病"的由来

"退伍军人病",又称"军团菌病"(legionnaires disease),其名字源自一次1976年的肺炎暴发事件。当时有大量美国退伍军人参加了在美国宾州费城举行的美国独立200周年庆典。在这次庆典期间,参与者中有多人感染了一种不明原因的肺炎,并导致数人死亡。经过流行病学调查,发现这些病例都与同一家酒店的水冷系统有关,其中嗜肺军团菌被确认是致病菌。因此,这种新型的肺炎被称为"军团病",并且后来也得名为"退伍军人病",以纪念那些在军队服役的人。

军团菌病是一种由嗜肺军团菌(*Legionella*)引发的疾病,包括军团病和庞德病。

1.病因

军团菌病主要通过吸入感染水源中的气溶胶颗粒而传播,通常与冷却塔、空调系统、热水系统等有关。它在夏季较为常见。

2.风险因素

易感人群包括长期吸烟者、年龄较大者、免疫系统受损者等。水冷系统和水垢积累是细菌繁殖的主要环境。

3.临床表现

症状类似肺炎,包括高热、肌肉疼痛、头痛、咳嗽和呼吸困难。严重病例可能导致肺炎和器官衰竭。

4.预防、诊断和治疗

(1)预防:定期清洁和维护冷却系统,避免积水,保持系统卫生。可以使用抗菌处理和水质管理来降低细菌数量。

(2)诊断:通过尿液抗原检测和呼吸道样本培养来检测军团菌感染。

(3)治疗:使用抗生素如利奈唑胺(linezolid)进行治疗。严重病例可能需要住院治疗和氧气支持。

3.23 晕动病

晕动病表现多种多样,可能包括胃肠道、中枢神经系统和自主神经症状。晕动病的主要症状通常是恶心。尽管晕动病的确切神经生物学原因尚不清楚,但专家已经开发出许多对策来预防和缓解这种病症。

1.临床表现

晕动病表现多种多样，包括胃肠道、中枢神经系统和自主神经症状。晕动病的常见症状包括恶心、呕吐、眩晕、皮肤苍白、头痛、出冷汗等。晕动病易感性存在相当大的个体差异，因为有些人可能只需很小的刺激就会出现症状，而对其他人则很难引起症状。

晕动病的症状最早由希波克拉底描述："航行在海上证明了运动会扰乱身体。"晕动病的主要症状恶心一词源于希腊语 *naus*，意为船（如航海）。

2.发病机制

晕动病发生时，实际与预期感觉输入不匹配。尽管晕动病的确切神经生物学机制尚不清楚，但已经开发出许多对策来预防和缓解这种病症。晕车和晕船之间没有区别。

没有功能性前庭（平衡）系统的个体和动物对晕动病"免疫"。没有内耳的运动感知器官，也不会出现晕动病症状，这表明内耳在晕动病中起着重要作用。晕动病被认为是由内耳、眼睛和感觉接收器中的冲突信号引起的。大脑通过包括内耳、眼睛和身体表面组织在内的神经系统不同通路来感知运动。当身体有意移动时，例如行走时，大脑会协调所有通路的输入。当中枢神经系统接收到来自感觉系统（内耳、眼睛、皮肤压力感受器及肌肉和关节感觉感受器）的冲突信息时，晕车的症状就会出现。

晕动病通常由低频横向和纵向运动（如空中、海上和陆地交通）或虚拟模拟器运动（电子游戏、虚拟模拟器）触发。感觉冲突和神经不匹配理论是最广泛接受的解释晕动病的理论。它描述了由真实或虚拟运动引起的视觉、前庭和体感系统之间的冲突。前庭器官的传入传至脑干的前庭核，该核还接收来自视觉和本体感觉系统的输入。然后，外出传导通过后外侧丘脑达到颞顶叶皮质，触发自主反应和呕吐中枢。当前庭、视觉和运动感觉输入的实际与预期模式之间存在差异时，就会引发一系列晕动病症状。

3.个体易感性

（1）性别：女性比男性更易感。

（2）年龄：晕动病发病于6岁左右，9岁时达到峰值。青少年时期由于习惯性而有所下降。

（3）老年人对晕动病的易感性最低。

（4）健身水平：研究表明，有较高有氧健身水平的人易感性增加；有学者认为这是由于自主神经系统反应较为迅速所致。

（5）医学状况：有眩晕、前庭病理变化、梅尼埃病和偏头痛的患者具有较高的风险。

（6）激素：妊娠和月经周期波动增加了易感性。

4. 交通工具的易感性

公共交通工具晕车程度排名依次为船舶、汽车、飞机、火车。除了严重颠簸的情况外，乘坐飞机的旅客很少会出现晕动病。

5. 注意事项

（1）选择座位：由于飞行过程中会穿越气流，航班会有一定的颠簸感。然而，不同的座位可能比其他座位更颠簸。避免坐在飞机后部的座位，选择在机翼之间或更靠前的座位，那些位置更加稳定。

（2）预先服用晕车药：如果你知道自己容易晕动或在其他交通工具上容易恶心，确保携带晕船药物。它可以预防恶心、头晕和呕吐。

（3）尝试放松：焦虑和压力会加重晕动病症状并延长其持续时间。如果你害怕飞行，考虑学习冥想或深呼吸练习，以帮助你在飞行前和飞行过程中保持放松。如果你以前从未乘坐过飞机，主动和有经验的人交谈。最重要的是，尤其是如果你是为了享受旅行而出行，请期待目的地，保持积极的心态，相信一切都会好起来的。

（4）避免油腻和辛辣食物：飞行前要吃清淡的食物（无论是前一晚，还是飞行当天），并在机场购买一些饼干或其他无味的小吃，以防出现胃部不适。要远离油腻和辛辣的食物，并限制盐的摄入量，因为飞行可能导致脱水。

（5）避免数码屏幕和阅读材料：阅读，无论是书籍、杂志还是数码设备，都可能引起晕动病症状或加重症状。如果你喜欢阅读，可以尝试使用耳机听有声书。避免紧张的惊悚小说、推理小说以及与飞行有关的任何内容,以帮助你保持放松。

3.24 味觉和疾病

味觉是人的五大感官之一。不同味道的感知是通过味蕾产生的,味蕾是位于舌头和口腔其他部位的专门感觉器官。味蕾负责检测5种主要味道:甜、酸、咸、苦和鲜味。每个味蕾都包含味觉感受器细胞,这些细胞会对我们食用的食物或饮料中的特定化学物质做出反应。

味蕾在整个口腔中的分布并不均匀。舌头的不同区域对某些味道更敏感。一般来说,舌头的前部对甜味更敏感,两侧对酸味更敏感,后部对苦味更敏感,整个舌头可以感知咸味和鲜味。

1. 主要口味

(1)甜味:这种味道通常与糖和碳水化合物有关。它通常被认为是令人愉悦的,可以在水果、甜点和甜味饮料等食物中找到。

(2)酸味:酸味是由酸性化合物引起的,如柠檬或酸橙中的柠檬酸。

(3)咸味:当我们的味蕾接触到钠离子时,就会感觉到咸味。它通常存在于含有盐或其他咸味添加剂的食物中。

(4)苦味:苦味通常与某些生物碱有关,可以在咖啡、黑巧克力或某些蔬菜(如羽衣甘蓝)等食物中找到。

(5)鲜味:鲜味是一种咸味,通常被描述为肉味或咸味。它是由谷氨酸(一种氨基酸)的存在引起的,存在于蘑菇、西红柿和酱油等食物中。据说最典型的鲜味源于鱼汤炖羊肉,这便是"鲜"字的由来。

然而,这5种主要味道共同作用,给我们吃喝时提供了复杂多样的感官体验,比如说麻辣味。此外,气味、质地和温度等其他因素也会影响我们对风味的整体感知。

2.口味与身体疾病状况之间的关联

（1）缺锌：锌对于正确的味觉感知至关重要。缺锌会导致一种被称为味觉减退的疾病，即味觉能力下降。这会影响一个人对食物的享受，并可能导致营养不足。

（2）感染或炎症：口腔感染或炎症，如鹅口疮或牙龈疾病，会影响味觉。这些情况会改变味蕾的功能或导致口腔中持续存在金属味或苦味。

（3）药物和治疗：某些药物，如抗生素、化疗药物或用于控制高血压的药物，可能会导致味觉改变作为副作用。此外，针对头部和颈部区域的放射治疗会暂时影响味觉。

（4）神经系统疾病：一些神经系统疾病，如帕金森病、阿尔茨海默病或多发性硬化症，会影响味觉。这些情况可能会导致味觉障碍，如检测某些味道的能力下降或味觉改变。

味觉改变也可能受到与疾病状况无关的因素的影响，如吸烟、衰老或某些生活习惯。如果你的味觉持续相关变化，建议咨询医疗专业人员以进行适当的评估和诊断。

3.25　指甲外观提示不同的疾病

指甲是由角蛋白组成的独特结构，就像头发和表皮的上层一样。指甲疾病的病因和形态各不相同，以下是最常见的类型。指甲可以保护手指的敏感末梢免受意外损伤，由称为指甲基质的生殖组织层形成。指甲基质位于指甲的底部，隐藏在靠近指甲顶部下方的皮肤褶皱下。指甲基质是支持和滋养指甲板的指甲床的重要部分。

指甲皮襞将指甲固定在原位，并将其锚定在皮肤上，形成指甲周围皮肤。这可以防止微生物进入指甲床，同时也防止湿气进入。

关于指甲的外观能够提供有关一个人的健康状况和病史的宝贵线索的最早报告可以追溯到古代的医学传统。例如，传统的中医和印度阿育吠陀医学长期以来就认识到指甲检查在诊断实践中的重要性。在中医学中，指甲被视为经络系统的延伸，可以通过观察指甲的外观、形状和颜色来评估个体的内部健康状况。同样，阿育吠陀认为指甲是身体平衡和整体健康的指示器。

在西方医学中，19世纪和20世纪初的医学文献开始提到指甲变化与某些疾病的关联。然而，对指甲异常与医学状况关系的系统研究更多地在20世纪下半叶随着皮肤科学和医学研究的进展而受到关注。

以下是一些指甲外观与特定疾病或健康状况相关的例子。

1.指甲可能因以下原因而变色

（1）正常的指甲呈淡粉红色。从手指上生长出来的指甲末端是白色的，因为它与支持指甲板的血管指甲床没有连接。吸烟；使用染发剂等染料；某些药物，包括某些化疗药物；指甲床感染；指甲床受伤；皮下黑色素瘤；银中毒、喹啉中毒和威尔逊病，指甲变为蓝色包括肝病在内的几种全身性疾病，指甲变白；肾衰竭，指甲变为"一半一半"的颜色。

（2）细菌性甲沟炎：这是由细菌感染引起的指甲皮襞炎症。在那些经常接触湿气的人中更常见，比如咬指甲或错误修剪指甲的人，或者易患湿疹或手指外伤的人。

（3）慢性甲沟炎：在这种情况下，指甲皮襞变厚、敏感并轻度发红。这是由于化学刺激、过敏和潮湿环境等多种因素的综合作用，这些因素都会导致慢性真菌感染。在许多这样的情况下，指甲变形并伴有变色。

2.指甲受伤的变化

血肿使指甲脱离；如果损伤过于严重，指甲板可能会脱落；如果指甲基质受伤，指甲可能会出现纹理或畸形；指甲板上抬（甲嵌）；感染或创伤可能会导致指甲从基底脱离并呈黄色或白色，包括过度剔挖指甲、指甲板下化脓、某些真菌感染；银屑病，某些全身性疾病，如支气管扩张、甲状腺疾病、贫血或某些自身免疫性疾病。

3.指甲内生长

指甲内生长是指甲在指甲两侧生长到皮肤内部，会引起疼痛，并可能导致感染。如果指甲弯曲得太厉害,或者指甲修剪不正确(横向修剪或者指甲修剪时稍微弯曲),这种情况更常见。创伤或穿紧的鞋子也可能导致这种情况。

4.趾甲变厚

足趾趾甲变厚是正常的与年龄相关的变化,但也可能出现异常变厚,包括损伤、真菌感染、缺血循环、关节炎、步态异常、穿紧身鞋、银屑病。

5.指甲纹理

指甲上方纵向的脊线可能出现在多种全身性疾病中。指甲在生长过程中可能会分层剥落,原因包括经常涂抹和清除指甲油,手经常接触水,过度使用指甲等。

6.指甲畸形

如果指甲受到创伤或真菌感染,可能会变形。指甲床损伤会使指甲以异常的方式生长。指甲形状的其他异常包括镊形指甲,横向弯曲,看起来像镊子,既可以是先天遗传性的,也可以是后天获得性疾病;方凡综合征或低下垂体功能减退症引起的长指甲;指甲狭窄短小,如银屑病、关节病中所见;鹦鹉嘴指甲在硬皮病的某些情况中出现。

7.全身性疾病中的指甲变化

过敏或自身免疫性疾病可能会出现指甲变化,如银屑病中的小凹陷或细菌性心内膜炎中的裂纹状出血,或者形状改变,包括缺铁性贫血的凹陷型指甲(勺状凹陷的指甲)。Beau线是沿着指甲的横向凹陷,可在严重疾病、营养不良、化疗或指甲受伤后出现,还有其他几种情况,在此不作列举。肺部疾病可能导致指甲出现隆起。

8.影响指甲的其他原因

(1)先天性指甲异常:在指甲-髌骨综合征中,指甲可能畸形或缺失。

(2)指甲床肿瘤:指甲下可能出现甲床黑色素瘤和其他皮肤癌。

(3)中毒的表现：有时中毒的症状可以表现为指甲的变化。如砷中毒可产生白线，而银中毒可能产生蓝色色调。

指甲的外观有时能够提供有关一个人的健康状况和病史的宝贵线索。指甲的外观变化，如变色、质地、形状或异常，可能提示某些疾病或潜在健康状况。然而，需要注意的是，仅凭指甲变化无法提供确定诊断，通常还需要进一步的医学评估和检测。

3.26　选择有效的避孕方法

避孕指的是有意使用各种方法或技术来干预受孕或受精过程以预防怀孕。避孕的主要目标是防止精子与卵子结合或抑制受精卵在子宫内着床，从而防止妊娠的发生。人类避孕的历史可追溯到数千年前。在不同的文化和文明中，使用了各种避孕方法，尽管它们的有效性和可用性存在很大的差异。

历史记录表明，早期的避孕方法最早可追溯到公元前1850年的古埃及。当时使用蜂蜜、金合欢叶或由鳄鱼粪便制成的阴道栓剂，它们被认为具有避孕作用。其他古代文明，包括古希腊和古罗马，也使用草药避孕方法、阴道栓剂以及动物肠或亚麻套等屏障方法。早在公元前7世纪的中国，文献就记载了使用各种草药作为避孕方法，包括诸如紫草、零陵香之类的植物。

然而，需要注意的是，与现代方法相比，历史上的避孕方法通常可靠性较低，并且基于有限的科学认知。许多这些方法也与重大的健康风险相关联。

直到20世纪，现代避孕方法如荷尔蒙避孕药和子宫内节育器（IUD）才得以发展并被广泛采用。有效的避孕方法的引入革新了计划生育和生殖健康领域，使个人更加能够控制自己的生育能力，并能够在怀孕和分娩方面做出更明智的决策。

1.长效可逆避孕方法

以下这些方法不存在使用失误，因此，在正常使用情况下并不会降低其有效性。

（1）避孕植入物：正确使用的避孕效果超过99%。它们的作用时间为3年，但可以提前取出。使用避孕植入物的妇女中，每年有少于1%的妇女会怀孕。

（2）子宫内节育系统（IUS）：效果超过99%。根据类型的不同，子宫内节育系统通常可使用3~5年，但可以提前取出。使用子宫内节育系统的妇女中，每3~5年中少于1%的妇女会怀孕。

（3）子宫内节育器（IUD）：效果超过99%。根据类型的不同，子宫内节育器可以保持在5或10年，但可以随时取出。根据IUD的类型，每年有少于1%的妇女会怀孕。旧型号的效果较低。

（4）避孕注射剂：正确使用效果——超过99%的效果。每年使用避孕注射剂进行定期注射的妇女中，少于1%的妇女会怀孕。

（5）避孕贴片：正确使用效果——超过99%的效果。使用避孕贴片时，每年少于1%的妇女会怀孕。

（6）阴道环：正确使用效果——超过99%。使用阴道环时，每年少于1%的妇女会怀孕。

（7）避孕药：①复合避孕药：正确使用效果——超过99%的效果。每年使用复合避孕药时，少于1%的妇女会怀孕。②孕激素类避孕药：正确使用效果——99%的效果。每年使用孕激素类避孕药时，约有1%的妇女会怀孕。③男用避孕套：正确使用效果——98%的效果。这意味着在使用避孕套的伴侣中，每年有2%的妇女会怀孕。④女用避孕套：正确使用效果——95%的效果。使用女用避孕套的妇女中，每年约有5%的妇女会怀孕。

（8）子宫帽和避孕帽：正确使用效果——92%~96%的效果。使用带有精子杀精剂的子宫帽或避孕帽的妇女中，每年有4%~8%的妇女会怀孕。

2.长效不可逆避孕方法

（1）女性绝育：有效率超过99%。绝育后，约有1/200的妇女会在术后怀孕。

（2）男性绝育或输精管结扎术：大约1/2000的男性在输精管结扎术后可以再次生育。

3.自然家庭计划

如果严格遵循自然家庭计划方法，可以达到99%的效果，包括监测宫颈分泌物和基础体温。如果使用多种方法并由专业教师教授，效果将更好。每年使用这种避孕方法时，约有1%的妇女会怀孕。

4.可能影响口服避孕药效果的常用药物

某些药物可能降低口服避孕药效果，包括治疗结核病的抗生素（如利福平、利巴韦林）、抗癫痫药物（如苯妥英、卡马西平）、抗反转录病毒药物（用于艾滋病治疗）、特定抗真菌药（如格列福酮）、圣约翰草（一种草本补充剂），以及某些抗焦虑药物（如地西泮）。这些药物与口服避孕药相互作用，可能减弱避孕效果。

5.紧急避孕药

紧急避孕药，在无保护性行为，避孕套破裂或被侵犯的情况下，能有效防止怀孕，尤其是在性行为后72小时内服用更为有效，效率可达85%。这些药物通过延迟排卵或改变子宫内膜条件，阻止受精卵着床。副作用包括恶心和月经周期变化。铜质子宫环也是紧急避孕选项，但需在120小时内置入。紧急避孕不适合常规使用，不能防止性传播疾病，选用时应考虑个人健康情况。

如果不正确使用，避孕措施预防怀孕的效果将降低。没有一种避孕方法是100%可靠的，某些方法可能会有副作用。了解所有可用的方法，以便您可以决定哪种避孕方法最适合您。紧急避孕药并不是一种长期避孕方法，而只是用于紧急情况下的临时避孕。它们不应被视为常规避孕措施的替代品。

3.27　创伤后应激障碍

创伤后应激障碍（PTSD）是一种发生在人们经历或目睹一种创伤性事件之后的焦虑障碍。常见的诱因包括但不限于战争、性侵、自然灾害、严重的车祸、人身攻击等。

1.临床表现

（1）重新体验：不自愿地回忆、梦魇或感到事件就在发生。

（2）回避：回避与事件有关的地点、活动、物品或人。

（3）负面改变认知和心情：对自己、他人或世界的负面思维、感到与他人疏远、持续的负面情绪状态。

（4）警觉性和反应的变化：易怒或愤怒暴发、做出过度惊慌的反应、睡眠困难、注意力不集中。

（5）对个人、社会、家庭的影响：①个人：可能会有自杀倾向、自伤行为、抑郁、焦虑、药物或酒精滥用。②社会：社会功能障碍，如在工作、学校或社交场合的问题。③家庭：可能影响家庭关系，如亲密关系、亲子关系等。

2.如何应对PTSD

（1）认识和接受PTSD：首先要认识到自己可能患有PTSD，并且不要对此感到羞耻或自责。

（2）求助：咨询心理医生、心理治疗师或寻求支持团体。

（3）心理治疗：认知行为疗法是一种有效的治疗方法。

（4）药物治疗：可能包括抗抑郁药、抗焦虑药等。

（5）自我调节：学习放松技巧，如冥想、瑜伽、呼吸练习等。

3.28　不适合接种疫苗的人群

笔者的朋友们时常问到，如果他们计划前往非洲或南美洲旅行，是否应该接种麻疹-腮腺炎-风疹、白喉-破伤风-百日咳、水痘、脊髓灰质炎、甲肝、伤寒、黄热病、脑膜炎球菌病和狂犬病的疫苗。免疫接种在预防传染病方面起着至关重要的作用。然而，正如某些疫苗说明书中警示或确认的免疫接种后不良事件（adverse events following immunization，AEFI），并非每个人都适合接种某种疫苗。尽管免疫接种对预防传染病至关重要，但有一些人可能不适合接种疫苗。

1.不适合接种疫苗的人群

(1)严重过敏者:对疫苗成分(如鸡蛋、明胶或乳胶)有严重过敏反应的人可能不适合接种某些疫苗。在这种情况下,可能需要选择替代的疫苗选项或咨询专业医生的建议。

(2)孕妇:由于潜在的对胎儿的风险,一些疫苗在孕期不推荐接种。孕妇应咨询医疗提供者以获得个性化建议。

(3)免疫功能受损者:免疫功能受损的人,如接受癌症治疗的人、器官移植受者或患有艾滋病病毒感染或人类免疫缺陷病毒(HIV)/获得性免疫缺陷综合征(AIDS)的人,可能使疫苗效果降低或与某些疫苗相关的风险增加。对于免疫功能受损者,应在与医疗专业人员咨询的情况下确定接种疫苗的时间和选择。

(4)有基础疾病的人群:某些基础疾病可能会对接种疫苗带来风险或需要特别考虑。例如,有吉兰-巴雷综合征病史的人可能需要避免接种某些疫苗。

(5)年龄限制:某些疫苗有特定的年龄限制,应遵循医疗机构提供的推荐接种时间表和指南。

旅行者在接种疫苗前,务必向医护人员或旅行医学专家咨询,评估个人情况,复核病史,并讨论任何关切或潜在的禁忌证。他们可以根据个人的健康状况提供个性化建议,确保做出最适合的疫苗接种建议。

对于那些可能不适合接种疫苗的人,可以考虑以下替代医疗建议。

2.替代医疗

(1)隔离措施:对于无法接种疫苗的人群,特别是在面临传染病暴发的区域旅行时,遵循有效的个人防护措施非常重要。这包括勤洗手、避免接触患病者、保持良好的卫生习惯及遵循当地卫生部门的建议。

(2)药物预防:在某些情况下,可以考虑使用药物进行预防。例如,对于前往疟疾流行区域的人群,可以考虑使用抗疟药物进行预防。

(3)个性化咨询:寻求医疗专业人员的个性化咨询非常重要。他们可以根据个人的健康状况、旅行目的地和风险评估为不适合接种疫苗的人提供定制的建议。他们可能会推荐其他预防措施或采取其他适当的医疗干预措施来保护个人健康。

　　需要注意的是,对于特定的疫苗接种情况和不适合接种疫苗的人群,只有医疗专业人员能够提供准确的建议。因此,建议咨询医生、旅行医学专家或当地的卫生部门,以获得针对个人情况的最佳替代医疗建议。

3.29　剖宫产的利与弊

　　"剖宫产"一词(cesarean section)通常认为来源于拉丁语单词"*caesus*",意为"切割"。还有一种流行的观点是,它指的是古罗马法律"凯撒法令",该法令规定如果母亲在分娩过程中去世,必须通过手术救出婴儿。总之,剖宫产是一种通过在腹部切口的方式将胎儿和胎盘从子宫中取出的分娩方式。

1.剖宫产的使用条件

　　产程难产、胎儿异常或宫内窘迫、胎盘异常、羊水过少或过多、胎儿横位或臀位等。它也可以根据产妇或医生的个人选择来确定。

2.剖宫产的益处

　　(1)可以拯救母婴生命:在一些高风险情况下,剖宫产是拯救母婴生命的有效手段。

　　(2)可以规避分娩困难:对于难产或产程进展缓慢的情况,剖宫产可以避免产妇和胎儿的额外风险。

　　(3)可以安排生育计划:对于一些特殊情况下的生育计划,如双胞胎、多胞胎等,剖宫产可以提供更好的方法。

3.剖宫产的缺点

　　(1)麻醉和手术风险:剖宫产是一种手术,涉及麻醉和手术切口,可能带来并发症和风险。

　　(2)恢复时间较长:相比自然分娩,剖宫产需要更长的恢复时间,会对产妇身体造成一定负担。

(3)可能影响哺乳:剖宫产可能会对母乳喂养产生一定影响。

(4)长期健康影响:一些研究指出,剖宫产可能与儿童患过敏、哮喘等疾病的风险增加相关。

(5)给母亲造成瘢痕以及其他并发症,包括感染和肠粘连等。

4.并发症和过度使用

剖宫产的手术过程可能导致一些并发症,如感染、出血、麻醉反应等。过度使用剖宫产可能增加产妇和新生儿的健康风险,也可能增加医疗资源的负担。过度使用剖宫产的原因可能包括对分娩疼痛的恐惧、医疗保健体系的压力、文化影响等。

5.特殊注意事项

一般来说,剖宫产的刀口有两种常见的方式:横切和纵切。剖宫产的刀口是根据多种因素来确定的,主要考虑孕妇和胎儿的情况,以及医生的专业判断。

横切(横腹切口)位于腹部的横向,一般位于腹部的下腹部,更容易隐藏在比较低的比基尼线以下。纵切(直腹切口)则位于腹部的纵向,通常从肚脐到耻骨上方。

刀口的选择取决于多个因素,包括孕妇的解剖结构、先前的手术史、孕妇和胎儿的健康状况等。医生会根据这些因素综合考虑,选择适合的刀口方式,以确保手术过程的安全和成功。

至于第一胎是剖宫产是否会影响第二胎的分娩方式,通常第一胎剖宫产并不意味着第二胎一定也要剖宫产。是否剖宫产会根据孕妇的具体情况和医生的建议来决定。有些女性在第二胎可能有机会尝试自然分娩,这称为剖宫产后"阴道分娩"(vaginal birth after cesarean,VBAC),但是否适合尝试VBAC也需要考虑多种因素,如先前的剖宫产原因、子宫瘢痕情况等。

总之,产妇在选择分娩方式时,应充分了解各种分娩方式的利弊,并咨询专业医生的建议。剖宫产通常适用于高风险产妇或紧急情况。对于低风险产妇,自然分娩可能是更为安全和健康的选择。

3.30　癌症与年龄

根据WHO的全球癌症的统计数据,癌症的发病率与年龄增长成正比。这一观察结果背后的原因有多个方面。随着年龄的增长,人体的细胞修复和免疫功能逐渐减弱,对DNA损伤的修复能力下降,从而增加了罹患癌症的风险。此外,长期暴露于环境污染、不健康的生活方式、慢性疾病及基因突变等因素综合积累也可能导致癌症的发生。

年龄与癌症之间存在着一定的关系。一方面是不同年龄段的人群可能患不同类型的癌症;另一方面癌症风险随着年龄的增长,其发病率也显著增加。

1.不同年龄段中常见的癌症类型

（1）少年肿瘤:指在儿童和青少年时期发生的肿瘤,包括白血病、神经母细胞瘤、肾母细胞瘤等。这些肿瘤通常与儿童体内的细胞发育异常或基因突变相关。

（2）青壮年（20~40岁）:①乳腺癌:乳腺癌在青壮年女性中相对较常见,可能的原因是雌激素水平的变化和遗传因素。②结直肠癌:结直肠癌在这个年龄段也有一定的发病率。饮食习惯、遗传因素以及炎症性肠病等都可能与其发病有关。

（3）中年（40~60岁）:①前列腺癌:前列腺癌在中年男性中是常见的癌症类型之一。雄激素水平和遗传因素可能与其发病相关。②卵巢癌:卵巢癌在女性中年群体中较为常见。女性激素的变化、遗传因素以及家族史等可能是相关原因。

（4）老年人（60岁及以上）:①肺癌:肺癌在老年人中非常常见。主要原因是长期吸烟、环境污染和其他致癌物质的暴露史。②结直肠癌:结直肠癌在老年人中发病率较高。年龄增长、饮食、肠道息肉的存在以及遗传因素可能与其发病有关。

不同年龄段患不同癌症的原因是多方面的，包括生理特征、遗传因素、激素水平变化、暴露于致癌物质的差异及生活方式等。此外，也需要考虑年龄与其他因素的复杂相互作用，如免疫功能、代谢能力和细胞修复能力的变化等。

随着年龄的增长，癌症的发病率确实有显著增加。癌症的发病率随着年龄的增长呈指数增加。根据WHO的数据，在全球范围内，65岁及以上人群患癌症的风险比40岁以下人群高出10倍以上。举例来说，在美国，65岁及以上的人群中，约有1/3的人患有癌症。由于老年人医疗访问频率较低、症状被忽视或与其他健康问题混淆等因素，老年人患癌症时的延迟诊断和治疗情况是一个常见的实际问题。

2.癌症的发病率随年龄增加的社会学问题

癌症是否在促进人类新陈代谢循环方面发挥着特殊作用，为年轻一代节省有限的资源和空间，就像病毒感染经常将年老体弱的人推向悬崖一样？没有科学证据表明癌症在促进人类的新陈代谢循环或为年轻一代节省资源和空间方面起到特殊作用。癌症是一种疾病，它是由异常细胞的不受控制地生长和分裂引起的，与人类的新陈代谢循环没有直接关系。癌症并不是一种有益的进化机制，而是一种疾病状态，会给患者和社会带来负面影响。病毒感染通常与免疫系统的反应有关，而癌症与病毒感染不同。癌症的发展是多种因素相互作用的结果，包括遗传因素、环境暴露、生活方式和其他健康因素。癌症并非是为了推动年轻一代的生存而针对老年和脆弱人群的一种机制。

相反，多个国家的癌症登记数据显示，年轻人罹患癌症的概率在过去几十年中有所增加，特别是某些特定类型的癌症，如乳腺癌、结肠癌等。美国医学会期刊网络开放版（*JAMA Network Open*）刊登的最新研究报告指出，虽然美国绝大多数癌症是发生在65岁以上民众身上，但年轻人罹患癌症的案例数量正在上升，女性尤其明显，其中又以消化道、内分泌与乳房有关的癌症病例增加速度最快。华盛顿邮报报道，专家表示，越来越多的年轻人患癌症的可能原因包括趋于普遍的肥胖症，以及饮酒、抽烟、睡眠品质不佳、长时间久坐不动有关。环境因素则包括暴露于污染源及致癌化学物质中。

3.癌症的早期发现

要预防和早期检测癌症,以及尽早进行治疗,以降低癌症风险或改善老年人的生活质量,有以下几个重要的策略。

(1)健康生活方式:保持健康的饮食习惯,摄取丰富的水果、蔬菜和全谷物,限制高脂肪和高糖分的食物。保持适度的体重,进行适当的体育锻炼,戒烟和限制酒精摄入。

(2)定期体检:定期进行健康检查和癌症筛查,如乳腺癌、前列腺癌、宫颈癌和结直肠癌等。早期发现癌症的征兆可以提供更好的治疗机会。

(3)免疫接种:接种针对乙型肝炎病毒和人乳头瘤病毒的疫苗,可预防相关肝癌和宫颈癌的发生。

(4)保护环境:减少暴露于致癌物质和环境污染物的风险。这包括避免吸烟、限制接触有害化学物质和放射线,并采取环保措施。

(5)提高健康意识:教育公众关于癌症的风险因素、预防方法和早期症状的认识,以便及早寻求医疗帮助。

3.31　癌症是一种"基因病"

癌症在很大程度上与基因有关。癌症是由于细胞在生长和分裂时失去了正常的调控,导致细胞异常增生形成肿瘤。这种失调往往是由于基因突变造成的。这些突变可能是由遗传、环境因素(如化学物质、放射线等)或生活习惯(如吸烟、饮酒等)引起的。但要注意,不是所有的基因突变都会导致癌症,只有特定的突变和基因组合才可能导致癌症的发生。

其实,人类细胞每天都在产生基因突变。人类的细胞在分裂和DNA复制过程中经常会产生突变。大部分突变都是无害的,可能不会影响蛋白质的功能或表达。但是,有些突变可能会导致细胞功能失调或疾病的发生。

1.人体正常的免疫系统通过多种机制来帮助识别和清除异常细胞

(1)自然杀伤(NK)细胞:它们可以识别并杀死某些异常细胞,尤其是被病毒感染的细胞和某些癌细胞。

(2)T细胞:尤其是CD8+细胞,可以识别并杀死具有异常抗原的细胞。

(3)免疫监视:这是一个持续的过程,免疫系统会不断地检查身体,识别并清除癌细胞和被病毒感染的细胞。

2.影响免疫系统正常工作的多种因素

(1)年龄:随着年龄的增长,免疫系统的功能可能会减弱。

(2)营养:不良的饮食习惯可能会影响免疫系统的功能。

(3)压力:持续的高压力状态可能会抑制免疫反应。

(4)疾病与感染:某些疾病,如艾滋病、白血病或其他免疫系统疾病,可以影响免疫功能。

(5)药物:某些药物,特别是免疫抑制剂,会降低免疫反应。

(6)不健康的生活习惯:如吸烟、酗酒或缺乏锻炼。

3.基因治疗癌症的策略

(1)杀死癌细胞:通过向癌细胞引入使其自毁的基因来杀死癌细胞。

(2)修复基因:替换或修复致癌突变基因。

(3)增强身体的免疫系统:例如,CAR-T细胞疗法就是通过基因工程修改患者的T细胞,从而使其更有效地攻击癌细胞。

(4)阻止血管生成:阻止肿瘤的血供,从而抑制其生长。

(5)传递自杀基因:将特定的基因导入癌细胞,使其在接触特定药物时产生自杀反应。

4.癌症与基因之间的关系举例

(1)*BRCA1*和*BRCA2*基因:这两个基因的突变与乳腺癌和卵巢癌的风险增加有关。具有这些突变的个体的癌症风险明显高于普通人群。

(2)*p53*基因:这是一个肿瘤抑制基因,它在许多癌症中都发生了突变。*p53*基因的主要功能是防止细胞在DNA受损时继续分裂。当此基因发生突变时,损伤的细胞可能继续分裂并形成肿瘤。

5.基因治疗在癌症治疗中的应用举例

（1）CAR-T细胞疗法：这是一种利用患者自己的T细胞来攻击癌细胞的治疗方法。首先，从患者体内提取T细胞，然后在实验室中修改它们，使其能够识别并攻击癌细胞。这种疗法已经被证明对某些类型的血癌非常有效。

（2）Oncolytic Viruses（溶瘤病毒）：这些是经过修改的病毒，能够专门感染并杀死癌细胞。在病毒复制的过程中，癌细胞被破坏。某些溶瘤病毒还被设计成可以激活免疫系统来攻击癌细胞。

3.32　太阳晒出来的癌症

太阳光的光谱主要由可见光、紫外线（UV）和红外线（IR）等部分组成。不同波长的光线对人体有不同的影响。

1.引起皮肤癌的部分

主要是紫外线，尤其是UVB（中波紫外线）和UVA（长波紫外线）。UVB在紫外线中对皮肤癌的风险贡献更大，因为它可以直接损伤皮肤表层细胞的DNA，增加皮肤癌的风险。UVA也参与皮肤癌的形成，尽管它穿透皮肤更深，但其对DNA的直接损伤较少，主要通过生成自由基间接增加癌症风险。

2.帮助人体合成维生素D$_3$的部分

同样是紫外线中的UVB光。人体通过皮肤暴露于阳光中的UVB光线时，能够合成维生素D$_3$。维生素D对维持骨骼健康和钙吸收等方面非常重要。不过，合成维生素D只需要少量的阳光暴露，过多的UVB暴露会增加患皮肤癌的风险。

皮肤癌是皮肤细胞在DNA受损后无控制地增长形成的癌症。它主要分为两大类：非黑色素瘤皮肤癌（包括基底细胞癌和鳞状细胞癌）和黑色素瘤。

3.皮肤癌的致癌因素

(1)紫外线(UV)暴露：长时间暴露于太阳光或使用日光浴床和灯是最主要的风险因素。UV辐射可以损伤皮肤细胞的DNA，导致癌症。

(2)皮肤类型：浅色的皮肤、眼睛、头发的人更容易患皮肤癌，因为他们的皮肤含有较少的保护性黑色素。

(3)家族史和遗传：有家族成员曾患有皮肤癌，特别是黑色素瘤，或有易患皮肤癌的遗传倾向者风险更高。

(4)免疫系统抑制：HIV/AIDS或使用免疫抑制药物的人，其免疫系统较弱，更容易患皮肤癌。

4.皮肤癌的类型

(1)基底细胞癌：最常见的皮肤癌，通常发生在经常暴露于太阳的皮肤上，如面部和颈部。

(2)鳞状细胞癌：次常见，可以在任何身体部位发生，但通常出现在被太阳照射的地方。

(3)黑色素瘤：虽然不如上述两种常见，但是最致命的皮肤癌类型，能迅速扩散至身体其他部位。

5.皮肤癌的发病率

WHO及其他公共卫生数据显示，皮肤癌是全球范围内最常见的癌症类型之一。据估计，每年全球有数百万新的皮肤癌病例，其中非黑色素瘤皮肤癌（包括基底细胞癌和鳞状细胞癌）的病例数量远超过黑色素瘤。黑色素瘤虽然较少见，但因其高度侵袭性和较高的死亡率而被视为最严重的皮肤癌形式。全球每年有15万~20万新的黑色素瘤病例。在中国，皮肤癌的整体发病率较西方国家低，但近年来病例数量呈上升趋势。这可能与生活方式变化、紫外线暴露增加及人口老龄化有关。中国每年约有数万例新的皮肤癌病例。在中国的皮肤癌病例中，非黑色素瘤皮肤癌也是最常见的类型之一，而黑色素瘤的发病率相对较低。

6.好发年龄、性别区别与好发部位

皮肤癌的好发年龄通常在50岁以上,但近年来在年轻人中的发病率也在上升。特定类型的皮肤癌,如黑色素瘤,可能在较年轻时发病,尤其是在大量暴露于阳光下或使用日光浴床的情况下。男性患者的发病率通常高于女性,特别是在老年群体中。好发部位通常是经常暴露于紫外线下的地方,如脸部、颈部、手背等。

7.皮肤癌的早期诊断

早期诊断对于治疗皮肤癌至关重要。定期自我检查皮肤,留意新的痣或现有痣的变化(如形状、大小、颜色),以及不愈合的伤口或异常生长。皮肤科医生可以进行专业的皮肤检查,并在必要时进行活组织检查。

8.皮肤癌的治疗

(1)外科手术:手术切除癌细胞是常用的方法,特别是早期皮肤癌。

(2)放射疗法:使用高能射线杀死癌细胞,适用于无法手术的情况。

(3)化学疗法:使用药物杀死癌细胞,有时作为手术的辅助治疗。

(4)靶向疗法和免疫疗法:用于治疗特定类型的皮肤癌,如晚期黑色素瘤。

9.皮肤癌的预防

(1)避免过多的紫外线暴露:避免在日光强烈时外出,穿戴防晒衣物,使用广边帽和太阳镜。

(2)使用防晒霜:外出时使用SPF 30或以上的防晒霜。

3.33　乳腺癌不仅仅是女性的肿瘤

乳腺癌通常被视为女性的疾病,但实际上,男性也会患上乳腺癌。由于社会对男性乳腺癌的认知度低,导致许多男性乳腺癌患者在初次诊断时已经进展到较晚阶段。

1.发病率

男性乳腺癌的发病率相对较低,大约每1000例乳腺癌中有1例是男性患者。但由于男性对此类癌症的意识不足,经常会被忽视或误诊,导致治疗时机的延误。

2.临床表现

男性乳腺癌的临床表现与女性相似,包括肿块、乳房皮肤改变、乳头凹陷、乳头溢液等。但男性的乳腺组织较少,癌变容易侵犯到胸壁或皮肤,导致较为明显的症状。

3.与女性乳腺癌的区别

尽管男性乳腺癌和女性乳腺癌的很多特征相似,但男性乳腺癌的患者年龄通常较大,且更多的是雌激素受体阳性。此外,由于男性乳腺组织少,癌症的扩散和侵犯更为迅速。

4.治疗

男性乳腺癌的治疗与女性乳腺癌相似,包括手术、化疗、放疗和荷尔蒙治疗。治疗选择取决于癌症的阶段和分型。

5.预后

由于男性乳腺癌常在诊断时已是中晚期,其预后相对较差。但如果早期发现和治疗,存活率与女性患者相似。

6.早期诊断

提高男性对乳腺癌的认识是关键。男性应定期进行自我乳房检查,寻找任何异常的肿块或变化。一旦发现异常,应尽快寻求医生的帮助。医生可能会建议进行乳腺超声、乳腺X线摄影或活组织检查以确诊。

3.34 男人的肿瘤——前列腺癌

前列腺癌的发病率(2020年新发病例数,所有年龄段)全球为7.3%,而在东亚地区的发病率为1.99%,居所有恶性肿瘤发病率第4位。

1.前列腺癌的临床表现

(1)排尿问题:患者可能会经历排尿困难,包括尿流变细、尿流中断、排尿费力、尿频、夜尿增多等。

(2)尿液改变:可能出现血尿或尿液颜色改变。

(3)盆腔区域疼痛:患者可能会感到下腹部、会阴部或背部下方的疼痛。

(4)性功能障碍:可能出现勃起困难或性交疼痛。

(5)全身症状:晚期前列腺癌可能导致体重减轻、疲劳等全身症状。

(6)转移症状:如果癌症扩散到骨骼,可能会出现骨痛,特别是在背部、髋部或胸骨。

值得注意的是,前列腺癌早期可能没有明显症状,因此定期体检和前列腺特异性抗原(PSA)水平的监测对于早期发现至关重要。如果出现上述症状之一或多个,建议及时就医进行检查。对于前列腺癌的诊断与治疗,目前已有多种方法。

2.前列腺癌的诊断

(1)血液检测:主要检测PSA水平,PSA水平异常升高可能提示前列腺癌。

(2)直肠指检:医生通过直肠检查前列腺,感觉其硬度、大小及是否有异常结节。

(3)影像学检查:如超声检查、磁共振成像(MRI)等,用于评估前列腺的状况及癌变情况。

(4)前列腺活检:在其他检查基础上,通过活检获取组织样本来确诊。

3.前列腺癌的治疗

根据前列腺癌患者的具体情况（如分期、患者年龄及健康状况等），治疗方法如下所述。

(1)外科手术：对于局限性前列腺癌，可考虑进行前列腺切除手术。

(2)放射治疗：使用高能射线杀死或减缓癌细胞生长。

(3)激素治疗：通过降低雄激素水平，控制癌细胞生长。

(4)化疗：适用于晚期或激素治疗无效的前列腺癌。

(5)靶向治疗和免疫治疗：针对特定的癌细胞标志进行治疗。

总之，前列腺癌的诊断和治疗是一个综合决策过程，需要根据患者的具体情况选择合适的治疗方案。随着医学的进步，新的诊疗方法不断出现，给前列腺癌患者带来了更多治疗选择。

3.35　带癌生存

癌症是当今社会中一种常见而可怕的疾病，所谓谈癌色变。许多人在生命的某个阶段都可能被诊断出患有癌症，这给患者和他们的家人带来了沉重的负担和挑战。然而，随着早期癌症检测方法和治疗手段的改善，在过去50年里，带癌生存和癌后生存人数大大增加。比如，1971年，美国有300万名癌症患者。根据美国癌症协会数据，截至2019年1月1日，美国有1690万名有癌症病史的幸存者，2019年美国人口是3.283亿。也就是说，2019年美国带癌生存率为5.1%。由于人口的增长和老龄化，预计到2030年1月1日癌症幸存者人数将增加至2210万。约67%的癌症幸存者在诊断后存活了5年或更长时间，约18%的癌症幸存者在诊断后存活了20年或更长时间。64%的幸存者年龄在65岁或以上。如何理解目前这一新的社会医学现况和帮助自己及周围带癌生存的亲友是我们当代和未来人类不得不面对的问题。

某些类型的癌症比其他类型更容易存活。这可能是因为这些疾病更容易被检测或治疗,和/或在某些癌症的新疗法方面取得了更多的医学进展。然而,任何人的个体生存率都取决于多种因素。

1.为什么现在有更多的癌症幸存者

（1）筛查旨在在出现任何症状或体征之前寻找癌症,以便在更早、更可治疗的阶段进行干预。例如,乳腺癌的乳房X线检查、结直肠癌的结肠镜检查以及宫颈癌的宫颈细胞学检查都提高了对癌症的早期检测,这通常会给患者带来更好的结果。

（2）癌症的治疗方法也在不断改进。治疗的目标是尽可能地"治愈"癌症、延长生存期,并在治疗期间和治疗后提供尽可能高质量的生活。当患者没有疾病证据的情况下,包括没有复发时,被认为癌症已治愈;因此,除了事后癌症复发或转移,不可能知道癌症是否完全被根除。一些癌症无法治愈,通常是处于晚期阶段。然而,对于其中的一些患者,癌症可以被视为一种慢性疾病进行治疗,比如对于一些转移性乳腺癌。

2.目前癌症的治疗方法

癌症治疗可包括局部治疗（如手术、放射疗法）和全身治疗（如化疗、免疫疗法）,可单独或联合应用。此外,支持性疗法旨在减轻副作用,改善生活质量。某些缓慢发展的癌症可能采取主动监测。放射疗法通过高能束杀死癌细胞,可在外部或内部进行。全身治疗通过血液循环影响全身,包括化疗、激素疗法、靶向疗法和免疫疗法,各有不同作用机制。

3.癌症的综合管理

癌症护理包括管理身体和心理症状,改善生活质量和康复,以支持幸存者恢复日常活动。癌后生存阶段,患者需长期监护、调整生活方式,以减少复发风险和提升生活质量。随着医疗技术的进步,越来越多的癌症幸存者能过上积极生活。心理支持和社会支持对于处理治疗后情绪问题和提高幸存者生活质量至关重要。

3.36　潜伏终身的"定时炸弹"——带状疱疹

带状疱疹（herpes zoster）是一种由水痘-带状疱疹病毒（varicella-zoster virus，VZV）引起的疾病。俗称"蛇串疮"或"火带疮"，这些名称来源于其特征性的皮疹沿神经走向呈带状分布，形状像蛇一样，以及给人带来的灼烧感。

几乎每个人都有感染 VZV 的风险，但多数在儿童期间感染。它通常在人体内潜伏多年，当机体免疫力下降时病毒会被重新激活，导致带状疱疹。据美国疾病控制与预防中心（CDC）的估计，在美国，几乎每 3 个人中就有 1 个人在其一生中会发生带状疱疹。在中国，带状疱疹的发病率与世界其他地区观察到的发病率相当，发病率为（3~5）/1000 人年。

带状疱疹的发病率随年龄的增长而增加，特别是在 50 岁以上的人群中更为常见。考虑到我国庞大的老龄化人口，了解带状疱疹流行病学以实施有效疫苗接种预防和治疗措施具有特殊重要性。特别是免疫系统较弱的老年人，带状疱疹的出现可能与健康状况的终极恶化相关联，在这种情况下带状疱疹又被称为"临终之吻"。

1.病因

带状疱疹的直接病因是水痘-带状疱疹病毒的再次激活。人初次感染该病毒时通常会患水痘，之后病毒在神经节中潜伏，多年后可能因免疫力下降而重新激活。

2.致病危险因子

（1）免疫系统低下：如 HIV 感染者、癌症患者、接受器官移植的人群。

（2）压力：长期或重度压力可以抑制免疫系统，增加发病风险。

（3）免疫抑制剂与皮质激素的使用：长期使用免疫抑制剂或皮质激素治疗其他疾病，如自身免疫性疾病、严重的过敏反应等。

3.临床表现

（1）前驱症状：发疹前几天可能会有疼痛、灼烧感或刺痛感。

（2）皮疹和水疱：沿神经分布的带状皮疹和水疱，通常在身体的一侧。

（3）其他症状：可能包括发热、头痛、疲劳和敏感性增强。

4.治疗

（1）抗病毒药物：如阿昔洛韦（Acyclovir）、伐昔洛韦（Valacyclovir）和法米西洛韦（Famciclovir），在发病初期开始治疗效果最佳。

（2）疼痛管理：包括非处方药，如对乙酰氨基酚或布洛芬，以及可能的处方药，如阿片类药物。

（3）皮质激素：有时用于减轻炎症和疼痛，但需在医生指导下使用。

（4）预防：带状疱疹疫苗对预防该病有很好的效果，特别推荐给50岁以上的成人接种。

3.37　无痛分娩的利与弊

无痛分娩是一种在分娩过程中应用局麻药物来减轻或消除孕妇疼痛的方法。通常，麻药通过注射到脊柱的蛛网膜下腔从而使腰部以下的身体部位失去感觉。

1.无痛分娩的优点

（1）减轻疼痛：可以显著减轻分娩过程中的疼痛，提高分娩体验。

（2）增强产妇的参与感：分娩过程中产妇较为清醒，能更积极地参与产程和助推。

（3）减少应激反应：减少疼痛带来的身体和心理应激，有利于分娩进展。

（4）有助于应对并发症：对于高风险产妇和紧急剖宫产，无痛分娩有助于应对并发症。

2.无痛分娩的缺点

（1）麻醉相关风险：虽然罕见，但使用麻醉药物可能导致一些副作用和并发症，如低血压、头痛等。

（2）延长分娩时间：有时无痛分娩可能导致分娩时间的延长，尤其在早产或难产的情况下。

（3）限制行动能力：部分产妇可能会感觉双腿无力，影响自由行动。

（4）费用较高：与其他分娩方式相比，无痛分娩的费用较高。

3.无痛分娩的并发症和特殊注意事项

尽管无痛分娩在大多数情况下是安全的，但仍可能导致一些并发症，如低血压、呼吸抑制等。因此，在使用无痛分娩前，医生会对产妇进行详细评估，确保没有禁忌证，并根据产妇的个体情况选择适当的麻醉方法。

此外，无痛分娩不适用于所有产妇，例如有出血倾向、感染或特殊药物过敏的产妇，或者麻醉师认为无法进行麻醉的情况。因此，产妇在选择无痛分娩时应咨询医生，并根据自己的身体状况做出明智的决定。

3.38　如何应对Covid-19感染后综合征

新冠病毒Covid-19感染主要是由SARS-CoV-2引起的呼吸道病毒性疾病。基于SARS-CoV-2感染患者与多个器官受累相关的广泛临床表现，Covid-19现在被认为是一种全身性疾病。Covid-19的直接并发症很明确，并且通常与死亡率增加相关。然而，人们越来越多地认识到Covid-19的迟发或长期并发症，并且这些并发症的发病率相当高。比如，随着全球新冠感染高峰期过去，感染者逐步康复，但仍然有一些人发现在新冠感染康复后，总感觉心跳加速、胸部不适，稍微动一下心率就会飙升，这种现象在医学上被称为"心动过速"，是一种常见的"新型冠状病毒感染后综合征"（post-Covid 19 syndrome, PCS）。这些感染了Covid-19病毒的人可能会因感染而受到长期疾病困扰，这些病例称为长期新型冠状病毒感染或新型冠状病毒感染后病症（long Covid or post-Covid conditions, PCC）。

1.定义

美国疾病与控制中心定义长期新型冠状病毒感染肺炎(也被称为"新型冠状病毒感染后综合征"或"长期新型冠状病毒感染")为急性Covid-19感染后持续或发展的体征、症状。

2.临床表现

新型冠状病毒感染后综合征的症状范围广泛,包括但不限于疲劳、呼吸困难、心跳加速、关节痛、持续的咳嗽、味觉或嗅觉丧失,以及认知功能障碍(如难以集中注意力或记忆问题)等。在有些病例中,这些症状可能持续数月乃至更长时间。

3.发病率

根据不同的研究,新型冠状病毒感染后综合征的发生率报告差异很大,从轻症患者中的10%~30%,到重症或需要住院治疗的患者的更高比例。这一比例的宽泛范围反映了对新型冠状病毒感染后综合征定义的不一致,以及对不同人群的研究不足。

4.危险因素

(1)已有肺部疾病、年龄较大、肥胖的患者被认为患新型冠状病毒感染后综合征的风险增加。

(2)随着这场全球流行病的演变,越来越明显的是,患有糖尿病、慢性肾病(CKD)、慢性心血管疾病、潜在恶性肿瘤、器官移植受者和慢性肝病等既往疾病的患者面临更大的风险发展为严重的新型冠状病毒感染后综合征。

(3)从Covid-19中恢复的女性患者更容易出现新型冠状病毒感染后综合征的症状,尤其是在6个月的随访中出现疲劳、焦虑和抑郁。

(4)在评估出院4~8周后的新型冠状病毒感染后综合征的研究中指出,42.1%的亚裔,黑种人和少数族裔参与者报告中至重度呼吸困难,而白种人患者的这一比例为25%。

5.病理因素

Covid-19直接侵入损伤、继发性炎症和自身免疫损伤被认为是导致新型冠状病毒感染后综合征的病理生理机制。

6. 治疗原则

如前所述,新型冠状病毒感染后综合征被认为是一种多系统疾病,通常表现为单独或组合的呼吸、心血管、血液和神经精神症状。因此,治疗应该是个体化的,并且应结合跨专业的方法,旨在解决这种疾病的临床和心理多方面的问题。鉴于临床对这种综合征的认识不断提高,一些发达国家主要医疗中心都开设了新冠肺炎后护理诊所,为从Covid-19中康复的患者提供多学科评估和资源。

(1)对有基础病的患者,应进一步优化糖尿病、慢性肾病、高血压等共存疾病的治疗。应指导患者如何利用家中设备进行自我监测,包括脉搏血氧计、血压和血糖监测仪,以及在医生指导下及时调整用药。

(2)应鼓励患者保持健康均衡的饮食、保持适当的睡眠卫生、限制饮酒和戒烟。

(3)应考虑根据需要使用对乙酰氨基酚进行简单镇痛。

(4)如果没有其他禁忌证,建议进行有氧运动。

3.39　肠道菌群的免疫功能

我们的免疫系统非常复杂,提供了保护我们免受入侵者/病原体(如病毒、细菌、寄生虫、真菌、毒素等)的重要功能。一个很好的类比是将免疫系统比作一家银行——银行有各种机制来保护内部的贵重物品(我们的血液和器官)免受强盗(病原体)的侵害。

1.免疫类型

(1)先天(非特异性)免疫力。

(2)适应性(特异性)免疫力。

2.先天免疫力

先天免疫力是我们出生时具备的,包括外部和内部防御机制,成为我们抵御外来病原微生物侵入的第一道防御线,以阻止"强盗"进入"银行",或者在它们进入"银行"后将其捕获和消灭。

(1)外部防御(如一家银行的内外墙体):这些是先天免疫系统的物理和化学屏障,如皮肤和肠道上皮(消化道壁),覆盖身体表面的主要物理屏障。

(2)口腔和眼泪:它们含有抗菌酶,用来分解细菌,并可用于冲洗/清洗口腔和眼睛,将细菌冲刷出去。

(3)黏液:这种黏稠的液体覆盖我们的呼吸道和消化道,可以捕捉污垢和微生物。

(4)胃酸:胃酸中的低 pH 值可以杀死对酸不耐受的微生物。

银行的保安人员犹如人体的内部防御。它们是炎症反应的组成部分,包括细胞因子和防御素等防御化合物,以及白细胞,即吞噬细胞(包括巨噬细胞、树突状细胞和中性粒细胞)和自然杀伤细胞。吞噬细胞通过一种被称为吞噬作用的过程吞噬并摧毁其他细胞——吞噬细胞识别并对病原体和感染/死亡/损伤细胞作出反应,与其结合,然后将其吞噬和破坏。

3.适应性免疫力

人类的适应性免疫力是随着时间的推移而形成的,它基于对疾病/病毒或疫苗等事物的接触。如果强盗越过银行的墙壁并压制了保安人员,那么保安人员(巨噬细胞和树突状细胞)会触发警报系统(它们成为抗原呈递细胞,antigen presenting cells,APC),向警察(即 T 细胞和 B 细胞)请求支援。

警察可以部署额外的武器来抵御或捕获强盗。例如,T 细胞通过细胞介导的反应被 APC 激活,然后分化为各种类型的 T 细胞来帮助抵抗感染——细胞毒性 T 细胞直接攻击和杀死病原体和感染病毒的细胞,而辅助性 T 细胞则刺激 B 细胞和巨噬细胞的反应。

APC 和辅助性 T 细胞刺激 B 细胞产生抗体,以结合和中和病原体。抗体特异性地结合到细胞/病原体上的特定抗原上后,它们就像监狱一样有效地限制了细胞/病原体的活动,阻止其移动、繁殖和感染其他细胞。

4.人体的免疫器官

人体的免疫器官主要分布在不同的部位,并且它们在免疫系统的功能中相互协作。以下是人的主要免疫器官及它们的位置和功能。

(1)胸腺:胸腺位于胸骨后方,是T细胞发育和成熟的主要场所。在胸腺中,T细胞接受教育和选择,以识别和攻击体内的病原体。

(2)脾脏:脾脏位于左上腹部,是免疫系统中最大的器官之一。它负责过滤血液,清除老化的红细胞和病原体,以及激活免疫细胞来应对感染。

(3)淋巴结:淋巴结广泛分布在全身,特别集中在颈部、腋下、腹股沟等部位。它们作为免疫细胞的交会点和过滤站,帮助识别和清除体内的病原体。

(4)扁桃体和腺样体:扁桃体和腺样体位于口咽部和鼻咽部,是呼吸道的一部分。它们参与呼吸道的免疫防御,帮助抵御吸入的病原体。

(5)骨髓:骨髓位于骨骼内部,是造血细胞和免疫细胞产生和发育的场所。它产生血液中的白细胞、红细胞和血小板,并为免疫系统提供重要的细胞来源。

这些免疫器官相互协作,形成了复杂的免疫系统。它们通过细胞和信号分子的相互作用来识别、记忆和应对病原体。当病原体进入体内时,免疫器官会激活相应的免疫细胞,如淋巴细胞和巨噬细胞,以消灭病原体。不同的免疫器官在特定的阶段和情境下发挥作用,共同保护我们免受感染和疾病的侵害。

5.肠相关淋巴组织

肠相关淋巴组织(gut-associated lymphoid tissue,GALT):肠道含有大量的免疫组织,称为肠相关淋巴组织(GALT)。其中包括一种被称为Peyer小斑的特殊结构,位于小肠内。GALT负责监测和保护通过消化系统进入体内的病原体。然而,近来科学家越来越多地发现肠道微生物群在免疫中扮演了关键角色。小肠和结肠是我们体内免疫系统的重要组成部分。它们在免疫防御和保持整体健康方面起着关键作用。以下是它们对免疫系统的贡献。

（1）肠上皮细胞：肠道内壁覆盖着一层被称为肠上皮细胞的特殊细胞。这些细胞起到物理屏障的作用，并防止有害微生物和毒素进入体内。

（2）肠道微生物群：肠道内居住着数万亿个有益细菌，称为肠道微生物群。这些细菌有助于消化、营养吸收，并与免疫系统相互作用。它们促进健康的免疫反应，提供对抗病原体的保护，并促进免疫系统的发育和成熟。

肠道微生物群是居住在消化道内的细菌、真菌和其他微生物的群落。它们不仅将食物分解为营养物质，还在感知到危险时向我们体内的免疫系统发送警告信号。

70%~80%的免疫细胞存在于肠道中。肠道微生物群、肠上皮层和局部黏膜免疫系统之间存在着复杂的相互作用。除了肠道中的局部黏膜免疫反应外，人们越来越认识到肠道微生物群也会影响全身免疫。临床医生越来越多地利用关于免疫系统、肠道微生物组和人类病原体之间这些复杂相互作用指导治疗。

在最佳状态下，一个人的肠道微生物菌群就像一个正常运作的城市。每个人都合作，不仅分解食物以获取营养，还保卫城市免受不断增多且可能引发疾病的微生物的入侵。最近的研究表明，肠道细菌的组成与患病风险、炎症反应和新陈代谢之间存在关联。

①与狗一起成长的婴儿在肠道微生物群中拥有更多种类的微生物，研究表明，拥有更多多样性的肠道微生物群的儿童过敏和哮喘的发病率较低。

②科学实验室模型表明，肠道中单一细菌物种的改变可以影响自身免疫性疾病的炎症反应。

③免疫系统和肠道微生物组织参与了重度抑郁症（MDD）的病因和治疗，而重度抑郁症是全球残疾的主要原因之一。

（3）黏膜免疫反应：肠道具有一种被称为黏膜免疫反应的独特免疫反应。该反应涉及特殊的免疫细胞，如T细胞、B细胞和抗体，它们共同协作，以抵御病原体并在肠道中维持免疫平衡。

（4）免疫耐受性:肠道还参与发展和维持免疫耐受性,即免疫系统识别和容忍无害物质(如食物抗原)的能力。这有助于预防不适当的免疫反应和过敏。

肠道和结肠通过防御病原体、维持免疫平衡和促进整体健康,在免疫系统中起着至关重要的作用。肠道与免疫系统之间的相互作用复杂而至关重要,对于免疫功能的最佳发挥至关重要。

3.40　视力与整体健康

视力与整体健康之间存在着密切的联系。良好的视力对于日常生活质量、工作效率、学习和社会交往都至关重要。同时,视力问题也可能是其他健康问题的警示信号。以下是视力与健康之间的几个关键联系。

1.反映全身健康状况

某些眼部疾病,如糖尿病视网膜病变,可能是全身性疾病(如糖尿病)的早期迹象。青光眼可能与心血管健康有关。

2.生活质量

视力减退会显著影响生活质量,包括阅读、驾驶、使用电子设备等日常活动的能力。

3.心理健康

视力问题可能导致焦虑、抑郁和社会孤立。特别是在老年人中,视力丧失可能导致感觉上的孤立和沟通障碍。

4.安全

视力问题增加了跌倒和事故的风险,尤其是在老年人中。

5.儿童发展

在儿童和青少年中,视力问题可能影响学习和社交发展。

6.预防和干预

定期的眼部检查可以帮助早期发现和治疗视力问题,以及与之相关的健康问题。同时,一些生活方式的改变,如戒烟、健康饮食和定期运动,对保持良好视力有着积极影响。

因此,维护良好的视力不仅对眼睛健康至关重要,也是整体健康管理的重要部分。定期的眼科检查和健康的生活方式选择对于维护良好视力和全身健康至关重要。

3.41　老年视力障碍

视力障碍指由于眼部疾病、神经系统问题或其他健康状况导致视力减退的情况。这种障碍可以轻微,也可以严重到导致完全失明。老年视力障碍,也称为老花眼(presbyopia),通常在40岁左右开始出现。据统计,40岁以上的人群中有80%~90%会受到老花眼的影响。

1.老年视力障碍的主要类型和常见原因

(1)老花眼:随着年龄增长,晶状体逐渐失去弹性,难以聚焦近处物体。

(2)白内障:晶状体变混浊,可影响视力。

(3)青光眼:眼内压力增高,损害视神经,可能导致视野缩小。

(4)黄斑变性:黄斑区域退化,可影响中心视力。

(5)糖尿病视网膜病变:高血糖损害视网膜血管,可影响视力。

(6)眼干燥症:眼睛泪液减少或质量下降,可导致眼睛干涩、视物模糊。

2.老年人视力障碍的应对措施

老年人视力障碍由于年龄增长是不可避免的,是个体衰老的一个生命过程。对于老年人视力障碍的应对措施如下所述。

(1)定期眼科检查:及早发现和治疗视力问题。

(2)佩戴合适的眼镜或隐形眼镜:改善视力。

(3)手术治疗:如白内障手术和青光眼手术。

(4)使用辅助设备:如放大镜、高对比度阅读材料。

(5)生活方式调整:如增加照明(调整节约电费的老习惯,以防视野不清发生摔倒)、使用大号字体。

(6)控制慢性疾病:如糖尿病和高血压,以减少其对视力的影响。

对于老年人来说,保持健康的生活方式和定期眼科检查是预防和减轻视力障碍的关键。

3.42 皮肤是人体最大的器官

皮肤是人体中最大的器官。皮肤扮演许多基本功能,例如保护身体免受病原体侵害、调节体温,并提供感官信息。它覆盖身体的整个外部表面,并在我们的整体健康和幸福中起到至关重要的作用。人体中除皮肤之外最大的器官是肝脏。它在解毒、蛋白质合成和产生消化所需化学物质等多种功能中起着关键作用。

1.皮肤的生理功能

(1)保护:皮肤可以抵御物理伤害、有害的紫外线辐射、化学物质和病原体(如细菌和病毒)。

(2)调温:皮肤有助于维持体内的温度。通过扩张和收缩血管及出汗过程,皮肤可以散发或保存热量。

(3)感觉:皮肤富含神经末梢,可以检测温度、触觉、压力、振动和疼痛,帮助我们对外部环境做出反应。

(4)新陈代谢功能:皮肤在暴露于阳光时参与维生素D的合成,这对骨骼健康至关重要。

(5)排泄:虽然与肾脏等其他器官相比微不足道,但皮肤可以通过汗液排泄废物和多余的盐分。

（6）免疫：皮肤作为对抗外来侵略者的第一道防线。它寄生了各种免疫细胞，可以识别并对抗病原体。

（7）防水和湿度调节：表皮最外层的角质层可以防止体内液体的过度流失，同时也保护皮肤不被过多吸收水分。

这些功能在总体上强调了皮肤在整体健康中的重要性。

2.皮肤是人体健康的一面镜子

其他系统性疾病往往可以在皮肤上呈现征兆和传达病理信息。作为体内健康的窗口皮肤可以显示许多系统性疾病的迹象。

（1）肝脏疾病：肝病患者可能出现黄疸（由于胆红素积聚导致的皮肤和眼睛发黄）、蜘蛛痣（皮肤上的小血管）或掌红（手掌发红）。

（2）红斑狼疮：是一种自身免疫性疾病，可以呈现特征性的"蝴蝶斑"，覆盖脸颊和鼻子。盘状狼疮会在面部、耳和头皮上产生鳞片状的盘状疹。

（3）糖尿病：可以导致多种皮肤病症。糖尿病皮肤病变导致腿部出现浅褐色、鳞片状的斑点。糖尿病患者还更容易患上皮肤感染，并可能经历较差的伤口愈合。

（4）其他系统性疾病：如肾脏疾病、甲状腺功能紊乱、营养缺乏和某些癌症，可以在皮肤上呈现迹象。皮肤科医生经常根据皮肤症状发挥关键作用，检测这些潜在的疾病。

3.保护皮肤这一生命的天然屏障

（1）防晒

①防晒霜：将防广谱紫外线的SPF 30防晒霜涂抹在所有暴露的皮肤上，即使在阴天或冬天也是如此。

②衣物：穿戴防护服，如宽边帽、长袖衬衫和裤子。

③遮阴：当太阳光线最强时（通常在上午10：00到下午4：00），寻找遮阴地。

④太阳镜：戴上阻挡UVA和UVB光线的太阳镜，以保护眼周的皮肤。

（2）环境污染物

①清洁：定期清洁您的皮肤，以去除污垢和污染物。

②抗氧化剂：使用含有抗氧化剂（如维生素C）的护肤品，这些可以中和来自污染的自由基。

③隔离霜：这些可以作为防护层，对抗环境污染物。

（3）寒冷和风

①滋润：保持皮肤滋润，防止干燥和开裂。

②润唇膏：用润唇膏保护嘴唇。

③保护性衣物：在非常寒冷的条件下，戴上手套、围巾并穿上其他衣物来保护皮肤。

（4）热和湿度

①保持水分：喝足够的水，以维持皮肤的水分。

②宽松的衣物：穿宽松透气的衣物，以防止热疹。

③冷却：使用冷敷或冷淋浴来舒缓过热的皮肤。

（5）避免吸烟：吸烟可以加速皮肤老化，并加剧环境污染物对皮肤的负面影响。

（6）保持水分：饮用足够的水分有助于维持皮肤的弹性和柔软性。

（7）健康饮食：富含抗氧化剂、维生素和矿物质的饮食可以增强皮肤抵御环境压力的能力。

（8）避免过度去角质：虽然去角质可以帮助去除死皮细胞和污染物，但如果做得过于频繁，可能会损害皮肤及其自然的保护屏障。

3.43 烧伤和冻伤

烧伤和冻伤都是人类皮肤受损的常见类型。烧伤和冻伤的发病率受多种因素的影响，包括地理位置、气候条件、职业风险、居住环境及个人生活习惯等。在全球范围内,每年约有1100万人需要治疗烧伤。在低收入和中等收入国家,烧伤的发病率较高,特别是在家庭烹饪火灾和工业事故中。冻伤的发病率在寒冷地区和寒冷季节较高。

1.烧伤

烧伤是由于暴露于高温、化学物质、电流或其他热源而导致的损伤。烧伤可以被分为3个程度。

(1)一度烧伤:仅影响表皮层,皮肤红肿,触痛,无水泡。通常在几天内愈合,不留瘢痕。

(2)二度烧伤:涉及真皮层,皮肤红肿,疼痛,可能形成水疱或瘢痕。

(3)三度烧伤:烧毁所有皮肤层次,甚至可能涉及脂肪层、肌肉和骨骼。皮肤呈白色、焦黑或炭化,无疼痛(因为神经末梢被破坏)。通常需要手术和植皮,可能留下严重瘢痕。烧伤后,患者可能会出现疼痛、红肿、水疱、糜烂、瘢痕和感染等症状。

根据WHO的数据,全球每年约有180万人死于烧伤相关的伤害,烧伤主要发生在低收入和中等收入国家。儿童,尤其是5岁以下幼儿,因好奇而接触热源导致的烧伤事故最为常见。

2.冻伤

冻伤是由于暴露于极冷温度下导致组织冻结和损伤。冻伤可以分为3个程度。

(1)一度冻伤:通常会导致皮肤发红和疼痛,但组织仍然可以恢复。

(2)二度冻伤:会引起皮肤水疱和可能的坏死,可能需要手术干预。

(3)三度冻伤:严重者会导致深层组织的坏死,可能需要进行皮肤切除术。冻伤的症状包括皮肤发红、疼痛、肿胀、麻木和可能出现水疱或坏死组织。冻伤在寒冷地区和寒冷季节的发病率较高,特别是在那些暴露于极端寒冷环境中的人群中,如户外工人、登山者、军人和无家可归者。

3.烧伤和冻伤预防

（1)烧伤的预防

①避免接触热水和高温物品。

②使用防护装备,如防护手套和长袖衣物。

③注意电器安全,避免过载插座。

④安全使用厨房设备,使儿童远离烹饪区域。

（2)冻伤的预防

①在寒冷天气中穿戴保暖衣物,特别注意保护手、足、耳和鼻。

②保持干燥,避免衣物湿透。

③限制在极冷环境下的时间,尤其是风寒效应很大时。

④保持身体活动以促进血液循环。

4.烧伤和冻伤的处理措施

（1)烧伤的处理

①立即用凉水冲洗烧伤部位,减轻热量,避免使用冰冻的水。

②轻微烧伤可使用无菌敷料覆盖。

③避免破坏水疱。

④严重烧伤者应立即寻求医疗帮助。

（2)冻伤的处理

①尽快使受伤部位回温,避免直接接触热源。

②若手足受冻,可浸入温水中慢慢回温。

③避免擦拭或按摩受冻部位,以免造成更多伤害。

④保持受伤部位干燥和保暖,如有严重冻伤,应立即就医。

5.通用措施

（1)维持伤口清洁,预防感染。

（2)适当的疼痛管理,使用医生推荐的镇痛药。

（3)监测伤口愈合过程,注意任何感染迹象,如红润、肿胀、疼痛加剧或分泌物增多。

(4)遵循医生的指导,可能包括使用特定的药膏或进行手术治疗。

(5)预防和适当处理烧伤和冻伤是避免严重并发症和促进愈合的关键。

3.44 如何评估人体烧伤的程度

人体烧伤的严重程度评估结合了两个方面的评价:烧伤深度和烧伤面积。

烧伤面积的诊断以烧伤区域占全身体表面积(total body surface area, TBSA)的百分数表示。20世纪60年代以前,我国一直使用Wallace九分法,目前应用较为普遍的是"中国九分法",由第三军医大学(现陆军军医大学)组织胚胎学教研室通过纸铸法实测了450名男女青壮年的体表面积创立。此方法是将体表面积分为11个9%的等份,另加1%,构成100%的体表面积。其中头面颈部占一个9%,双上肢占两个9%,躯干占三个9%,双下肢占五个9%,以及再加一个1%。儿童的躯干与双上肢所占体表面积百分比与成人相同,而头面颈部面积相对较大,双下肢相对较小,12岁后大致与成人相同,故12岁以下儿童的头与下肢所占体表百分比应随年龄作相应加减,计算方法为:头面颈部体表面积(%)=9%+(12-年龄)%;双下肢体表面积(%)=46%-(12-年龄)%。

对于面积较小的创面,可应用手掌法进行评估,即无论成人或儿童,患者手掌五指并拢,其掌面积约为全身体表面积的1%,以此估算烧伤创面面积。烧伤面积均用整数表示,小数点后数字四舍五入,不足1%的烧伤记为1%。但对于更小的烧伤创面,还可直接应用绝对面积表示。

烧伤的严重程度评估对于制订治疗计划和预后预测非常重要。一般来说,较浅的烧伤深度和较小的烧伤面积通常更容易治愈,恢复也较快。而深层烧伤和大面积烧伤可能会导致更严重的并发症和长期影响,需要更复杂的治疗和护理。

3.45 法医如何推算尸体的年龄、性别和死亡时间

法医通常在犯罪现场的幕后工作，但他们常常提供关键的法医证据，以帮助法庭对犯罪分子进行无可置疑的追责和处罚或者推翻冤案。然而，你知道法医是如何估计一具未知尸体的性别、年龄和死亡时间吗？

法医推算尸体的年龄、性别和死亡时间是通过一系列详细的检查和分析来完成的。下述是一些常用的方法。

1.年龄推算

（1）牙齿：牙齿的生长和磨损情况可以提供年龄信息。例如，儿童和青少年的乳牙和恒牙生长情况不同于成人。

（2）骨骼：骨骼的发育和融合情况也能提供年龄线索。儿童和青少年的骨骼发育不完全，而成人的骨骼有特定的成熟特征，老年人的骨骼则可能出现退化性变化。

2.性别推算

（1）骨盆：成人的骨盆在男性和女性之间有显著差异，女性的骨盆通常更宽、更圆。

（2）颅骨：颅骨形状和大小在男性和女性之间也存在差异，例如男性的眉骨通常更加突出。

（3）DNA分析：从骨骼、牙齿或其他组织提取DNA，通过基因检测确定性别。男性具有一条X染色体和一条Y染色体（XY），而女性有两条X染色体（XX）。

3.死亡时间推算

（1）体温下降（尸温）：死后体温通常会逐渐下降，通过测量尸体的温度可以估计死亡时间。

（2）尸斑：死后血液在重力作用下沉积形成的斑点，其出现的位置和颜色

变化可以提供死亡时间的线索。

（3）尸僵：死后肌肉僵硬的情况，开始于死后2~6小时，全面僵硬在12小时左右，随后逐渐消失。

（4）昆虫活动：在户外发现的尸体，昆虫（尤其是蝇类）在尸体上的活动可以提供死亡时间的信息。

（5）尸体腐败状态：尸体的腐败程度也是判断死亡时间的一个重要因素。

需要注意的是，这些方法都有一定的局限性，法医会根据现场情况和尸体状态综合运用多种方法来估计年龄、性别和死亡时间。

4.法医学领域新技术

为提高调查和分析的准确性，以下是一些重要的新技术及其应用。

（1）DNA分析技术

①高通量测序：这种技术可以更快、更详细地分析DNA，有助于解决复杂的亲缘关系问题，甚至可以从微量样本中提取DNA信息。

②DNA表观遗传学：研究DNA甲基化模式可以帮助确定个体的年龄、生物学性别甚至生活习惯。

（2）数字和计算机技术

①三维重建：利用现场照片和扫描数据，可以三维重建犯罪现场或尸体，帮助法医更好地了解事件发生的过程。

②人工智能和机器学习：在数据分析中应用AI可以帮助识别模式和关联，例如分析伤口模式或预测犯罪趋势。

（3）化学分析技术

①质谱分析：用于检测和分析体液、组织样本中的化学物质，可以用于毒物检测或确定死因。

②稳定同位素分析：通过分析人体组织中的同位素比例，可以提供有关个体饮食习惯、居住环境等信息。

（4）成像技术

①虚拟尸检（Virtopsy）：使用MRI和CT扫描技术进行非侵入性尸检，可以详细地查看尸体的内部结构。

②红外成像和紫外成像：用于检测尸体上不可见的痕迹，如血液、精液等。

（5）移动设备取证：智能手机和电脑数据分析，提取和分析数字设备中的数据，如通话记录、短信、应用数据等，以帮助重建事件经过。

这些新技术在提高法医学调查的准确性、效率和范围方面发挥着重要作用，尤其在处理复杂案件或大量数据时更显其价值。随着技术的进步，未来法医学领域的工具和方法将更加多样和精准。

3.46　死亡的高峰时间

死亡是指生命的终结，身体和生命力停止的状态。一天中最常发生死亡的时间可能因地理位置、年龄人口统计和潜在健康状况等各种因素而异。然而，研究表明，存在一种被称为"死亡的昼夜节律"的普遍模式，即一天中的某些时间死亡人数往往较高。一般来说，研究观察到死亡高峰通常在凌晨1:00—6:00。这种现象归因于以下几个因素。

1.昼夜节律的影响

人体的生理功能在夜间发生变化，这些变化可能减弱免疫系统和增加心血管事件。

2.激素水平波动

夜间某些激素（如皮质醇）的水平较低，可能影响心脏功能和整体健康状况。

3.医疗资源的可用性

夜间医疗资源较少，急救响应时间可能延长，影响抢救效果。

4.睡眠相关事件

在夜间睡眠过程中，可能发生呼吸暂停等急性事件，导致死亡风险增加。

　　要改善凌晨1:00至6:00之间的死亡高峰时间,可以采取以下措施,尽管完全消除这一现象可能比较困难。

　　加强夜间医疗资源:增加夜间急诊室和急救服务的人员配置,提高急救响应速度和医疗质量。

　　健康监测和预警系统:对于高危人群,特别是老年人和慢性病患者,安装健康监测设备,如心率监测器、呼吸监测器等,及时预警并采取措施。

　　优化药物管理:确保高危患者在夜间服用必要的药物,特别是心血管疾病和呼吸系统疾病的药物,帮助稳定病情。

　　尽管这些措施不能完全消除凌晨的死亡高峰,但通过系统性的预防和管理,可以显著降低夜间突发事件的发生率,改善整体健康水平。

3.47　猝死常见原因及早期预测

　　WHO对猝死的定义:"平素身体健康或貌似健康的患者,在出乎意料的短时间内,因自然疾病而突然死亡。"这个定义强调了猝死的突然和意外性质,通常在事前没有任何先兆或症状,而且至少发生在表面上被认为身体健康的人身上。在全球范围内,猝死是一个普遍存在的健康问题。猝死的具体发生率在不同地区和人群中有所差异,但根据WHO的数据,每年全球有数百万人因猝死而死亡。在中国,猝死也是一个严重的公共卫生问题。根据中国疾病预防控制中心的研究数据,中国每年发生的猝死事件数量庞大,且呈上升趋势。据估计,中国每年约有数十万人猝死,其中包括各个年龄段的人群。心源性猝死(sudden cardiac death,SCD)是全世界猝死的重要原因。在美国,心源性猝死占全因死亡总数的5.6%。在世界范围内,心源性猝死是最常见的死亡原因,每年导致1700万人死亡,其中心源性猝死占全因死亡的25%。中国SCD发病率为每10万人每年40.7例(95%CI 38.1~43.3),该发病率明显低于美国和欧洲(每百万人每年50~100例),但高于日本(每百万人每年37例)和韩国(每百万人每年39.3例)。

1.猝死的主要原因

（1）缺血性心脏病（ischemic heart disease）：冠状动脉疾病伴有心肌梗死或心绞痛，冠状动脉栓塞，非动脉粥样硬化性冠状动脉疾病（动脉炎、夹层分离、先天性冠状动脉异常），冠状动脉痉挛。

（2）非缺血性心脏病（non-ischemic heart disease）：肥厚型心肌病，扩张型心肌病，瓣膜性心脏病，先天性心脏病，心律失常性右心室发育不良，心肌炎，急性心脏压塞，急性心肌破裂，主动脉夹层。

（3）无结构性心脏病（no structural heart disease）：原发性电生理异常（特发性室颤），布-加综合征（$V_1 \sim V_3$导联呈现右束支阻滞和ST段抬高），长QT间期综合征，预激综合征，完全性心脏传导阻滞，家族性突发性心脏猝死，胸壁创伤（心脏震荡）。

（4）非心脏性疾病（non-cardiac disease）：肺栓塞，颅内出血，溺水，皮克威克综合征，药物诱发，中央气道阻塞，婴儿突发性死亡综合征，癫痫突然死亡综合征（SUDEP，癫痫引起的突然不明原因死亡），交通事故导致的死亡（通常是由于车辆碰撞造成的脑外伤、内出血或脊髓损伤等）一般不被视为猝死，被称为意外死亡，但它经常容易与司机事故前心脏病发作混淆在一起，故很难区别。

2.早期预测和预防猝死的措施

（1）定期体检：定期进行健康检查，包括心脏健康评估和相关检查，如心电图、超声心动图等，以及检查血压、血脂、血糖等指标，早期发现潜在的心血管疾病风险因素。

（2）遵循健康生活方式：保持健康的饮食习惯，低盐低脂饮食，多摄入蔬果和全谷物；进行适度的有氧运动，如散步、慢跑、游泳等；限制饮酒和戒烟；控制体重，避免肥胖。

（3）管理慢性疾病：如高血压、糖尿病、高脂血症等慢性疾病，按医生的建议进行定期监测和治疗,保持病情稳定。

(4)注意心理健康:减轻压力、焦虑和抑郁情绪,保持良好的心理状态。

(5)学习心肺复苏(CPR):学习基本的心肺复苏技能,以便在需要时能够及时施救。

(6)遵循医生的建议:如有心脏病史或家族病史,应咨询医生并按医嘱进行治疗和管理。

(7)社区教育和意识提高:提高公众对猝死的认识和了解,加强心脏健康教育,推广心脏急救知识,提高猝死预防意识。

(8)最新进展:可穿戴式心电图夹克可以在高危时刻提醒患者,可穿戴式心脏复律除颤器能够预防高危患者的心源性猝死。

3.48 让相爱的人们"永远"活着

生离死别永远是我们人类一种深刻的悲痛体验。自古以来,世人都想永生,纵然不能永生,人们也期望在离世后能被后人永远记住。我们这里说的"永远"是相对于我们短暂的现世人生,在人类的视角里,基于我们自己的生命经历的感知。因此,我们在此谈论"永远",实际上是对时间概念的一种人性化解读。

随着人工智能(AI)和虚拟现实(VR)技术的逐渐成熟,人们开始尝试使用AI和VR技术"重现"已故亲人。利用AI和VR技术重现亲人,可以作为一种纪念方式,让人们以全新的方式怀念和纪念逝去的爱人。这种技术提供的互动体验比传统的照片或视频更加生动和真实,能够唤起更深刻的回忆和情感。通过AI和VR技术重现亲人的形象和声音,可以为遗属提供一种安慰,帮助他们在心理上缓解失去亲人的痛苦。通过AI和VR技术,人们可以有机会"与亲人交谈",在心理上完成这些未了的事务,有助于情感的释放和和解。

AI和VR"重现"已故亲人主要依赖于以下几种信息来源和技术支撑。

1.信息来源

（1）个人资料和社交媒体数据：社交媒体上的帖子、照片和视频等可以帮助捕捉故人的性格、兴趣和生活片段。

（2）语音记录和视频采访：直接的语音和视频资料可以用来模拟故人的声音和面部表情，为虚拟化身提供更加真实的素材。

（3）个人记忆和故事：家人和朋友的记忆、故事和其他个人资料有助于构建一个全面的人物形象，包括性格特点、习惯等。

2.技术支撑

（1）自然语言处理（NLP）：这项技术可以使虚拟化身能够理解和生成自然语言，从而与用户进行互动和对话。

（2）机器学习和深度学习：通过学习大量的数据，AI可以模拟故人的行为和反应模式，甚至模仿其决策过程。

（3）语音合成和克隆：技术可以复制故人的声音，使得虚拟化身在对话时声音真实可信。

（4）虚拟现实（VR）和增强现实（AR）：这些技术可以创建视觉上令人信服的3D化身和环境，让用户拥有沉浸式的交互体验。

（5）情感计算：通过分析语音、文本和面部表情等，AI可以理解和模拟情感反应，使交流更加自然和有深度。

这些技术和信息来源的结合，使得AI和VR可以创建看起来、听起来和行动起来都像是已故亲人的虚拟化身，从而提供一种新的纪念和悼念方式。然而，随着这些技术的发展，也伴随着伦理和隐私等问题，需要社会、技术开发者和使用者共同思考和解决。

目前，已经有几家公司正在积极从事AI和VR技术重建或模拟已故亲人的存在，为那些正在哀悼的人提供互动体验。比如，加利福尼亚的HereAfter AI利用类似于AI聊天机器人和语音助手的技术创建真实人类的虚拟版本，通过移动应用程序允许与由照片、视频访谈和语音记录制成的互动头像进行对话。另一家公司You Only Virtual旨在通过对话重新创建关系动态,使得在某人去世后能够进行真实的沟通。此外,以色列特拉维夫的Hour One提供了创建可以"在镜头前"讲话的完全数字化克隆体的能力,而无须任何现场人类输入。这些技术利用大型AI语言模型(LMM)来创建令人信服的人类数字复制品,能够模仿独特的对话模式,甚至通过声音克隆产生高度逼真的、完全数字化的互动。

然而,这些技术也引发了伦理和道德方面的讨论。如何确保这种技术的使用尊重了逝者的意愿和尊严?模拟的亲人能否真正代表逝者的意愿和性格?这些复杂的问题需要我们在探索这些令人惊叹的技术可行性的同时,也深思熟虑。

AI和VR的技术革命让相爱的人们将永远活着。

参考文献

[1] PERSINGER M A. Infrasound, human health, and adaptation: an integrative overview of recondite hazards in a complex environment[J]. Natural Hazards, 2014(70): 501-525.

[2] LOSS M. Memory Loss: Causes, Symptoms & Treatment [R]. Cleveland Clinic. 2024.

[3] ABDOOL K, RAMCHARAN K, REYES A J, et al. Bilateral Pulmonary Embolism after a Short-Haul Flight in a Man with Multiple Risk Factors including Sickle Cell Trait[J]. Case Rep Emerg Med, 2017: 4316928.

[4] LUCERNA A, ESPINOSA J, ACKLEY L, et al. A Case Report on VT from TV: DVT and PE from Prolonged Television Watching[J]. Case Rep Pulmonol, 2017: 9347693.

[5] GAVISH I, BRENNER B. Air travel and the risk of thromboembolism [J]. Intern Emerg Med, 2011, 6(2): 113-116.

[6] LEHMANN R, SUESS C, LEUS M, et al. Incidence, clinical characteristics, and long-term prognosis of travel-associated pulmonary embolism[J]. European Heart Journal, 2009, 30(2): 233-241.

[7] VOGEL I, BRUG J, VAN DER PLOEG C P B, et al. Strategies for the prevention of MP3-induced hearing loss among adolescents: expert opinions from a Delphi study[J]. Pediatrics, 2009, 123(5): 1257-1262.

[8] BYEON H. Associations between adolescents' earphone usage in noisy environments, hearing loss, and self-reported hearing problems in a nationally representative sample of South Korean middle and high school students[J]. Medicine (Baltimore), 2021, 100(3): e24056.

[9] ARCELUS J, MITCHELL A J, WALES J, et al. Mortality rates in patients with anorexia nervosa and other eating disorders. A Meta-analysis of 36 Studies[J]. Arch Gen Psychiatry, 2011, 68(7): 724-731.

[10] KAMBUROĞLU H O, OZGÜR F. Postoperative satisfaction and the patient's body image, life satisfaction, and self-esteem: a retrospective study comparing adolescent girls and boys after cosmetic surgery[J]. Aesthetic Plast Surg, 2007, 31(6): 739-745.

[11] KHUNGER N. Complications in Cosmetic Surgery: A Time to Reflect and Review and not Sweep Them Under the Carpet [J]. J Cutan Aesthet Surg, 2015, 8(4): 189-190.

[12] LIU X Y, ZHANG L, CHEN W. Trends in economic burden of type 2 diabetes in China: Based on longitudinal claim data[J]. Front Public Health, 2023, 11: 1062903.

[13] HU F B. Globalization of diabetes: the role of diet, lifestyle, and genes[J]. Diabetes Care, 2011, 34(6): 1249-1257.

[14] POPKIN B M, HORTON S, KIM S, et al. Trends in diet, nutritional status, and diet-related noncommunicable diseases in China and India: the economic costs of the nutrition transition [J]. Nutrition Reviews, 2001, 59(12): 379-390.

[15] HEMMINGSSON E. The unparalleled rise of obesity in China: a call to action [J]. International Journal Obesity, 2021, 45(5): 921-922.

[16] 骆小波,李晓弈,刘玲,等.2010—2021年中国不同人群自杀死亡流行特征及疾病负担分析[J].疾病监测,2023,38(11):1391-1397.

[17] ZHAO M, LI L, RAO Z Z, et al. Suicide Mortality by Place, Gender, and Age Group-China, 2010-2021 [J]. China CCDC Wkly, 2023, 5 (25): 559-564.

[18] WHO. Data visualization tools for exploring the global cancer burden in 2022 [R]. 2022.

[19] WIERTSEMA S P, BERGENHENEGOUWEN J V, GARSSEN J, et al. The Interplay between the Gut Microbiome and the Immune System in the Context of Infectious Diseases throughout Life and the Role of Nutrition in Optimizing Treatment Strategies [J]. Nutrients, 2021, 13(3): 886.

[20] SITARIK A, HAVSTAD S, LEVIN A M, et al. Dog introduction alters the home dust microbiota [J]. Indoor Air, 2018, 28(4): 539-547.

[21] WU H J, WU E. The role of gut microbiota in immune homeostasis and autoimmunity [J]. Gut Microbes, 2012, 3(1): 4-14.

[22] FOSTER J A, BAKER G B, DURSUN S M. The Relationship Between the Gut Microbiome - Immune System - Brain Axis and Major Depressive Disorder [J]. Front Neurol, 2021(12): 721126.

[23] CHUGH S S, JUI J, GUNSON K, et al. Current burden of sudden cardiac death: Multiple source surveillance versus retrospective death certificate - based review in a large U.S. community [J]. J Am Coll Cardiol, 2004, 44(6): 1268-1275.

[24] ADABAG A S, LUEPKER R V, ROGER V L, et al. Sudden cardiac death: epidemiology and risk factors[J]. Nat Rev Cardiol, 2010, 7(4): 216-225.

[25] FENG X F, HAI J J, MA Y, et al. Sudden Cardiac Death in Mainland China: A Systematic Analysis[J]. Cir Arrhythm Electrophysiol, 2018(11): e006684.

[26] GOETZ G, WERNLY B, WILD C. Wearable cardioverter defibrillator for preventing sudden cardiac death in patients at risk: An updated systematic review of comparative effectiveness and safety [J]. Int J Cardiol Heart Vasc, 2023, 45: 101189.

第四章

看药物

药物不是一把刀,而是一柄双刃剑

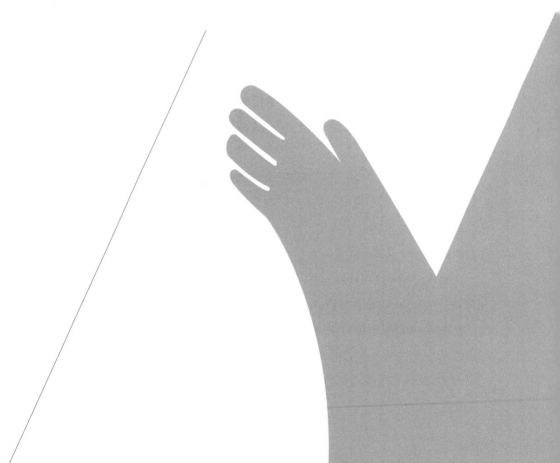

4.1　药物的概念

1.药物的定义

WHO定义药物(drug)为任何用于诊断、预防、治疗疾病或改善身体功能的物质。这个定义很广泛，包括了处方药物、非处方(OTC)药物、疫苗、生物制剂等多种类型的医疗产品。

2.药物的目的

药物的目的是通过其药理学作用影响人体的生理或病理过程，以达到治疗、缓解、预防疾病或调节生理功能。

3.药物的疗效

药物的疗效是指药物在治疗或预防特定病症或疾病中产生所需治疗效果或临床益处的能力。它表示药物在疗效结果方面能够达到其预期目的的程度。以下两个例子表明了药物在治疗疾病和改善患者健康方面的疗效。

(1)抗生素的疗效：抗生素是一类常用的药物，用于治疗细菌感染。例如，对于细菌性肺炎而言，抗生素能够有效杀灭或抑制细菌的生长，从而减轻患者的症状并帮助其康复。

(2)抗癌药物的疗效：抗癌药物在治疗癌症方面发挥着重要作用。例如，靶向药物可以通过干扰癌细胞的特定信号通路，抑制癌细胞的生长和扩散。化疗药物则通过干扰癌细胞的DNA合成和细胞分裂，阻止癌细胞的增殖。这些药物的使用可以缩小肿瘤的大小、控制疾病的进展，从而提高患者的生存率。

药物的疗效通常通过精心设计的临床试验和研究来评估，这些试验和研究将药物的效果与安慰剂或其他标准治疗进行比较。主要疗效终点是用于评估药物在达到预期治疗效果方面的有效性的特定测量或结果。疗效终点可能因药物的性质和所治疗的病症而异。疗效终点包括症状减轻、患者报告结果改善、疾病进展或达到特定生化或生理目标。

值得注意的是,药物的疗效不是绝对衡量标准,而是与对照或比较药物相比的相对评估。药物疗效受多种因素的影响,包括药物的作用机制、药代动力学、药效学、患者特征和所治疗病症的性质。

疗效是药物开发中的一个重要考虑因素,仅凭疗效并不能全面反映药物的整体价值。其他因素,如安全性、耐受性、成本效益和患者偏好,在确定药物对特定个体或人群的整体临床效用和适宜性方面也起着重要作用。

4.2　药品不是一般商品

虽然药品有一定商品的属性,但是药品不是一般的商品。与一般商品相比药品具有以下几方面的特殊性。

1.使用的目的性

药品的使用主要是为了预防、诊断、治疗疾病或调节生理功能,具有很强的目的性和针对性。相比之下,一般商品的使用目的更加多样化,可能是为了满足日常生活需求、审美需求或娱乐需求等。

2.使用目标人群

药品的使用通常针对特定的疾病患者或需要特定生理调节的人群,这要求在使用前进行准确的医学诊断。而一般商品则面向更广泛的消费者群体,不需要专业的医学诊断即可购买和使用。

3.法律法规约束严格

由于药品的特殊性,各国政府通常会对药品的研发、生产、流通和销售实施严格的法律法规监管,以保护公众健康不受危害。

4.安全性要求高

药品直接作用于人体,错误使用可能会导致严重后果,甚至危及生命。因此,药品在上市前需经过严格的动物及临床试验和评估,以确保其安全性和有效性。

5.专业性强

药品的研发、生产、销售和使用都需要特定的专业知识和技术。普通消费者很难准确判断药品的效果和安全性，因此需要依赖医生的专业判断和药师的指导。

6.价格敏感性和支付方式不同

药品的价格对患者的可及性有很大影响。在许多情况下，药品费用可能由第三方支付，如保险公司或政府医疗补助，这与一般商品的支付方式有所不同。

7.销售发放途径

药品的销售和发放通常受到严格的法律法规控制，很多药品需要通过医生的处方才能购买，而且只能在具有资质的药店或医疗机构中发放。相比之下，一般商品的销售渠道更加多样化，消费者可以通过多种途径轻松购买。

8.道德和伦理考量

药品的研发和销售不仅仅是商业行为，还涉及伦理和道德问题。例如，如何平衡药品价格与研发成本、如何确保所有患者都能获得必要的药物等问题都是药品行业需要面对的道德考量。

这些特殊性使得药品行业与一般商品行业在管理、监管、市场准入等方面都有很大的不同。

4.3　新药的诞生

新药的研发与审评是一个复杂和漫长的过程，涉及多个阶段和环节，以确保新药的有效性、安全性及质量可控性。新药的研发与审评的基本流程见图4-1。

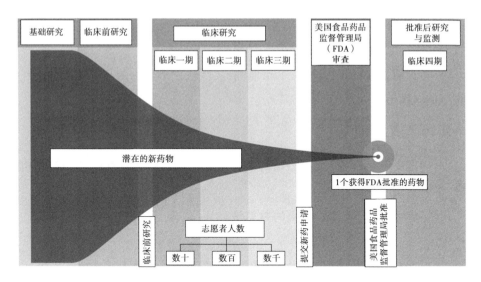

图 4-1 新药的研发流程图

1.新药的前期研究

（1）靶点发现：通过生物技术、计算机辅助药物设计等手段，确定治疗特定疾病的可能靶点。

（2）化合物筛选：寻找能够作用于靶点的候选化合物。

（3）初步药理、毒理评估：对筛选出的化合物进行体内外试验，评估其药效和安全性。

2.临床前研究

（1）药物化学：对候选化合物的化学性质、稳定性进行研究。

（2）药效学研究：进一步验证其药效。

（3）毒理学研究：在动物模型上评估其短期和长期的毒性。

3.临床研究

（1）Ⅰ期临床试验：在少量健康志愿者或患者身体上测试新药的安全性和耐受性。

（2）Ⅱ期临床试验：在较大的患者群体中评估药物的有效性和安全性。

（3）Ⅲ期临床试验：在大量患者群体中进一步评估药物的效果和风险。

（4）Ⅳ期临床试验：也称后上市监测，关注已上市药物的长期效果和潜在的罕见副作用。

4.新药申请与审评

（1）提交新药申请：药品公司将前述研究的所有数据提交给药品监管机构，申请新药的上市许可。

（2）审评：监管机构对提交的数据进行评估，确定药物的有效性、安全性和质量。

（3）批准与否决：若审评结果满足要求，新药会被批准上市；否则，可能需要进一步的数据或研究。

5.生产与上市

（1）药品生产：获得批准后，药品公司开始大规模生产。

（2）上市与销售：新药在市场上销售，并继续接受监管。

6.后市场监测

对上市后的药品进行持续监控，确保其长期的有效性和安全性。若发现新的副作用或其他问题，可能需要重新评估或撤回药品。

新药的研发和审评过程涉及众多学科，需要大量的资源和时间。确保药物的有效性和安全性是其最主要的目的。

4.4　新药筛选遵从的基本原则

新药筛选过程中的基本原则和考虑点是多方面的，旨在确保药物研发不仅科学有效，也符合伦理和法律标准。以下是一些关键的原则和考虑点。

1.安全性和毒性

（1）预先评估：在早期筛选过程中评估候选化合物的潜在毒性和安全性，以排除可能对人体有害的候选物。

（2）动物实验：在转向人体研究之前，需要在动物模型上进行彻底的安全性和毒性测试。

2.有效性

（1）目标验证：确保药物的作用机制和靶点明确，并通过实验验证其对疾病过程的影响。

（2）筛选模型：使用体外（如细胞培养）和体内（如动物模型）试验系统来评估候选药物的效果。

3.选择性和特异性

（1）最小副作用：选择对特定生物靶标具有高选择性的候选药物，以减少对非目标组织或器官的影响，降低副作用。

（2）交叉反应性：评估药物与人体内其他相似靶点的交叉反应性，确保药物的特异性。

4.药代动力学和药效学

（1）吸收、分布、代谢、排泄：了解和评估药物在体内的行为，包括其如何被吸收、在体内如何分布、如何被代谢及如何被排泄。

（2）生物利用度：确定药物的有效剂量，以确保其能够达到并维持治疗效果所需的浓度。

5.制剂和递送系统

（1）药物形态：考虑最适合药物性质和治疗目的的制剂形式（如片剂、注射剂等）。

（2）递送系统：对于难以传统途径递送的药物，探索新型药物递送系统以提高效率和减少副作用。

6.伦理和法规遵循

（1）伦理审查：确保所有研究都获得了伦理委员会的审查和批准。

（2）知情同意：在进行任何涉及人类参与者的研究前，确保获得了充分的知情同意。

7.经济性和可行性

（1）成本效益：考虑药物研发的成本和潜在的市场需求，确保项目的经济可行性。

（2）生产和规模化：评估药物的生产过程是否可规模化，以满足潜在的市场需求。

通过遵循这些原则和考虑这些点，药物研发团队可以更有效地筛选和开发出既安全又有效的新药，同时确保研究的伦理性和合规性。

4.5　非临床/临床前研究

在对新药测试物品（test article）进行人体测试之前，会进行广泛的临床前研究以评估其安全性。"非临床"是相对"临床"而言的，因此该术语不包括利用人类受试者的临床研究。非临床/临床前研究（nonclinical or preclinical study）涉及在实验室动物和体外模型中测试药物，以评估其毒性、药代动力学和潜在的副作用。临床前数据用于指导后续临床试验的设计和安全。

非临床研究通常包括以下几个方面。

（1）药物候选筛选与优化：在临床前阶段，多个药物候选可能被筛选出来并进行优化，以确保选择具有最佳潜力的候选药物进入临床试验。

（2）药物靶点验证：在动物模型中，可以验证药物靶点的可行性和有效性，以确保药物机制的合理性。

（3）药物代谢和药效学研究：通过动物模型，可以研究药物的代谢途径、体内分布以及药物与靶点的相互作用，从而预测药物在人体内的行为。

（4）毒性和安全性评估：在临床前阶段，应对药物的毒性进行全面评估，包括急性毒性、慢性毒性和器官毒性,以确定药物的安全性潜力。

(5)药代动力学研究:药代动力学是研究新药在生物体内的吸收、分布、代谢和排泄过程。通过这些研究,可以了解药物在体内的行为,从而为临床剂量和给药频率的确定提供依据。

(6)组织学和病理学评估:通过对动物组织进行组织学和病理学评估,可以观察新药对组织和器官的影响,识别潜在的毒性和损伤。

(7)药物相互作用研究:研究新药与其他药物或化合物之间的相互作用,了解它们是否会影响药物的疗效或安全性。

(8)药物制剂开发:在临床前研发中,需要开发适合人体应用的药物制剂,确保药物的稳定性、生物利用度和药效性。

(9)临床试验设计指导:临床前研发阶段的数据为设计临床试验提供了依据,有助于确定药物的合适剂量范围和治疗方案。

(10)监管和法规遵循:临床前研发阶段的数据支持药物申请获得监管机构的批准,允许进行临床试验。

临床前研发阶段为新药物的发现和开发提供了坚实的基础,有助于评估药物的潜在价值、安全性和有效性,以指导后续的临床研究和开发进程安全性评估:通过在动物模型中研究新药的毒性和耐受性,评估其对生物体的潜在危害。这些研究涵盖急性和慢性毒性、生殖毒性、致畸性和致癌性等。

值得注意的是,虽然非临床研究提供了很多关键信息,但临床前研究的结果仅在实验室和动物模型中得到了验证,并不能直接应用于人体。因此,在批准上市之前,还需要进行严格的临床研究,以评估新药在人体应用的安全性和有效性。

4.6 新药研发中常用的动物模型

在药物开发过程中,需要确保新药物的安全性和有效性,以保护人类的生命和健康,使用动物模型可以在临床试验之前对药物进行初步评估,降低潜在风险。动物模型的使用可以在一定程度上减少对人体的试验。通过在动物身上进行研究,可以在更加受控的环境下获得初步数据,降低志愿者风险。动物模型可以提供药物在整个生物体内的效果,从而更好地预测其在人体中的反应。这有助于选择最有前景的候选药物进入临床试验,避免不必要的人体试验。动物模型提供了临床前研究所需的重要数据和依据,有助于制订临床试验的方案和剂量选择,提高临床试验的效率和成功率。

1.常用于药物发现和药物安全评价的主要动物模型

常用于药物发现和药物安全评价的主要动物模型包括小鼠(小白鼠)、大鼠(SD大鼠、Wistar大鼠等)、猴子(恒河猴、猕猴等)、兔子、狗(比格犬等)、猪、鱼类(斑马鱼、大麻哈鱼等)。

选用以上动物作为实验动物模型还在于这些实验动物与人类之间基因高度的相似性。比如:①大鼠(rattus norvegicus):与人类有85%~90%的基因相似性。②狗(canis lupus familiaris):与人类有82%~95%的基因相似性。③猴子(如恒河猴,Macaca mulatta):与人类有93%~95%的基因相似性。

然而,在动物实验中,动物福利也是至关重要的考虑因素。合理的实验设计和操作,确保动物得到适当的照顾和保护,是保障动物福利的关键。同时,倡导"3R"原则,以替代、减少和改进的方式使用动物。

2.动物福利指南和"3R"原则

(1)替代(replacement):使用替代方法,如体外试验或计算机模拟,来减少动物实验的数量。

(2)减少(reduction):优化实验设计和技术,以减少使用动物的数量。

(3)改进(refinement):改善动物的福利条件和实验操作,以降低动物的痛苦和苦难。

3.动物模型研究应用的几个关键阶段

(1)药物筛选和优选阶段:动物模型能够提供与人类相似的生理和病理情况,通过研究药物在动物体内的效果,可以预测其在人体内的药效和疗效。在众多候选化合物中筛选潜在的药物,需要进行初步的动物模型研究,以评估它们的药效、生物利用度和毒性。这有助于选择最有前景的候选药物进入下一步的开发阶段。

（2）药物代谢和药代动力学研究：在药物开发过程中，需要了解药物在体内的代谢途径、清除速率和分布情况。通过动物模型，可以探索药物的药代动力学特性，并优化药物的药代参数，从而更好地预测药物在人体内的表现。

（3）药物安全性评估：在新药物开发阶段，必须对其安全性进行全面评估。通过动物模型可以评估药物对器官和组织的潜在毒性，了解可能的不良反应和副作用，以确保新药的安全性。

（4）药物作用机制研究：动物模型可用于探索药物的作用机制和治疗效果，揭示药物与生物体的相互作用，从而深入理解其药理学特性。

（5）临床前研究支持：动物模型研究提供了支持和数据，为新药物进入临床前研究提供了安全药理和毒理学科学依据。这些数据有助于制定临床试验的方案和剂量选择。

需要强调的是，虽然动物模型在药物研究中具有重要作用，但也要认识到其局限性，动物与人类之间存在生物学差异，因此在将结果应用到人类身上时需要谨慎。同时，我们也应该积极探索替代方法，以减少对动物的使用并提高研究的可预测性和可靠性。

4.7　转基因小鼠与新药研发

1.转基因小鼠

转基因小鼠（transgenic mouse）是通过将外源基因（转基因）导入小鼠的基因组中创建的实验动物模型。这些转基因小鼠在其基因组中携带着与正常小鼠不同的外源基因，使研究人员能够研究这些基因在生理和疾病过程中的功能和影响。

2.使用转基因小鼠进行新药研发的原因

使用转基因小鼠进行新药研发有多个原因，主要涉及它们在模拟人类疾病、研究药物效应和安全性方面的独特优势。

(1)疾病模型的建立：转基因小鼠可以被用来模拟特定的人类遗传病或其他疾病。通过在小鼠基因组中插入、删除或改变特定基因，研究者可以创造出展现特定疾病症状的动物模型。这对于理解疾病的发生机制、病理过程及其对治疗的响应具有重要意义。

(2)药物靶点的验证：转基因小鼠使研究者能够在活体条件下评估潜在药物靶点的有效性。通过特定基因的敲除或过表达，可以观察到干预这些基因(及其编码的蛋白质)时对疾病模型的影响，从而验证这些靶点是否为药物开发的有效目标。

(3)药物效果和副作用的评估：在转基因小鼠身上进行药物测试可以提前发现药物的潜在效果和副作用。这有助于在药物进入人体临床试验阶段之前筛选和优化候选药物，减少失败的风险，提高研发效率。

(4)精准医疗的发展：转基因技术的进步使研究者可以根据人类遗传差异创建多种小鼠模型。这些模型有助于研究个体差异如何影响药物疗效和安全性，促进精准医疗策略的发展。

(5)经济和伦理考虑：相比于其他哺乳动物模型，小鼠的体积小、繁殖快、成本相对较低，且由于其遗传背景的高度一致性，实验结果具有较好的重复性。同时，使用小鼠进行实验在伦理上也更易于被接受，尽管仍需遵循严格的伦理准则。

转基因小鼠为新药发现提供了一个有力的工具，可以帮助科学家更好地理解疾病的发病机制，评估候选药物的安全性和疗效，并为研发新的治疗方法和药物提供了基础。通过转基因小鼠模型的研究，我们可以更全面地了解药物的作用机制，并更好地设计和优化药物治疗方案。

4.8　临床试验

临床试验(clinical trials)，也称临床研究(clinical studies)，是对人类受试者进行的科学研究，以评估试验品(如新药、疫苗、医疗器械、治疗程序或治疗干预)的安全性和有效性。临床试验的主要目标是生成有关受试品在人群中的作用和潜在益处或风险的数据和证据。临床试验分阶段进行,以评估药物在人类受试者中的安全性和有效性。仔细监测和记录不良事件以及任何潜在的副作用。密切监测临床试验参与者的任何不良反应或意外影响。对临床试验期间收集的数据进行分析,以确定药物的安全性,并确定可能出现安全问题的任何特定人群或条件。

临床试验阶段通常分为几个阶段,每个阶段的设计都旨在回答特定的研究问题。以下是临床试验的典型分期。

1. 第0期(Phase 0)

(1)目的:快速评估药物在人体内的药代动力学(如药物如何被吸收、分布、代谢和排泄)和药效学(药物对身体的作用)。

(2)参与者数量:非常少(通常10~15名健康志愿者)。

(3)特点:使用的药物剂量远低于预期治疗剂量,目的不是测试疗效。

2. 第Ⅰ期(Phase Ⅰ)

(1)目的:评估药物的安全性、确定最大耐受剂量,研究药代动力学和药效学特性。

(2)参与者数量:少量(20~100名健康志愿者或患者)。

(3)特点:这一阶段主要关注药物的安全性和副作用。

3. 第Ⅱ期(Phase Ⅱ)

(1)目的:评估药物的初步效果,进一步评估其安全性,在特定疾病或条件下的有效剂量范围。

(2)参与者数量:中等数量(几十到几百名患者)。

(3)特点:通常是非随机对照试验,但可能包括对照组。

4. 第Ⅲ期(Phase Ⅲ)

(1)目的:确认药物的有效性,监测副作用,与现有标准治疗的效果比较,收集可以让药物被批准用于市场的信息。

(2)参与者数量:大量(几百到几千名患者)。

（3）特点：这是在药物最终获得监管机构批准前的关键试验阶段，通常设计为随机对照双盲试验。

5.第Ⅳ期（Phase Ⅳ）

（1）目的：药物上市后的监测，收集有关药物长期效果、副作用、长期安全性及更广泛的人群（不同人群、长期使用等）中的效果信息。

（2）参与者数量：不定，可以涵盖广泛的患者群体。

（3）特点：这一阶段有助于监管机构和制药公司了解药物在实际医疗环境中的表现。

每个阶段的成功完成是进入下一阶段的前提，而且每一步都受到严格的伦理审查和监管机构的审批。

4.9 从成人到儿童的药物开发路径
——儿科外推法

儿科外推法（pediatric extrapolation）是一种在药物开发和审批过程中应用的方法，它基于成人数据来预测药物在儿童中的效果和安全性。这种方法通常直接在儿童中进行药物试验存在困难或不可行时采用，比如出于伦理、可行性或成本考虑。儿科外推法的应用旨在加速儿童药物的可用性，同时确保药物的安全性和有效性。以下是儿科外推法的一些关键点。

1.儿科外推法的基本原理

如果一种药物在成人中的作用机制和疾病过程在儿童中是一致的，那么该药物的效果和安全性也可能在儿童中保持相似。这种方法要求对成人和儿童疾病的相似性、药物作用机制、药代动力学和药效学之间的关系有深入的理解。

2.应用条件

（1）疾病过程在成人和儿童中相似：需要有证据表明疾病的生物标志物、

病理过程和临床表现在成人和儿童中是一致的。

（2）药物作用机制在成人和儿童中相似：药物的作用目标和作用方式在成人和儿童中应相似。

（3）药代动力学和药效学数据：通过成人的药代动力学和药效学数据，结合儿童的生理特点，对药物剂量进行调整和预测。

3.实施步骤

（1）收集和分析成人数据：首先分析成人临床试验数据，包括药物的安全性、有效性、药代动力学和药效学数据。

（2）评估疾病和药物作用机制的相似性：评估成人和儿童之间疾病过程以及药物作用机制的相似性，确定是否适合进行外推。

（3）确定儿童剂量：基于成人数据和儿童的生理特点，通过药代动力学模型预测儿童的适宜剂量。

（4）进行儿童临床研究：在必要时进行儿童的临床研究，验证药物在儿童中的安全性和有效性。

4.10　新药审评要点

新药审评一般由相关药监机构来执行，是一个复杂且严谨的过程，涉及多个方面来确保药物的安全性、有效性和质量等。以下是新药审评的一些考虑要点。

（1）药物的安全性：是审评的首要考虑因素。需要评估药物的毒性，包括急性毒性、亚急性毒性、慢性毒性、生殖毒性、致癌性、致畸性和基因毒性。

（2）药物的有效性：需要通过临床试验的数据来证明药物的效果是否显著和持久。

（3）药物的质量控制：包括药物的生产过程、稳定性、包装和储存。

（4）临床试验的设计和执行：临床试验需要遵循国际通行的原则和标准，

如国际临床试验质量与实施原则(ICH-GCP)。

(5)药物的药代动力学和药效动力学:需要评估药物在人体内的吸收、分布、代谢和排泄,以及药物对人体的作用和效应。

(6)药物的适应证和禁忌证:需要明确药物的适应证和禁忌证,以及可能的副作用和警告。

(7)药物的剂量和给药方式:需要确定药物的最适剂量和给药方式。

(8)药物的价格和报销:药物的价格应该是合理的,并需要考虑患者的承受能力和社会经济因素。

(9)特殊人群的考虑:如儿童、老年人、孕妇、哺乳期妇女、肾或肝功能受损的患者等。

(10)药物的环境影响:需要评估药物的生产、使用和处置对环境的潜在影响。

(11)药物的比较效果:需要评估药物与现有疗法的比较效果。

(12)药物的标签和说明书:需要确保药物的标签和说明书准确、清晰和易于理解。

整个审评过程需要多学科的专家参与,包括临床医学、药学、药理学、毒理学、药代动力学、统计学、法律和伦理学等。此外,审评过程应该是透明的,并且要考虑到患者和公众的利益。

4.11　常见新药申请类型

新药申请的类型因地区和具体监管机构的规定而有所不同,但一般可以归纳为以下几种常见类型。

1.研究型新药申请

研究型新药申请(Investigative New Drug,IND)由发起人提交给监管机构(如FDA),以启动研究药物在人体中的临床试验。它提供来自临床前研究的数据、有关药物成分的信息、制造和初始安全数据。

2.新药上市申请

新药上市申请(New Drug Application,NDA)是寻求上市和销售批准的新药最常见的申请类型。它包括来自临床前和临床研究的综合数据、制造信息、标签详细信息和建议的使用适应证。NDA包括全面的药物研究数据,包括药理学、毒理学、制造、加工以及进行的所有临床试验的详细资料。

3.生物制品许可申请

提交生物制品许可申请(Biologics License Application,BLA)用于生物制品,如疫苗、抗体和细胞疗法。BLA包括与NDA类似的详细信息,但针对的是生物制品的特殊性。

4.新分子实体

新分子实体(New Molecular Entity,NME)指的是之前未获FDA批准用于治疗的完全新型化合物。通常指的是在药物研发中完全新的化学结构,而不是现有药物的变体。

5.新的适应证申请

当制药公司希望将已批准药物的用途扩展到新的治疗领域时,需要提交新的适应证申请(supplemental New Drug Application,sNDA)。这包括对药物新适应证的研究数据,以支持其安全性和有效性。

6.仿制药申请

仿制药申请(Abbreviated New Drug Application,ANDA)是指为了获得已批准药物的仿制版本(无需提供独立的安全和有效性数据)的市场准入而向FDA提交的申请。ANDA证明了仿制药与原研药在药效、安全性、给药方式、剂型、质量、性能特征等方面的等效性。

7.药物再评价和再注册

某些地区可能要求已上市药物在一定条件下进行再评价或再注册,以确保持续监测其安全性、有效性和质量。

8.非处方药申请

非处方药申请(Over The Counter,OTC)是指寻求监管部门批准无须处方即可购买药物的过程。OTC药物旨在供消费者针对常见疾病和健康状况进行自我药疗,这些疾病和健康状况通常被认为在按照指示使用时是安全有效的。

不同类型的申请侧重于药物开发和审批流程的不同阶段,反映了药物从研发到市场的全过程。监管机构的目标是确保任何上市的药物都是安全、有效且高质量的,以保护公共健康。

4.12　活性药物成分

活性药物成分(active pharmaceutical ingredient,API),也称原料药,是药物中负责其治疗效果的生物活性成分,是对机体具有药理活性或直接作用的特定化学或生物物质。API是通过加工化合物生产的。在生物药物中,活性成分被称为散装过程中间体(BPI)。API的一个例子是止痛片中所含的对乙酰氨基酚。API是提供预期治疗作用的核心成分,通常与其他非活性成分(赋形剂)一起配制以形成药物产品的最终剂型。然而,在中国传统中草药的研发中术语"API"(活性药物成分)并不常用。相反,中国传统中草药专注于"有效成分"或"活性成分"的概念。这些活性成分是草药中存在的特定化合物或物质,被认为有助于其治疗效果。中草药通常由多种植物材料组成,每种植物材料都含有不同的活性成分。这些活性成分可以包括生物碱、类黄酮、萜类化合物、多糖和其他生物活性化合物。

4.13　剂量和用量:容易混淆的药物术语

分清楚药物的"剂量"(dose)和"用量"(dosage)是两个不同的概念对于确保药物安全性和有效性至关重要。这两个术语虽然在日常对话中可能被互换使用,但在医学和药学领域有着明确的区别,理解这一区别有助于正确地使用药物。

1.剂量

（1）定义:指的是单次给药的药物量,通常以毫克（mg）、微克（μg）等计量单位表示。剂量关注的是一次性给予患者的具体药物量。

（2）重要性:正确的剂量是确保药物效果的关键。过量可能导致毒副作用,而剂量不足则可能导致治疗效果不佳。

2.用量

（1）定义:指药物的给药方案,包括剂量大小、给药频次（如每日1次）、给药途径（如口服、注射）和治疗持续时间。用量是一个更广泛的概念,包括了整个治疗方案的细节。

（2）重要性:合适的用量方案可以最大化药物疗效,减少副作用,确保患者的依从性。用量需要根据患者的具体情况（如年龄、体重、病情严重程度等）进行个性化调整。

3.举例说明

（1）剂量:指一次服用的特定药物量。如1片含有500 mg活性成分的对乙酰氨基酚片。

（2）用量:指医生规定的用药计划,明确应在给定时期内服用多少剂量。它可以描述剂量及每天或每周应服用的次数。例如5天内每6小时服用2片对乙酰氨基酚片（每片500 mg）。

4.14 如何确定药物剂量

药物的剂量及相关给药方式的决定是一个十分复杂的过程,涉及多个步骤。以下是决定新药剂量和给药方式的基本步骤。

1.从非临床安全研究确定用于人类临床试验的起始剂量

(1)确定非临床研究中的最高无损伤剂量(NOAEL)：在动物研究中，首先需要确定在给药过程中没有观察到不良效应的最高剂量，这称为NOAEL。

(2)进行体重或体表面积的转换：由于人与实验动物的体型差异，通常需要进行体重或体表面积的转换。这样可以确保在动物和人类之间得到合理的剂量对比。

(3)应用安全系数：为了确保人体的安全，将从动物研究中得到的剂量再除以一个安全系数(通常为10或更大)，以得到预期的人类起始剂量。这个系数应考虑种间和个体之间的差异。

(4)考虑药代动力学和药效动力学：如果可用，考虑在动物中获得的药代动力学和药效动力学数据，以进一步指导起始剂量的选择。

(5)其他因素的考虑：如药物的性质、给药途径、治疗目标和预期的药物暴露时间等均可能影响起始剂量的确定。

(6)专家意见：在确定起始剂量时，通常需要多部门的合作，包括药代动力学、临床药理学、毒理学和临床医学等领域的专家，共同讨论并确定最合适的起始剂量。

这些步骤旨在确保患者在临床试验的初期阶段得到安全的药物暴露，同时为后续的剂量递增提供一个合理的基础。在实际操作中，每一个步骤都需要根据具体的药物和疾病背景进行详细的评估和调整。

2.从临床安全及疗效研究确定用于患者治疗的剂量

(1)药代动力学和药效动力学研究：这两个学科研究药物在体内的行为和效果。药代动力学主要关注药物的吸收、分布、代谢和排泄，而药效动力学研究药物的效果以及与剂量之间的关系。

(2)早期临床研究：在第一阶段的临床试验中，通常会在小群体的健康志愿者中测试新药的安全性，同时也会评估最佳的给药方式和剂量。

(3)剂量递增研究：在这个阶段，研究者会逐渐增加药物剂量，直到出现不良反应或达到预期的治疗效果。

（4）疗效研究：在后续的临床试验阶段，研究者会在更大的患者群体中测试不同剂量的药物效果，并确定最佳的治疗剂量。

（5）安全性评估：在整个临床试验过程中，都会密切监测药物的安全性，以确保所选择的剂量不会导致严重的不良反应。

（6）特殊人群研究：有时，研究者还需要在老年人、儿童或具有特定健康状况的人群中进行研究，以确定是否需要调整剂量或给药方式。

（7）长期使用的评估：对于需要长期使用的药物，还需要评估长期给药的安全性和效果。

4.15　浅谈药物的常用给药途径

给药途径（route of administration）是指将药物输送到体内的不同方式。给药途径的选择取决于多种因素，包括药物的特性、所需的治疗效果、患者特征（如儿童口服药顺应性差一般考虑注射给药）和所需的起效浓度等。以下是一些常见的给药途径。

1.口服途径

药物通常以片剂、胶囊或液体的形式口服。口服给药很方便，通常是自我给药。药物通过胃肠道吸收并进入血液。这是许多药物的首选途径，但起效可能较慢，并受食物和胃酸度等因素的影响。

2.外用途径

药物直接应用于皮肤或黏膜以产生局部作用，包括面霜、软膏、凝胶、乳液和透皮贴剂。局部给药通常用于皮肤病、缓解局部疼痛或通过皮肤给药。

3.吸入途径

药物被吸入肺部，在那里它们被迅速吸收到血液中。吸入可通过吸入器、雾化器或其他呼吸装置实现。该途径用于针对呼吸系统疾病的药物治疗或某些药物的全身给药。

4.注射途径

(1)静脉注射(IV)或静脉滴注:将药物直接注射到静脉中,以便立即和完全被全身吸收。该途径允许快速起效和精确的剂量控制。

(2)肌内注射(IM):药物被注射到肌肉中,在那里它们被吸收到血液中。IM注射起效较慢,但可用于药物的持续释放。

(3)皮下注射(SC):药物在皮下注射到脂肪组织中,从而能够吸收到血液中。皮下注射提供更慢和持续的药物吸收。

(4)皮内注射(ID):将药物注射到皮肤的真皮层,通常用于皮肤测试或某些特殊药物。

5.直肠途径

药物通过栓剂或灌肠剂经直肠给药。当口服给药不可能或不可行时,或者当需要局部效果时,可以使用该途径。

6.经黏膜途径

药物通过特定区域的黏膜吸收,如鼻子(鼻内)、眼睛(眼内)、耳朵(耳部)或口腔(舌下或口腔)。这些途径提供快速吸收和局部或全身作用。

7.经埋置

经埋置的医疗器具缓释给药等。

4.16　药物的剂型

药物的剂型(formulation)是指药物经过加工制备成的具体形态,它决定了药物的释放方式、吸收速度、作用部位及给药方便性等。不同的剂型可以提高药物的疗效,减少副作用,增强患者的依从性。以下是一些常见的药物剂型。

1.固体剂型

(1)片剂(tablets):压制成的固体剂型,便于口服。

（2）胶囊（capsules）：将药物粉末或液体装入可溶性容器中，便于吞服。

（3）颗粒（granules）：较大的粉末颗粒，可以直接服用或溶解在水中服用。

（4）粉末（powders）：细粉末形态的药物，用于口服、外用或溶解后给药。

（5）栓剂（suppositories）：用于直肠或阴道给药的固体剂型，体温下可溶解。

2. 液体剂型

（1）溶液（solutions）：药物完全溶解在溶剂中形成的清澈液体。

（2）悬浮液（suspensions）：不溶的药物颗粒分散在液体介质中。

（3）乳液（emulsions）：两种不相溶的液体（通常是油和水）形成的混合物。

（4）滴剂（drops）：用于眼、耳、鼻的液体剂型。

（5）喷雾（sprays）：通过压力喷出的微细液滴，用于局部或吸入给药。

3. 半固体剂型

（1）膏剂（ointments）：油基的外用制剂，用于皮肤或黏膜。

（2）霜（creams）：水溶性基质的外用制剂，易于涂抹且可被皮肤吸收。

（3）凝胶（gels）：水溶性或酒精溶性基质，形成的半透明凝胶体，用于外用或口服。

4. 特殊剂型

（1）贴剂（patches）：药物通过皮肤缓慢释放的制剂。

（2）缓释/控释剂型（sustained-release/controlled-release formulations）：通过特殊技术处理，使药物在体内缓慢且持续释放，以维持恒定的药效。

（3）口服溶膜（oral dissolvable films）：置于舌下或口腔内溶解的薄膜，快速释放药物。

（4）注射剂（injections）：液体剂型，通过皮下、肌内或静脉注射给药。

不同剂型的选择基于药物的化学性质、治疗目的、给药途径和患者便利性等因素。正确选择剂型对于提高治疗效果、优化药物作用机制和增强患者依从性具有重要意义。

4.17 药品的通用名和商品名

药品的通用名和商品名是药物命名中的两个基本概念,它们在药物的识别、使用和营销中起着不同的作用。

1.通用名

(1)定义:药品的通用名(generic name)是其官方、科学上的标准名称,通常由活性成分的化学名称或国际非专利名称(INN)确定。这个名称是独一无二的,用于全球范围内标识特定的药物分子,不受任何特定制药公司的专利保护。

(2)目的:提供一个标准化的名称,便于医疗专业人员、患者和监管机构无论在哪个国家都能够准确地识别和使用药物。

(3)示例:Paracetamol(对乙酰氨基酚)、Ibuprofen(布洛芬)。

2.商品名

(1)定义:药品的商品名(brand name/trade name)是制药公司为其产品所取的商标名称,用于市场营销和识别其产品与其他竞争产品的区别。商品名是受到商标法保护的,只有拥有商标权的公司才能使用。

(2)目的:帮助制药公司在市场上建立品牌识别度,使消费者能够识别和记住特定的药物产品。

(3)示例:Tylenol(泰诺)、Advil(安维他)。

3.通用名与商品名的区别

(1)所有权:通用名是公共领域的,任何公司都可以使用来标识其生产的相应药物。而商品名是受法律保护的,只有注册该名称的公司才能使用。

(2)功能:通用名提供了药物成分的精确识别,而商品名则用于商业营销和品牌区分。

(3)成本和可及性:在药物专利到期后,其他公司可以根据通用名生产和销售价格更低的同成分药物（即仿制药），而原研药通常以商品名销售，价格较高。

4.18　原研药和仿制药

1.原研药

原研药（innovator drug 或 brand-name drug）指首次经过研发、临床试验并获得市场许可的药物。它通常是由大型制药公司经过多年的研究和开发，投入大量资金在临床试验中证明其效果和安全性后，获得专利权的药物。由于原研药的研发成本高昂，所以其价格通常较高，直至其专利权过期。

2.仿制药

仿制药（generic drug）是在原研药的专利过期后，由其他制药公司生产的与原研药具有相同活性成分、同样的剂型、给药途径、剂量、质量和效果的药物。仿制药在进入市场之前，需要经过严格的质量控制和生物等效性测试，以证明其与原研药在安全性和效果上是相似的。由于仿制药企业不需要承担研发新药的费用，所以仿制药的价格通常比原研药低。

简而言之，原研药是首次经过研发并获得市场许可的药物，而仿制药是在原研药专利过期后，复制其活性成分并证明与原研药相似的药物。

3.原研药和仿制药之间的相似性和差异性

（1）相似性

①活性成分：原研药和仿制药的主要活性成分应该是相同的，这意味着它们应具有相似的治疗效果。

②生物等效性：仿制药需要通过生物等效性测试，确保它在人体内的药代动力学和药效动力学与原研药相似。

③安全性和效果：由于原研药和仿制药的活性成分相同，因此它们的安全性和治疗效果应该也是相似的。

（2）差异性

①辅助成分：虽然活性成分相同，但原研药和仿制药的非活性成分，如填充物、颜色、防腐剂等，可能会有所不同。

②生产工艺：仿制药可能使用与原研药不同的生产工艺和技术。

③价格：由于仿制药企业不需要承担研发原研药的高额费用，所以它们通常比原研药便宜。

④外观和包装：仿制药和原研药的颜色、形状、包装可能会有所不同。

⑤研发背景：原研药是通过多年的研究和临床试验开发出来的，而仿制药是在原研药的专利过期后，通过复制其活性成分和测试其生物等效性来生产的。

⑥药物信息：原研药和仿制药的说明书和标签可能会有所不同，但它们的主要信息和警告应该是一致的。

4. 如何选择原研药和仿制药

尽管原研药和仿制药在活性成分、治疗效果和安全性方面应该是相似的，但在生产工艺、价格、外观、非活性成分和其他方面可能会存在差异。原研药和仿制药有不少价格差异，选择原研药和仿制药需要考虑的因素如下所述。

（1）效果和安全性：仿制药需要经过严格的测试来证明其与原研药在生物等效性上是相似的，这意味着它们在人体内的作用和效果应该与原研药相同。因此，从效果和安全性的角度来看，良好质量的仿制药与原研药是可以等效的。

（2）价格：仿制药通常比原研药便宜，因为它们不需要重新进行昂贵的临床试验，只需要证明与原研药的等效性。如果预算有限，考虑仿制药可能是一个经济的选择。

（3）医生的建议：在选择药物时，应咨询医生或药剂师的意见。他们可以根据个体差异和药物之间的微小差异来为你提供最佳的建议。

（4）品牌信任：一些人可能更信任某些品牌或原研药，因为它们具有长期的研究背景和证明其有效性和安全性的历史。

（5）个体差异：虽然生物等效性测试证明仿制药与原研药相似，但个体差异可能会影响某些人对不同药物的反应。如果患者之前使用原研药或仿制药并且反应良好,那么他们可能更愿意继续使用该药物。

如果患者需要选择,会首先考虑价格、医生的建议、对品牌的信任度及之前对药物的反应来做决策。如果仿制药提供与原研药相同的效果和安全性,并且价格更便宜,患者可能会选择仿制药。但最重要的是,患者应与医生进行沟通,确保选择的药物是最适合自己的。但是在现实生活中,当仿制药在市场存在的情况下,保险公司为了降低成本通常要求患者首先使用仿制药。

4.19 仿制药和生物仿制药

仿制药和生物仿制药(generic drug and biosimilar)都是药品,只是它们与原研药的研发路径和监管途径不同。

1.仿制药

仿制药是在品牌药专利保护期满后研发并上市的药物。仿制药含有与原研药相同的活性成分,并且在剂型、规格、给药途径、质量、安全性和疗效方面相同或高度相似。它们提供与原研药相同的治疗效果,但通常价格较低。要被批准为仿制药,药物研发单位必须向监管机构证明其产品与原研药具有生物等效性和安全性。生物等效性意味着仿制药以与原研药相同的速度和相同程度被吸收到血液中,这通常是通过对健康志愿者进行比较药代动力学研究来完成的。仿制药的监管途径通常比原研药更短、成本更低。一旦获得批准,仿制药可以由多家制造商销售,从而导致竞争而降低价格。

2.生物仿制药

生物仿制药是一种与已批准的参考生物产品高度相似的生物产品,称为原研药或参考产品。生物仿制药被开发为在结构、生物活性、安全性和有效性方面与参考产品高度相似,但由于生物制品固有的复杂性,它们并不完全相同。开发生物仿制药是为了治疗与参考产品相同的疾病和病症。它们经过单独的监管途径,涉及广泛的可比性研究,包括分析表征、非临床研究和临床试验，以证明在安全性和有效性方面与参考产品的相似性。美国的FDA或欧洲的EMA等监管机构评估制造商提供的数据，以确定生物类似药与参考产品的相似性和互换性。考虑到生物制品的复杂性及其临床意义，在临床实践中，从参考产品转换为生物仿制药的决定应由医疗保健专业人员根据具体情况做出。

3.仿制药和生物仿制药的重要作用

首先，它们比原研药更经济实惠。由于仿制药和生物仿制药不需要重复进行大规模的临床试验，生产成本较低，价格也更为合理。与原研药相比，仿制药的价格通常要低得多。具体的价格差异可能因具体药物、剂型和市场竞争等因素而有所不同。然而，在许多情况下，仿制药的定价可以比其品牌对应药物低80%~85%。低廉的定价使更多人能够负担得起。比如，在印度这样一个人口众多、收入有限的国家，印度政府通过各种计划和政策积极推广仿制药和生物仿制药的使用。其次，仿制药和生物仿制药的上市速度更快。通过利用原研药的临床数据和技术指导，仿制药和生物仿制药能够更快地获得批准并投入市场。此外，仿制药和生物仿制药的质量和疗效也经过了严格的监管和评估，因此在临床实践中被广泛使用。综上所述，仿制药和生物仿制药的优势在于其经济性、快速上市和可靠的质量、疗效。

4.20　决定新药市场价格的因素

你有没有想过一个新药的市场价格是如何确定的？基于全球的通行做法，确定价格的关键因素是什么？如何在新药的发现、开发激励、成本以及满足患者需求的可负担性和治疗益处之间实现平衡？

随着世界各国医疗费用增长速度持续超过经济增长，政府面临巨大的压力。尤其在经济合作与发展组织（OECD）国家和金砖五国，据研究，未来50年内，医疗费用的增长将持续超越GDP 2个百分点。其中，人口老龄化和创新技术成为推高医疗费用的两大因素。这使得药品价格变成全世界医疗健康最凸显的问题之一。新药的市场价格如何确定是一个复杂的议题,涉及众多经济、社会和科学因素。以下是关于这个问题的详细回答。

新药的市场价格不仅受到生产和研发成本的影响,还受到市场需求、疾病的严重性、治疗效果、替代疗法的价格、国家健康政策和药物的知识产权状况等因素的影响。

1.确定价格的关键因素

(1)研发成本:药物的研发通常需要大量的时间和资金。根据美国药品研究和制造商协会(Pharmaceutical Research and Manufacturers of America,PhRMA)的数据,开发一个新药的平均成本为25亿~30亿美元,并且从初步研究到上市需要10~15年。

(2)生产成本:包括原材料、制造、测试、包装、储存、运输、市场和分销等费用。生物制剂一般比化学合成的药物价格要高。

(3)市场需求:如全球癌症治疗药物市场的预期增长率约7.6%,这将影响相关药物的价格。治疗罕见病的"孤儿药"因为市场小,定价会比较高。

(4)治疗效果:如果一种药物可以显著提高生存率或生活质量,其价格往往更高。

(5)替代药物:例如,对于高血压,市场上有多种药物可供选择,这可能会影响新药的定价。

(6)国家政策和法规:例如,某些国家可能采取价格上限或补贴政策来控制药物价格。

(7)政府价格谈判:政府通常代表需方通过医疗保障系统进行购买,而供方提供的药物通常是没有市场替代的创新药。从经济学的角度看,企业的利润决策通常高于其产品的边际成本,而实际价格则取决于双方的谈判。药品价格的制定原则是基于其临床效果,与现有药品的疗效比较,决定其临床价值。价格歧视是经济学中的一个重要概念,即针对不同的消费者设定不同的价格。在药品市场中,价格歧视确实可以增加社会福利,因为它可以根据国家的购买力设定不同的价格,使更多的人能够买得起新药。自从丙肝特效药索华迪问世以来,治愈性药品不断涌现,特别是再生医学类药物(细胞和基因药物）。这类药品的特点是一次性治愈或者转变为稳定的健康状态,通常称为SST(Single and Short-term Transformative Therapies)。由于疗效显著,这类药品一般都非常昂贵。例如,最近两款CAR-T药品具有很好的疗效,但一个疗程的价格在40万美元左右。面对这样的价格,各国的社会医疗系统都面临着巨大的挑战,需要寻找新的定价和支付方式。药品价格谈判是一个综合考虑经济、社会和医疗因素的复杂过程。为了实现社会福利最大化,政府、企业和社会各方都需要合作,既确保药品价格既能够反映其价值,又能保证公众的可及性和负担性。

2. 如何实现利益平衡

为了同时鼓励创新和保障患者的权益,许多国家和组织都采取了多种策略。例如,美国的《孤儿药法案》(*Orphan Drug Act*,ODA)为罕见疾病药物提供了税收减免和专利保护,从而鼓励其研发。另外,为了确保药物在低收入国家的可获得性,一些药企与非政府组织合作,采取层次定价策略。

3. 案例示例

Gilead Sciences公司的Sovaldi(索磷布韦)是治疗丙型肝炎的一种药物。尽管这种药物为患者提供了显著的治疗效果,但其高昂的价格在全球引起了广泛的关注和争议。为了确保药物在低收入和中等收入国家的可获得性,Gilead与多家制药公司签署了许可协议,允许它们以更低的价格在这些国家生产和销售仿制药。在美国,它的价格为每疗程84000美元,而在印度等国家,经过特许许可生产的仿制药版本的价格为每疗程约300美元。这种差异反映了对研发投资的回报需求与确保全球患者能够获得治疗之间的平衡。

4.21　药物的治疗时间窗口

药物的治疗时间窗口(therapeutic time window)指的是在特定的时间范围内,药物的使用可以有效地治疗特定疾病。它表示药物在治疗过程中最有可能产生期望疗效的时段,体现了"时间就是生命"的治疗原则。

以用于治疗急性缺血性卒中的抗血栓药物为例,治疗时间窗口对于最大化治疗效果至关重要。它指的是药物应在其中一定时间范围内使用,以实现最佳的血栓溶解和受影响脑组织再灌注。抗血栓药物在急性缺血性卒中的治疗时间窗口取决于多种因素,如药物的作用机制和疾病的病理生理过程。通常根据以下因素确定治疗时间窗口。

1.缺血事件的发作

治疗时间窗口通常从急性缺血性卒中的发作开始。它代表了在此期间最理想地使用药物以最大化疗效的时间范围。

2.疗效持续时间

药物的疗效通常随时间递减。因此,治疗时间窗口仅限于药物最有可能产生期望治疗效果的时间段。

3.风险与利益的平衡

随着急性缺血性卒中发作后时间的推移,与药物治疗相关的风险(如出血并发症)可能增加。因此,治疗时间窗口需要在药物的潜在益处与潜在风险之间进行平衡。

需要注意的是,急性缺血性卒中抗血栓药物的治疗时间窗口是时间敏感的。在这种情况下,时间至关重要,及时开始治疗并在最佳治疗时间窗口内使用药物可以显著影响患者的治疗效果。例如,对于用作急性缺血性卒中抗血栓药物的阿替普酶(组织型纤溶酶原激活剂,tPA),治疗时间窗口通常是发病后的前几小时(约4.5小时)。在这个时间范围内使用药物可以成功溶解血栓,并恢复受影响的脑组织的再灌注,提高患者的治疗效果。

治疗时间窗口强调了早期识别脑卒中症状、迅速就医和及时使用抗血栓药物的重要性,以实现最佳的治疗效果,并考虑与治疗相关的潜在风险。需要注意的是,治疗窗口可能因患者的年龄、体重、肾功能和同时使用的其他药物等个体因素而有所不同。医疗专业人员密切监测接受抗血栓治疗的患者,平衡利益和风险,根据需要调整剂量,优化治疗窗口,并取得急性缺血性卒中治疗的最佳效果。

4.22 "药物是一柄剑，不是一把刀"

药物是现代医学中重要的工具之一，它具有治疗疾病和改善健康的作用。然而，我们必须意识到，药物既有治疗作用，也存在副作用。因此，我们应该正确使用药物，并在使用过程中谨慎小心。药物如同一把剑，具有两面性。

1.镇痛药

常见的镇痛药物如阿司匹林和布洛芬在缓解头痛、关节痛和其他疼痛症状方面非常有效。这些药物通过减轻炎症和降低体温来缓解疼痛。然而，长期或过量使用这些药物可能导致胃溃疡和其他胃肠道问题。因此，在使用镇痛药物时应遵循医生的建议，并注意药物的剂量和频率。

2.抗生素

抗生素是治疗细菌感染的关键药物，对于许多疾病如肺炎和尿路感染来说，它们是救命的良药。然而，滥用抗生素可能导致耐药性问题。如果频繁使用抗生素或未按照医生的指示完成治疗，细菌可能会逐渐对抗生素产生抵抗力，使得原本有效的药物变得无效。这就是为什么需要谨慎使用抗生素，并只在医生指导下使用的原因。

3.抗癌药物

抗癌药物对于治疗癌症起着重要的作用，可以杀死或抑制癌细胞的生长。然而，这些药物通常具有严重的副作用，如恶心、呕吐、脱发等。一些抗癌药物还可能对其他正常细胞造成损害，导致免疫系统功能减弱。因此，在使用抗癌药物时，医生需要权衡治疗效果和副作用，并确保患者能够承受药物的不良反应。

药物既有治疗作用，又有副作用。我们必须正确使用药物，遵循医生的建议，并了解药物的可能风险和副作用。在使用药物时，我们应该关注药物的剂量、频率和使用期限,避免滥用或长期使用。此外,我们还应该及时告知医生自己使用的其他药物,以避免不良反应对健康的伤害。

4.23　药品安全

药品安全(drug safety),又称"用药安全",指的是药物在使用过程中对人体的安全性。它关注药物的质量、疗效和不良反应等方面,旨在确保患者或使用者在使用药物时不会遭受不必要的伤害。

药品安全涉及以下几个方面。

1.药物质量控制

药品必须符合严格的质量标准,包括在制造、储存和分发过程中的各个环节。药品的成分应准确无误,纯度应达到规定的标准,且不得含有不良物质。

2.药物不良反应和副作用

药品的使用可能会引发不良反应和副作用,包括轻微的反应如恶心、头痛,以及严重的副作用如过敏反应、器官损害等。药品的安全性评估需要充分考虑其预期的治疗效果和潜在的不良反应风险。

3.药物相互作用

药物与其他药物、食物或化学物质的相互作用可能导致不良反应或降低疗效。药物安全需要评估药物之间的相互作用,并提供适当的使用建议,以减少潜在的危险。

药品安全的实施由监管机构负责,如美国食品药品监督管理局(FDA)和欧洲药品管理局(EMA)。监管机构负责评估药品的安全性和疗效,并发布相关的准入规定和标准,以确保药品在市场上的安全使用。然而,患者和药品使用者也扮演着关键角色,他们应积极参与药品的正确使用和监测。这包括遵循医生或药师的建议、正确使用药品、报告任何不良反应或副作用,并咨询专业人员以获取关于药品安全的信息。

药物安全是药物治疗的第一考量,在决定应该给患者服用哪种药物方面起着重要作用。此外,考虑到利益-风险平衡的概念。我们发现:除非需要,否则应避免使用具有高风险特征的药物。药品安全从20世纪到现在经历了不同的阶段,也发生了一些悲剧,我们应该从中吸取教训,对特定的患者群体给予更多的照顾,如孕妇、儿童、老年患者。

4.24　药物安全性评价

药物安全性评价(drug safety evaluation)是一种综合的、多学科的方法,可确保开发出具有可接受安全性的药物。

1.药物安全性评价的目的

(1)保护公众健康:评价药物的安全性是为了保护患者和公众免受未知或不必要的健康风险。

(2)监管要求:各国药品监管机构要求在药物上市前、上市后进行严格的安全性评价,以符合上市许可的标准。

(3)药物研发:安全性评价是药物研发过程的一部分,有助于确定药物的适应证、剂量和给药方式。

(4)公众信任:通过科学严谨的安全性评价,可以建立和维护公众对药品和医疗体系的信任。

2.如何进行药物安全性评价

(1)体外研究:利用细胞或组织培养进行初步的毒性评估,以识别药物的潜在毒性和作用机制。

(2)体内研究:在动物模型上进行药理学和毒理学研究,评估药物的安全性剖面,包括急性毒性、慢性毒性、生殖和发育毒性、致癌性和遗传毒性等。

(3)临床试验

①第Ⅰ期:在健康志愿者中进行,主要评估药物的安全性、耐受性和药代

动力学特性。

②第Ⅱ期和Ⅲ期：在患者群体中进行，进一步评估药物的疗效和安全性，收集有关不良反应的数据。

（4）上市后监测（药物警戒）：药物上市后，通过药物警戒系统持续监测和评估药物的安全性，包括收集和分析不良事件报告，进行风险评估和管理。

（5）风险管理计划：基于药物安全性评价的结果，开发和实施风险管理计划，以最小化药物使用过程中的风险。

整个药物安全性评价过程是一个持续的、动态的过程，它从药物研发的早期阶段开始，一直延伸到药物的整个生命周期。通过这一过程，可以确保药物在为患者提供治疗益处的同时，将相关风险降到最低。

4.25　药理学和毒理学及其关联性

药理学和毒理学是研究药物作用和药物安全性的两个紧密相关的学科，它们在药物研发和临床应用中扮演着关键角色。尽管两者有着共同的研究方法和技术，但它们的关注点和目标存在明显差异。

1.药理学

药理学（pharmacology）是研究药物的科学分支，包括药物的作用、性质、用途和对生物体的影响。它包含药物如何与身体相互作用以及身体如何对这些相互作用做出反应的知识。药理学涉及药物各个方面的研究，如药物的化学成分、作用机制、治疗用途，旨在了解药物如何在分子、细胞和生理水平上发挥作用。药理学在药物开发中评估药物的有效性和安全性（比如安全药理学）。药理学还研究药代动力学，即药物在体内的吸收、分布、代谢和排泄。这些知识有助于确定最佳剂量、药物相互作用以及与药物使用相关的潜在风险。

2.毒理学

毒理学（toxicology）是一门与生物学、化学、药理学和医学交叉的科学学科，但是它着重研究化学物质对生物体的不利影响及诊断，以及治疗毒素和毒物暴露的实践。毒理学的主要目标是了解和表征化学品的毒性作用并评估其潜在危害。它涉及研究体内有毒物质的吸收、分布、代谢和消除（ADME）及其与生物系统的相互作用。毒理学家不仅研究有毒物质对不同器官、组织和细胞的影响，以及对生理过程和整体健康的影响，还探索了物质的剂量与其毒性作用之间的关系，旨在建立剂量反应关系。剂量与其对暴露生物体的影响之间的关系在毒理学中具有重要意义。影响化学毒性的因素包括剂量、接触持续时间（无论是急性还是慢性）、接触途径、物种、年龄、性别和环境。

3.药理学和毒理学的关联性

药理学和毒理学在某种程度上有一定的关联，因为它们均涉及化学物质对生物体的影响，尤其是对药物和毒物的研究。药理学和毒理学都关注化学物质与生物体之间的相互作用和效应，但它们侧重点和研究目标有所不同。药理学和毒理学之间的关联还在于它们共享某些研究方法和技术，例如体外和体内实验、动物模型和细胞培养等。此外，在评估药物的安全性时，药理学的原理和方法也会被应用于毒理学。比如安全药理实验就兼用了药理学和毒理学的知识、方法和数据，对于药物研发和临床药物使用的安全性评估至关重要。尽管药理学和毒理学有一些重叠之处，但它们的研究重点和应用领域不同。药理学更专注于理解和优化药物的作用，而毒理学更关注有害化学物质对生物体的影响。然而，两个领域的知识和研究成果互相补充，共同促进了对化学物质与生物体相互作用的全面理解。

4.26 药物毒性的概念

药物毒性（drug toxicity）是一种化学物质或特定物质混合物对生物体造成损害的程度。毒性可以指对整个生物体（如动物、细菌或植物）的影响，以及对生物体子结构如细胞（细胞毒性）或器官（肝毒性）的影响。毒理学的一个核心概念是毒物的作用是剂量依赖性的；如果摄入的剂量过大，即使是水也会导致水中毒，而即使是毒性很强的物质如蛇毒，也有一个剂量，低于该剂量

就没有可检测到的毒性作用。毒性是物种特异性的,这使得跨物种比较分析存在挑战。有关药物的毒性可由以下公式描述:

药物毒性=药物毒性作用(强度和浓度)+暴露时间+暴露对象的易感性(如药物引起的免疫超敏反应)。

4.27　药物警戒

WHO定义药物警戒(pharmacovigilance)为与检测、评估、理解和预防不良反应或任何其他药物/疫苗相关问题有关的科学活动。所有药物和疫苗在获准使用前都通过临床试验对安全性和有效性进行严格测试。然而,临床试验过程涉及在相对较少的选定个体中在短时间内研究这些产品。某些副作用只有在异质人群(包括其他并发症患者)长期使用这些产品后才会出现。药物警戒涉及在药物的整个生命周期(从上市前临床试验到上市后监测)中对药物的安全性和有效性进行持续监测和评估。

药物警戒的主要目标是通过识别和评估药物在现实世界中使用的风险和益处来促进患者安全。它涉及收集、分析和解释来自医疗保健专业人员、患者和其他来源的数据,以检测和评估任何药物不良反应(adverse drug reaction, ADR)或药物的意外影响。

1.药物警戒的关键组成部分

(1)不良事件报告:收集和记录医疗专业人员、患者或药品公司报告的有关药物不良反应的信息。

(2)信号检测:使用统计方法和分析技术从数据中识别可能的药物安全问题(信号)。

(3)风险评估和管理:对识别的风险进行评估,并制定策略以减轻或管理这些风险。

(4)信息传播:将关于药物安全性的重要信息传达给医疗专业人员和公众,包括标签更改、警告和使用建议。

2.数据来源

（1）自发报告系统:医疗专业人员和患者可以自发报告不良反应。

（2）研究和临床试验:从研究和临床试验中获得的数据也被用于药物安全性评估。

（3）文献和媒体:来自科学文献和媒体报道的信息也可被用作药物警戒数据来源。

3.挑战

（1）报告的不完整性:不良反应的不完整报告是一个主要挑战,可能导致对药物风险的评估不准确。

（2）数据解释:从大量的不良事件报告中区分哪些是真正由药物引起的,哪些是偶然事件或其他原因引起的,需要细致和专业的分析。

（3）国际合作:药物警戒是一个全球性的活动,需要跨国界的合作和信息共享。WHO的药物警戒全球监测计划和国际药物警戒合作中心（Uppsala Monitoring Centre,UMC）等机构,在全球范围内促进了药物警戒活动的协调和信息交流。

药物警戒是一个关键的公共卫生实践,它通过持续监测和评估药物安全性信息来保护患者,确保药物的使用尽可能安全和有效。

4.28　药物的副作用

药物的副作用（side effect）是指在使用药物期间可能出现的不良反应或不希望出现的额外效果。通常是与药物的治疗效果同时出现的,因为药物在人体内会与许多生物化学过程相互作用。与药物不良反应不同,药物的副作用不一定都与药物本身有关。药物的副作用可以是轻微的,如头痛、恶心或疲劳,也可以是严重的,如过敏反应、心律失常或器官损伤。

1.常见的药物局部副作用

（1）皮肤反应：使用外用药物时最常见的局部副作用是皮肤反应，如红肿、瘙痒、皮疹、干燥或脱皮。

（2）烧灼感或刺痛：某些药物可能引起局部烧灼感或刺痛，特别是一些外用局部麻醉药物或刺激性药物。

（3）局部溶解或腐蚀：某些强酸或强碱性药物，如一些皮肤修复剂或去角质剂，可能导致局部组织溶解或腐蚀。

（4）局部过敏反应（往往是非对称性的）：有时药物成分或添加剂可能引起局部过敏反应，如荨麻疹、红肿或水疱。

（5）局部刺激性效应：一些药物可能引起局部刺激，如刺激性眼药水可能导致眼睛发红或痛感。

2.常见的药物全身副作用

（1）消化系统问题：如恶心、呕吐、腹泻或便秘。

（2）过敏反应（往往是对称性的）：如皮疹、荨麻疹、瘙痒或呼吸困难。

（3）神经系统：如头痛、头晕、嗜睡或失眠。

（4）心血管系统：如心悸、血压升高或心律失常。

（5）免疫系统问题：如免疫抑制或免疫过度反应。

（6）肝脏或肾脏损伤：某些药物可能对这些器官产生负面影响。

（7）血液系统：如凝血问题或贫血。

副作用的严重程度因药物种类、个体差异和用药剂量而异。并非每个人都会经历相同的副作用，而且有些人可能对某些药物更容易产生副作用。

大多数副作用是可以预测的，并且在每种药物的说明书都有提及。然而，问题是有些药物的副作用以前并不为人所知或未被上报。

4.29　药物不良反应

药物不良反应（ADR）指的是因使用药物而产生的不良、不舒服或危险的影响。ADR的一个常见的例子便是"糖尿病药物二甲双胍引起的乳酸性酸中毒"。大多数ADR与剂量有关；其他人则过敏或异质。剂量相关的ADR通常是可以预测的；与剂量无关的ADR通常是不可预测的。

（1）当药物的治疗指数较窄时（如口服抗凝药引起的出血），剂量相关的ADR尤其值得关注。ADR可能是由于肾功能或肝功能受损患者的药物清除率降低或药物相互作用所致。

（2）过敏性ADR与剂量无关，需要事先接触。当药物充当抗原或过敏原时，就会出现过敏。患者被致敏后，随后接触药物会产生几种不同类型的过敏反应中的一种。临床病史和适当的皮肤试验有时可以帮助预测过敏性ADR。

（3）异质性ADR是非剂量相关或过敏的意外ADR。它们发生在一小部分服用药物的患者中。异质性是一个不精确的术语，已被定义为遗传决定的对药物的异常反应，但并非所有异质性反应都有药物遗传学原因。随着ADR的具体机制为人所知，该术语可能会过时。

4.30　不良事件和药物不良反应

1.不良事件和药物不良反应是两个不同的概念

（1）不良事件（adverse event，AE）：指在正常用药的情况下，除了预期的治疗作用外，药物可能产生的任何有害和无意的反应。

（2）药物不良反应（ADR）：指药物在正常用量下产生的预期治疗作用以外的、有害和无意的反应。

例如，一位患者服用了一种降压药来治疗高血压。如果这位患者在服药后出现头晕，这就是一个副作用。头晕可能是这种药物的一个常见副作用，也可能是其他原因(如脱水、低血糖等)导致的。

但是,如果我们可以确定这种头晕是直接由这种降压药引起的,而不是其他原因,那么我们就可以称为药物不良反应。

2.药物不良反应

药物不良反应(ADR)是 AE 的一种类型。但是,ADR 是发生在适当使用药物的情况下直接由药物引起的不良事件,故名"药物不良反应",而药物与一般不良事件之间的因果关系可能不确定。AE 也可能与医疗程序(medical procedure)有关。比如一位参加临床药物试验的志愿者在到医院的路上摔倒了,虽然与受试药物没有直接关系,但是与参加该临床试验医疗程序(medical procedure)有关。不良事件和药物不良反应之间的区别还包括 ADR 一般是有害的(harmful),但 AE 可能有益也可能有害。最有名的一个例子就是伟哥 [Viagra,通用名:西地那非(Sildenafil)]。西地那非最初是作为治疗高血压和心绞痛(胸痛)的药物开发的。然而,在临床试验期间,发现它有一个意想不到的副作用 [通过抑制环磷酸鸟苷(cGMP)特异性磷酸二酯酶5(PDE5)引起平滑肌松弛和血管舒张,增加血液流入阴茎的海绵状勃起组织],导致它的替代用途:治疗勃起功能障碍(ED)。此外,一旦发现 ADR,通常应向相关卫生当局加急报告(expedited report),而且通常会触发相关药物安全信息的药物标签变更,同时与医疗保健提供者和患者的相关药物安全信息进行及时沟通等。

这些例子说明,AE 是一个更广泛的概念,包括所有在服药后出现的有害和无意的反应,不一定都与药物本身有关。而 ADR 是 AE 的一个子集,指可以确定是由药物直接引起的反应。

4.31　常用处方药、疫苗、医疗器械和健康消费品的常见副作用

在我们的工作和生活中,有时候我们可能会忽略或错过一些迹象或信号,直到我们有相关的知识储备、被他人告知或再自学为止,我们才能感知到

自身或事物的变化。这是因为我们的认知和理解受到我们已有的知识和经验的局限和影响。换句话说,我们常常只能看到我们所了解的事物,正所谓"We can see what we know(知之为知之)"。许多药物在治疗疾病的同时,也会产生一些副作用,而且某些抗抑郁药物可能会引起嗜睡、食欲增加或性功能障碍等副作用。这些副作用可能会影响患者的日常生活和心理健康。另外,某些抗生素可能会引起过敏反应。尽管抗生素在治疗细菌感染方面非常有效,但个别人可能对某些抗生素过敏。这些过敏反应可能表现为皮疹、呼吸困难甚至严重的过敏反应(如过敏性休克)。另一个例子是糖尿病患者使用胰岛素。胰岛素是控制血糖的关键药物,但它也可能引起低血糖(血糖过低)的副作用。低血糖症状包括头晕、出汗、心悸等,如果不及时处理,可能会危及生命。因此,当作为药物的终结使用者(end user),患者了解到这些副作用,并与医生进行充分沟通后,他们可以更好地应对和管理药物的不良反应。

1.处方药常见的副作用

处方药常见的副作用包括腹泻,头晕,嗜睡,疲劳,心脏问题(心悸、心律失常),荨麻疹,恶心呕吐,皮疹,胃部不适。

2.疫苗常见的副作用

(1)局部反应:注射部位可能出现红肿、疼痛或硬结。

(2)全身反应:发热,疲劳感,肌肉疼痛,头痛,恶心或胃部不适,发冷,关节疼痛。

3.医疗设备的轻微副作用和并发症

(1)轻微副作用:手术部位周围有瘀伤,轻度过敏或其他反应,轻微感染,麻木,疼痛,发红,肿胀。

(2)严重并发症:死亡,设备损坏或故障,设备迁移,感染,器官损伤,穿孔,修复手术。

4.健康消费品的严重副作用

除药品和医疗器械外,健康消费品(consumer health products)如滑石粉和电子烟也可能带来健康风险,部分严重者可导致死亡。

(1)滑石粉的副作用:常用于婴儿爽身粉、化妆品等,但吸入可能引发滑石肺病,对婴儿致命。成人使用也有健康风险,如可能含有致癌的石棉。研究显示,生殖器使用与卵巢癌相关,世界卫生组织将其生殖器使用归类为潜在致癌物,含石棉者为已知致癌物。

(2)电子烟的副作用:常见的副作用包括口干、眼干等,严重副作用涉及肺部问题,如电子烟或电子烟产品使用相关肺损伤、闭塞性细支气管炎伴机化性肺炎(BOOP)和闭塞性细支气管炎(爆米花肺),可能导致住院或死亡。其他严重风险包括癫痫、尼古丁中毒、脑卒中和心脏问题。

4.32　生物制剂常见的不良反应

生物制剂是一类由生物技术生产的药物,通常使用活细胞、细胞培养、基因工程等技术制造,包括蛋白质药物、生物类似物、抗体药物等。这些药物通常用于治疗临床上较为复杂的疾病,如癌症、自身免疫性疾病等。

与生物药物相关的常见不良反应包括恶心、头痛、感染风险增加,尤其是上呼吸道感染(URTI)和尿路感染(UTI),重新激活以前的感染,如肺结核和乙型肝炎(因此应在生物药物之前和之后进行血液检查)、过敏反应(症状包括呼吸急促、发热或发冷、胸痛或胸闷、高血压或低血压、发红、眼睛发痒或嘴唇发痒或静脉输液处发红、发痒、温暖和触感柔软,以及注射时可能出现全身皮疹),经常伴随自身免疫性疾病的疲劳,以及其他不太常见的、可能发生的中枢神经系统反应症状是突然的视力问题或任何新的麻木或刺痛感。心脏问题可能包括心力衰竭恶化或突然发作。狼疮样综合征是服用生物制品药时可能发生的另一种免疫疾病。如果你的面部和手臂开始出现皮疹,在暴露在阳光下时会变得更糟,并且你有新的关节和身体疼痛,这可能是狼疮样综合征的征兆。

4.33 抗癌化疗药物常见的不良药物反应 及其处理

抗癌化疗药物可能无法避免初级治疗的不良反应(因为化疗需要杀死癌细胞,所以对健康细胞也会产生协同损伤作用);可能需要达到更高的剂量才能获得所需的治疗益处;可能无法急性停止/改变主要治疗,因为有效的化疗通常需要多个疗程。常见的ADR包括恶心呕吐、腹泻、脱发、骨髓抑制(造血功能减退)、疲劳、皮肤炎症等。

这些反应可能因药物种类和个体差异而异。针对抗癌化疗药物的不良反应,可以采取以下方法进行治疗,但原则上是维持治疗并允许增加所需的剂量以最大限度地提高疗效潜力。

1.抗恶心呕吐

医生可能会开具抗恶心药物,如5-HT3受体拮抗剂金刚烷胺(口服或静脉注射),来减轻恶心和呕吐。在使用金刚烷胺时,需要注意患者的肝、肾功能,以及可能的药物相互作用。前列腺素抑制剂可以用来预防胃溃疡。

2.腹泻

保持充足的水分摄入,避免食用刺激性食物,医生可能会建议服用止泻药物。

3.脱发

保持温和的头皮清洁,避免使用热水和强力梳子,戴帽子或头巾保护头皮。

4.骨髓抑制

这可能导致白细胞、红细胞和血小板减少。医生会定期监测血细胞计数,必要时可能会进行输血或使用生长因子来刺激造血。

5.疲劳

适度的体育锻炼、充足的睡眠和营养有助于缓解疲劳感。晚期癌症患者可能处于较差的健康状况,需要强有力的支持治疗。

6.皮肤反应

使用温和的皮肤护理产品,避免暴露于强阳光下,医生会开具局部药膏来缓解炎症。

4.34　细菌的耐药性

细菌对抗生素的耐药性是当细菌变得对一个或多个抗生素不再敏感的现象,这意味着这些抗生素无法再有效地杀死或抑制这些细菌的生长。耐药性的发展是一个自然的进化过程,但人类的活动,特别是抗生素的过度使用和滥用,已经大大加速了这一过程。以下是关于细菌耐药性的一些关键点。

1.发生机制

(1)基因变异:细菌通过随机基因变异自然产生耐药性。某些变异使细菌能够抵抗特定抗生素的作用。

(2)基因水平转移:细菌间可以通过转导、转化或接合等方式传递耐药性基因,这使得耐药性可以在不同的细菌种群间迅速传播。

2.加速因素

(1)抗生素的过度使用和滥用:在医疗保健、兽医、农业等领域的不适当使用抗生素促进了耐药性的发展。

(2)不完全的治疗疗程:未按照医嘱完成抗生素疗程会留下一些最能抵抗药物的细菌,导致它们繁殖和传播。

(3)全球化和国际旅行:耐药性细菌可以通过国际旅行者传播到全世界。

3.后果

(1)治疗失败:耐药性导致常见感染(如肺炎、尿路感染、性传播感染等)和一些严重疾病(如结核病、HIV/AIDS等)的治疗变得更加困难、成本更高、持续时间更长。

(2)增加医疗成本:耐药性的增加需要使用更昂贵的或效果不确定的替代治疗方案,增加了医疗保健系统的负担。

(3)死亡率增加:耐药性的增加导致治疗某些感染性疾病的有效选项减少,进而可能导致死亡率上升。

4.应对措施

(1)合理使用抗生素:仅在医生指导下使用抗生素,并严格遵守处方。

(2)完整疗程:按照医嘱完成整个抗生素疗程,即使感觉好转也不中断治疗。

(3)监测和监控:加强对抗生素使用和耐药性趋势的监测,以指导政策和实践。

(4)新药物开发:投资研发新的抗生素和替代疗法来对抗耐药性细菌。

(5)感染控制:在医院和医疗机构实施严格的感染控制措施,以防止耐药性细菌的传播,比如病房内/之间交叉感染。

4.35 病毒如何逃避疫苗诱导的免疫防御

细菌对抗生素的耐药性是一个物种自然的进化过程。病毒逃避疫苗诱导的免疫防御也是通过一系列复杂的机制实现这一过程的,这些机制使得病毒能够绕过人体的免疫响应继续感染宿主。以下是一些关键的逃避机制。

1.基因变异

(1)点突变:病毒复制时发生的小的基因变异(如流感病毒和新冠病毒)可以改变其表面蛋白的氨基酸序列,导致抗体无法有效识别和中和病毒。新型冠状病毒(SARS-CoV-2)已经发生了多次变异,其中一些变种对一些疫苗的效力产生了负性影响。

(2)重组和重排:某些病毒(如HIV)能够通过基因重组和重排产生新的病毒株,这些新的病毒株可能不再被先前的免疫响应识别。

2.抗原漂移和抗原转移

(1)抗原漂移:指病毒表面抗原(如流感病毒的血凝素和神经氨酸酶)发生逐渐的小变化,导致免疫系统难以识别新的病毒变种。

(2)抗原转移:指的是病毒通过较大的基因变化,如交换遗传物质,产生具有显著不同抗原特性的新病毒株,使得先前的疫苗或免疫保护失效。

3.免疫逃避

(1)抑制免疫响应:一些病毒能够直接干扰宿主的免疫应答,例如通过抑制抗原呈递、破坏免疫细胞或干扰免疫信号通路。

(2)隐藏:病毒可能在宿主体内的特定细胞或组织中潜伏,使得免疫系统难以发现和清除它们(如HIV在CD4+T细胞中的潜伏)。

4.利用宿主因子

(1)逃避中和抗体:通过变化表面蛋白以减少抗体的结合位点,病毒可以逃避中和抗体的识别。

(2)模仿宿主分子:一些病毒能够模仿宿主的分子,使免疫系统难以将其与正常细胞区分开来。

5.群体免疫水平下降

如果足够多的人未接种疫苗,或者免疫覆盖率低,病毒有机会在人群中传播和变异。这种情况可能导致病毒在未来逃避疫苗诱导的免疫,因为病毒可以在非免疫人群中繁殖并进化。为了减少这种情况,需要推广疫苗接种,以提高免疫覆盖率,阻止病毒的传播。

病毒的这些逃避机制表明,为了保持疫苗的有效性,需要定期监测病毒变异,并根据这些变异更新疫苗的设计。例如,流感疫苗就需要几乎每年都更新,以包含最近流行的病毒株。对于快速变异的病毒,如HIV和SARS-CoV-2,开发能够针对病毒共有且不易变异部分的疫苗是一个重要的研究方向。

4.36　药物依赖和药物滥用

药物依赖(drug dependence)和药物滥用(drug abuse)是两个不同但相关联的概念,在医学和社会层面上都有重要的意义。理解它们之间的区别和联系对于识别、治疗和预防药物相关问题至关重要。

1.药物依赖

药物依赖指的是个体在生理或心理上对某种药物产生了强烈的需要,以至于停止使用会引起不适的撤药症状。依赖可以分为以下两个主要类型。

(1)生理依赖:长期使用某些药物后,身体适应了药物的存在,突然停止或减少使用量会引起身体上的撤药反应。如长期使用安眠药(如佐匹克隆Zopiclone)导致的生理和心理依赖,停止使用会引起不适的撤药症状。

(2)心理依赖:个体强烈渴望药物所带来的心理效应,如愉悦感,即使药物使用导致了负面的社会、健康或职业后果。

2.药物滥用

药物滥用指的是药物的使用方式不符合医疗指导或社会规范,通常指的是为了获取药物的心理效应而非治疗目的而使用药物。滥用药物可能导致健康问题、社会问题和法律问题。例如,非医疗目的使用氯胺酮(Ketamine)以寻求快感。

3.关联性

(1)从滥用到依赖:虽然并非所有滥用药物的人都会发展成药物依赖,但药物滥用是导致药物依赖的常见途径。长期或反复滥用某些药物(尤其是具有成瘾性的药物)可以导致身体和心理上的依赖。

(2)共同基础:药物滥用和药物依赖通常有共同的生物学、心理学和社会学因素,如遗传易感性、心理健康问题、社会和环境压力等。

（3）治疗考虑:理解个体可能同时存在药物滥用和依赖的问题对于制订有效的治疗方案至关重要。治疗通常需要综合方法,包括药物治疗、心理社会支持和行为干预。

4.区分的重要性

尽管药物滥用和药物依赖在临床上常常相互交织,但在处理这两个问题时,区分它们对于选择合适的干预措施非常重要。例如,药物依赖可能需要医疗干预来管理撤药症状和减少复发风险,而药物滥用的干预更多侧重于行为改变和解决可能导致滥用的底层问题。

5.药物依赖的发生率

药物依赖的发生率因不同类型的药物而异。一些药物,如阿片类药物和镇静类药物,具有较高的依赖性。根据WHO的数据,全球有数百万人依赖吗啡、海洛因和其他类阿片类药物。此外,一些处方药,如阿片类镇痛药和苯二氮䓬类药物,也有潜在的依赖性。

6.容易产生依赖的药物

（1）镇痛药:阿片类（如吗啡）和非阿片类（如氯丙嗪）,因强烈镇痛效果及欣快感易导致依赖。

（2）镇静药和催眠药:用于焦虑和失眠,如苯二氮䓬类（如地西泮）和非苯二氮䓬类药物,长期使用可能导致依赖。

（3）兴奋剂:如可卡因和甲基苯丙胺,因产生兴奋和欣快感易引发依赖。

（4）镇痛药和止咳药:含阿片类成分,滥用可能导致依赖。

（5）安眠药:特别是苯二氮䓬类药物,长期滥用易导致依赖。

7.易产生药物依赖的人群

（1）个人因素:遗传倾向、精神健康问题、情绪不稳定者更易依赖药物。

（2）家庭环境:成长于有药物滥用问题的家庭,缺乏支持和指导的个体更易发展药物依赖。

(3)社会因素:药物滥用行为的朋友圈和药物易获得的环境增加依赖风险。

(4)压力和创伤:高压力和创伤经历者可能将药物作为应对机制,增加依赖风险。

(5)药物使用方式:长期、频繁、超剂量或非法使用药物会增加依赖风险。

需要指出的是,这些潜在风险因素并不意味着一个人一定会发展药物依赖,而是在某种程度上增加了他们发展依赖的可能性。每个人的情况都是独特的,个体差异也很大。因此,对于任何人而言,遵循健康的用药指导和寻求专业支持是重要的,以减少药物依赖的风险。

4.37　用药错误

WHO定义用药错误(medication error)是在照顾患者的过程中,与药物处方、分发、处方、调剂、准备、服用或监测等相关的可预防的错误事件。这种错误可以发生在患者或医疗保健提供者的任何阶段,不论是否给患者带来伤害。

用药错误可能发生在整个用药系统中。例如,在开药方时,在将信息输入计算机系统时,在准备或分发药物时,或在患者服用药物时。FDA每年收到超过100000份与疑似用药错误相关的美国报告。

以下是用药错误的常见类型:错误处方,遗漏服药,时机不当,未经授权的药物,剂量不当,错误的剂量配方/错误的剂量准备,药物的不当监测。

错误用药引起的不良药物事件是所有护理环境中最常见的可预防不良事件之一,这主要是因为处方药和非处方药的广泛使用。美国近1/3的成人服用5种或更多药物。每年此类不良事件导致近70万次急诊就诊和10万次住院治疗。错误用药引起的不良事件的危险因素包括:特定的患者,特别是老年患者特别容易多重用药,服用超过临床必需的药物。儿科患者的风险更高,尤其是在住院时,因为许多儿童药物必须根据他们的体重服用。研究表明,看护者(包括患病儿童的父母)和患者自己都会以惊人的高频率犯下用药错误。其他特定患者的风险因素包括有限的健康知识和计算能力(使用算术运算进行日常任务的能力）。大多数不良药物反应是由常用药物引起的。这些药物包括抗糖尿病药物（如胰岛素）、口服抗凝药物（如华法林）、抗血小板药物（如阿司匹林和氯吡格雷）和阿片类镇痛药物,这4种药物共占老年医保患者药物不良反应急诊就诊的50%以上。与其关注使用潜在不合适的药物,不如更注重安全开具那些有用但风险较高的药物,这样可以更有效地减少老年患者的药物不良反应。

4.38　浅谈过度医疗

1.过度医疗的定义

过度医疗指的是在缺乏适当医疗依据的情况下,为患者提供不必要的医疗服务,包括过度诊断、过度治疗和过度检查。这些行为不但不会为患者带来任何益处,反而可能导致不必要的经济负担、增加患者受伤害的风险,以及浪费医疗资源。

2.常见的过度医疗事例

（1）不必要的放射线检查,如频繁的X线检查或CT扫描。

（2）过度开具处方药包括输液,如不合理的抗生素使用或长期使用某些药物。

（3）不必要的手术,如不必要的鼻窦手术或膝关节手术、心脏冠状动脉支架置入术等。

（4）过度诊断,如将正常变化误诊为疾病,或将低风险疾病过度标记为高风险疾病。

（5）癌症的非针对性治疗。

（6）过度住院等。

3.过度医疗产生的负面影响

（1）增加风险:不必要的检查、手术或药物治疗可能引发感染、药物反应和手术并发症等额外风险，甚至可能导致严重不良事件。

（2）误导和虚假诊断：过度医疗可能导致误诊或过度诊断，使患者接受错误的治疗，增加心理压力，延误真正问题的正确诊断和治疗。

（3）心理情绪影响：不必要的医疗程序可能导致患者焦虑、担忧，增加心理负担，降低生活质量，引发医疗焦虑和消极医疗体验。

（4）耗费医疗资源：医疗资源被不必要的治疗过度使用，可能导致真正需要治疗的患者无法及时获得适当医疗护理，恶化疾病状况和治疗结果。

4.预防和减少过度医疗的发生

（1）健康教育普及：提高公众对健康和疾病的认知，通过教育减少不必要的医疗干预。

（2）科学临床指南：推广临床指南和共识意见，指导医生基于最新证据进行诊疗。

（3）医学教育强调预防：强化预防医学和循证医学在医学教育中的培训，提升医生的决策能力。

（4）加强医患沟通：通过良好的沟通理解患者需求，共同制订个体化治疗方案。

（5）调整医疗保险支付：修改保险和支付机制，鼓励质量而非数量导向的医疗服务。

（6）利用医疗信息技术：应用电子病历和数据分析工具，支持决策，减少不必要检查。

（7）审查监督机制：建立机制，监测医疗实践质量，识别和减少过度医疗。

（8）患者教育与知情同意：加强患者教育，确保他们理解治疗方案，避免不必要的干预。

（9）政策和法规支持：制定政策和法规，规范医疗行为，确保医疗服务符合伦理和质量标准。

4.39 当心药物间相互作用

1.药物间相互作用的概念

药物间相互作用(drug-drug interactions,DDI)指的是在体内同时应用两种或更多药物时,其中一种药物对另一种药物的吸收、分布、代谢或排泄产生影响,导致药物的药效、毒性或不良反应发生变化。DDI深刻影响着药物治疗的效果和安全性。另外,DDI可能增加不良反应(ADR)的风险,甚至引发严重的不良事件。

2.DDI示例

假设患者同时正在接受利尿剂氢氯噻嗪(药物A)和选择性5-羟色胺再摄取抑制剂帕罗西汀(药物B)。氢氯噻嗪是一种用于降低血压的药物,而帕罗西汀是一种抗抑郁药物。在这个示例中,氢氯噻嗪通过促使尿液排泄来减少体内的盐分和水分,从而降低血压。然而,帕罗西汀可能通过抑制氢氯噻嗪在肾脏中的代谢酶的活性,影响了氢氯噻嗪的代谢。结果,氢氯噻嗪在体内的药物浓度增加,其降压效应可能加强。于是,这种药物相互作用可能带来不良反应的风险。由于氢氯噻嗪的药效增强,患者可能会出现血压过低的不良反应,如头晕、昏厥甚至心脏问题。因此,在患者同时接受氢氯噻嗪和帕罗西汀时,医生需要特别关注患者的血压,以避免不良事件的发生。

3.如何避免DDI引发的药物不良反应

(1)详细药物历史记录:在开展新药治疗之前,医生需要详细了解患者正在使用的所有药物,包括处方药、非处方药和补充剂。这有助于识别潜在的DDI风险。

(2)药物选择:在可能的情况下,避免同时使用具有潜在DDI风险的药物。选择药物时需考虑药物代谢途径、酶的诱导或抑制效应等。

(3)药物监测:在开展药物治疗期间,应定期监测患者的药物浓度和临床反应。药物浓度监测可以帮助识别药物浓度异常增高或降低的情况。

（4）个体化剂量：根据患者的个体特征和药物代谢情况，制订个体化的药物剂量，以减少DDI风险。

4.如何处理DDI引发的ADR

（1）剂量调整：如果发现ADR与DDI有关，考虑调整药物剂量以减少不良反应的严重程度。有时，降低剂量可以减少DDI的影响。

（2）暂停或更换药物：如果DDI引发的ADR严重，可能需要暂停其中一个药物或更换另一种没有DDI风险的药物。

（3）监测和调整：密切监测患者的临床状态和药物浓度。根据需要，调整药物剂量或治疗方案，以达到最佳治疗效果和最小化ADR风险。

（4）专业指导：如果处理DDI引发的ADR存在困难，应寻求医疗专业人员的建议。药师和医生可以提供针对具体情况的建议和指导。

（5）患者教育：对患者进行充分的教育，让他们了解正在使用的药物，包括潜在的DDI风险和可能的不良反应。

4.40 失眠与安眠药

古代人们就已经开始关注失眠问题，并尝试探索使用植物和其他自然物质来改善睡眠质量和缓解失眠。许多古代文化中都存在使用草药、植物提取物和鸟类的羽毛等物质来制作安眠剂的记录。例如，在古埃及时期，人们使用鸦片、大麻和水黄连等植物来帮助入睡。在古代希腊文化中，人们使用莎草根、百里香和罂粟来制作安眠药物。古罗马时期，人们使用薰衣草、马鞭草和芹菜籽等植物来促进睡眠。然而，随着时间的推移，人们开始探索更强效的安眠药物。

1.失眠的定义

失眠是一种常见的睡眠障碍，表现为难以入睡、维持睡眠或早醒，导致睡眠质量和持续时间不足。长期失眠可能对人的身心健康产生负面影响，包括日间疲劳、注意力不集中、情绪问题等。

2.安眠药的类型

(1)苯二氮䓬类(如唑泊片、氟西泮):通过增强大脑中γ-氨基丁酸的作用,产生镇静、催眠效果。

(2)非苯二氮䓬类催眠药(如扎来普隆、佐匹克隆):同样通过作用于GABA系统,但结构和苯二氮䓬类不同。

(3)褪黑激素受体激动药(如雷米尔通):模仿褪黑激素的作用,调整睡眠周期。

(4)抗抑郁药和抗组胺药:在某些情况下,也会用于治疗失眠,尤其是失眠伴随精神心理问题时。

3.安眠药的作用机制

安眠药主要通过调节大脑中的神经递质活动,降低中枢神经系统的活动水平来帮助人体放松,从而促进入睡和改善睡眠质量。

4.何时考虑使用安眠药

(1)短期应对:短期失眠,特别是因应激、情绪问题导致的失眠。

(2)长期治疗:长期或慢性失眠,当生活方式调整和非药物治疗无效时,可在医生指导下考虑使用安眠药。

5.安全使用安眠药及避免发生依赖性

(1)医生指导:严格按照医生的处方和指导使用安眠药。

(2)避免长期使用:尽量避免长期连续使用,以减少成瘾的风险。

(3)逐渐减量:停药时应逐渐减量,避免突然停药导致的撤药反应。

6.安眠药的替代方法

(1)睡眠卫生:改善睡眠环境和习惯,如保持卧室安静、舒适,规律作息。

(2)认知行为疗法(cognitive behavioral therapy):通过改变对睡眠的认知和行为来改善睡眠质量。

（3）放松技巧：如深呼吸、冥想、渐进性肌肉放松等方法，帮助身体和心理放松。

（4）物理疗法：如热水浴、按摩等，以减轻身体紧张和促进入睡。

（5）有氧运动：进行适度的有氧运动，如慢跑、快走、游泳或骑自行车等，可以提高身体的代谢率和心血管功能，帮助减轻压力和焦虑，促进更好的睡眠。有氧运动还可释放出身体内的内啡肽，这是一种天然的镇痛剂和放松剂，有助于提高睡眠质量。

（6）瑜伽和冥想：瑜伽和冥想是一种结合身体运动和呼吸调控的综合性健身活动。通过练习瑜伽和冥想，可以放松身心，减轻焦虑和紧张感，提高自我意识和情绪调节能力，从而提高睡眠质量。

安眠药在缓解失眠中有效，但需谨慎使用以避免副作用和风险，按医嘱遵循正确的剂量和时限。非药物睡眠改善策略，如规律睡眠习惯、优化睡眠环境和放松技巧，同样重要。提高睡眠质量无通用药物，需根据个人情况采取最适合的综合方法。

4.41　药物的副作用都不好吗

药物的副作用可能是意料之外的、有害的，有时却是可预期且可接受的。副作用通常带有负面含义，因为药物的副作用往往是不被期望的。然而，从另一角度看，副作用也可被视为治疗过程中的"附加效果"，其积极或消极的影响取决于特定治疗目标。事实上，许多药物展现出的效果并非其最初的预期用途，这是因为这些药物一旦进入体内就会影响全身的多个器官系统，包括循环系统、呼吸系统和神经系统。

以下是一些常见处方药物的副作用，这些副作用不仅奇特而且有益。

1.非那雄胺促进男性头发生长

非那雄胺是一种治疗良性前列腺增生（BPH）的药物，通过抑制 5α-还原酶来减少二氢睾酮（DHT）的产生，后者在促进前列腺增生和男性型脱发中发挥关键作用。在使用非那雄胺治疗BPH过程中,发现该药物还能促进头发生长。目前,非那雄胺也被用于治疗男性脱发。其作用机制可能包括增强毛囊的血液供应,刺激毛囊细胞增殖,以及调节局部激素水平。

2."伟哥"治疗勃起功能障碍

伟哥,即西地那非,是治疗勃起功能障碍(ED)的一种药物,其开发过程中的偶然发现成为现代医药研究的佳话。西地那非最初被辉瑞制药研发用于治疗心绞痛和高血压。它通过特异性阻断磷酸二酯酶5(PDE5)来放松血管中的平滑肌细胞,增加血流量以缓解心绞痛。但在早期临床实验中,研究人员意外发现,尽管西地那非对心绞痛的效果不显著,但众多男性参试者报告改善他们勃起功能的意外副作用。进一步的研究证实了其在治疗ED方面的效果,1998年,美国FDA批准其作为治疗ED的首款口服药物上市。

这些案例凸显了一个重要的药学原则:药物的副作用是相对的。这些案例还展示了,通过深入理解药物作用机制和仔细评估副作用,我们可以将挑战转化为改变治疗范式的机遇。它们强调了在药物研发过程中灵活思考的重要性,以及创新性利用潜在副作用可能带来的积极变革。

4.42　如何识别假药和过期药

假药(counterfeit drug)和过期药(expired drug)都会给我们带来健康风险。

1.假药

假药也称伪劣药品,指那些未经授权生产、销售的药品,它们可能含有错误的成分、错误的剂量,甚至完全没有活性成分。假药会对患者健康构成严重威胁,因为它们可能无效且可能含有有害物质。假药的问题在全球范围内普遍存在,特别是在监管不严和药品监管体系薄弱的国家和地区。在全球范围内,假药是一个数十亿美元的产业。根据2010年的一份报告估计,假药的全球销售额每年超过750亿美元。2008年,在多个国家发现的假冒肝素(一种抗凝血药)因含有污染成分,在美国与数十起死亡案例有关。

2.假药的特点

(1)不含有应有的有效成分。

(2)含有错误或有害成分。

(3)剂量不准确,可能过高或过低。

(4)错误或伪造的包装和标签。

3.过期药

过期药是指已超过制造商推荐的使用期限的药品。药品过期后,其安全性、有效性和品质无法得到保证。虽然某些药品在过期后短期内可能仍保持部分效力,但使用过期药品存在潜在风险,包括药效减弱和化学成分变质。

4.过期药可能带来的风险

(1)药效下降,无法达到预期的治疗效果。FDA的一项研究发现,100多种药物中的90%(包括处方药和非处方药)即使在过期后15年仍然可以安全使用,但其余10%的药效可能降低。因此有专家提议紧急情况(如战争或自然灾害)下可以考虑延长某些药物的有效期来应急。

(2)化学成分变化,一些药物可能随着时间的推移分解出有害成分。例如,抗生素四环素可能分解成导致肾损伤的化合物。

(3)安全性降低,一些过期药物存在细菌生长的风险,尤其是液体药物。

5.如何识别假冒和过期药物

(1)对于假药

①仅在合法和可靠的药房或药品供应商处购药。

②检查包装和标签的完整性,留意产品质量异常的迹象。

③警惕价格异常低廉的药品。有数据显示低于参考价的30%以上的药物更有可能是次标准或假冒的。

④从授权经销商购买:WHO建议,出售药物的网站中有多达96%是非法经营的。

⑤观察药物外观:颜色、大小、形状和味道的差异有时(但不总是)可能表示药物是假冒的。

⑥药物反应:如果药物似乎没有像以前那样起作用,或者出现意外的副作用,考虑药物的质量。

(2)对于过期药

①定期检查家中药品的有效期,并妥善处理过期药品。

②根据制造商的指导使用药品,不要使用过期药品。

③向医生或药师咨询如何安全处置过期药品。

假药和过期药的问题强调了药品采购和使用过程中质量控制的重要性。消费者应保持警惕,遵循安全使用药品的最佳实践。同时,政府和相关机构需要加强监管,打击假药市场,确保公众能够安全、有效地购买使用药品。

4.43　购买和服用非处方药的安全提示

非处方药(over the counter, OTC)是指不需要医生处方即可购买的药物。这类药品通常用于治疗轻微或常见的健康问题,如感冒、发热、头痛、肌肉痛、皮肤问题和消化道不适等。OTC的安全性和有效性通常得到了广泛认可,它们对于提供快速便捷的治疗方案非常重要。但也需要遵循一定的安全原则,以避免不必要的健康风险。以下是一些重要的安全注意事项。

1.在购买非处方药时

(1)了解成分:认真阅读标签和说明书,了解药品成分,确保不含对您有害或过敏的成分。

(2)确认用途和剂量:确认药品适用的症状或条件,以及推荐的剂量和使用频率。

(3)检查有效期:购买前检查药品的有效期,避免购买已过期的产品。

(4)避免与其他药物相互作用:如果您正在服用其他处方药或非处方药,

应了解新购买的OTC是否会与之产生不良的相互作用。

(5)选择可靠的购买渠道:在可信赖的药店或正规网站购买,避免从未经授权的渠道购买药品,以降低购买到假药的风险。

2.在服用非处方药时

(1)遵守使用指南:严格按照药品说明书或医生、药师的建议服用,不要自行增加剂量或使用频率。

(2)注意副作用:了解药品可能的副作用,并在出现任何不良反应时立即停药并咨询医生。

(3)儿童用药安全:对于儿童使用的非处方药,要特别注意剂量调整,必要时咨询医生或药师。

(4)不要长期连续使用:除非医生指导,否则不要长期连续使用同一非处方药品,特别是镇痛药、退热药和镇静药等。

(5)避免自我诊断:如果症状持续或加重,应避免自我诊断并继续使用OTC,而是应寻求医生的帮助。

3.总体原则

(1)增加药物知识:对于常用的非处方药,提高自己的用药知识和自我管理能力。

(2)谨慎使用:虽然非处方药易于获取,但仍应谨慎使用,特别是对于长期或复杂健康问题。

(3)寻求专业建议:遇到疑问或需要个性化用药建议时,及时向医生或药师寻求专业建议。如果您的症状恶化或出现副作用请就医。

4.44 老年用药的特殊性

药房里大部分批准上市的药物在临床试验中都相对缺乏老龄患者的数据(在药物标签上往往注明为信息缺失)。因此,老年人的用药安全保证多半是从成人数据推演而来。老年人在使用药物时需要格外小心。此外,因为年龄增长可能会影响身体对药物的处理方式和反应,老年人对药物的处理和反应可能会与年轻人不同。

1.老年人药代动力学

(1)药物代谢:肝脏是药物主要代谢器官,随着年龄增长,肝脏的代谢功能可能会下降。这可能导致药物在体内停留的时间增加,导致药物在体内的浓度增加,从而增加了潜在的药物副作用。

(2)药物排泄:肾脏是主要的药物排泄器官,随着年龄增长,肾脏功能也可能减弱。这可能导致药物在体内的清除速率降低,导致药物在血液中的浓度增加,增加了中毒和副作用的风险。

(3)药物分布:药物在体内的分布也可能受到年龄的影响。老年人的身体组织比例可能发生变化,导致一些药物在体内的分布情况与年轻人不同,可能会影响药物的效果和副作用。

(4)蛋白结合:一些药物在体内与蛋白质结合,形成非活动状态,只有游离态的药物才能产生药效。随着年龄的增长,蛋白质结合的情况可能会发生变化,从而影响药物的有效浓度。

(5)血流和循环:老年人的心血管功能可能下降,血流减慢,这也可能影响药物的吸收和分布。

(6)血脑屏障:药物进入大脑的血脑屏障可能会受到年龄影响,导致一些药物的效果在老年人群体中可能会有所不同。

2.老年人用药的病理生理机制

细胞凋亡和功能下降,细胞膜通透性可能受到改变,影响药物进入和离开细胞的速率,肝脏中负责药物代谢的酶的活性下降,随着年龄增长,心血管系统功能可能下降,影响药物在体内的分布和清除。

3.老年人用药的注意事项

(1)医生咨询:在开始使用任何新药物之前,老年人应该咨询医生或药剂师。医生了解老年人的健康状况和其他用药情况,可以判断药物是否适合以及可能的相互作用。

（2）剂量调整：由于老年人的肝和肾功能下降，会使药物的代谢和排泄受到影响。因此，一些药物可能需要调整剂量才能更好地适应老年人的生理状况。

（3）避免多种药物相互作用：老年人常常需要同时使用多种药物来管理不同的健康问题。因此，他们应该避免不同药物之间的相互作用。药剂师或医生可以帮助评估用药方案，以减少药物间可能的相互作用。

（4）注意副作用：老年人对药物的副作用更为敏感。在开始使用新药时，应特别注意身体的反应，如头晕、恶心、便秘、失眠等。如果出现不适，应及时告知医生。

（5）遵循用药时间表：老年人应该严格遵循医生或药剂师给定的用药时间表，确保按时服药，不要漏服或过量服用。

（6）避免自我调整药物：老年人不应该自行增加或减少药物剂量，除非得到医生的指导。自行调整药物剂量可能导致健康问题或减弱药物的疗效。

（7）注意药物适应证：老年人可能有其他潜在的健康问题，因此，使用某些药物可能不适合或存在风险。应确保所用药物适用于老年人的特定健康状况。

（8）存储药物安全：药物应妥善存放在干燥、凉爽以及儿童无法触及的地方，避免将药物暴露在阳光直射下或潮湿的环境中。

（9）定期复查：定期到医院复查，以便评估药物的疗效和适应证。如果出现新的健康问题或症状变化，也要及时与医生联系。

4.45　偏方治疗是否安全

偏方指的是基于有限的用户经验或传统知识，采用一些草药或自然材料来治疗疾病的方法。这些偏方在一些地方被广泛传承和应用，被认为是一种廉价、方便且具有传统文化特色的治疗方式。然而，我们需要认识到，用偏方治病并不一定安全可靠。近来偏方在不规范的市场经济利益驱动下，未经相关药物监管相关部门许可，通过网络推销的现象确实存在。在这种情况下，偏方的制备和销售往往没有经过科学的验证和规范的监管，存在一定的安全风险。

1.偏方导致药物中毒举例

（1）错误使用中药制剂：某些偏方可能包含有毒草药或药物成分，如果制备过程不当或使用方法错误，可能导致患者药物中毒。例如，有报道称一些未经验证的偏方使用草乌（一种中药）来治疗某些疾病。然而，草乌含有毒性成分乌头碱（aconitine）。乌头碱是一种强烈的毒素，对中枢神经系统和心血管系统有显著的毒性作用，过量摄入会引起中毒甚至死亡。

（2）不合理的草药组方：在一些偏方中，草药的组方可能没有经过科学的研究和验证，而是凭借传统经验或个人想法进行搭配。这样的组方可能导致草药之间的相互作用或药物不良反应。有报道称一些偏方将金银花和连翘一起使用可以治疗感冒和发热。然而，金银花和连翘不仅都具有清热解毒的作用，同时也具有降血压的药理作用。如果不加以科学评估和合理调配，可能会导致血压下降过快，引起头晕、虚弱等不良反应。

2.偏方的疗效缺乏科学验证

与现代医学相比，偏方的疗效往往缺乏科学的临床试验证据支持。传统知识的积累往往是基于个人经验或民间传说，缺乏严谨的科学研究和验证。因此，我们不能完全依赖偏方来治疗疾病，而应该寻求现代医学的专业建议和治疗方法。

3.使用偏方可能存在的安全风险

由于缺乏科学验证和规范的制备过程，偏方使用草药或自然材料可能导致不良反应或副作用。例如，某些草药可能含有毒性成分，过量使用或不当使用可能导致中毒或损害器官功能。另外，某些草药可能与现代药物发生相互作用，导致药物不良事件。举个例子，某些偏方可能含有与抗凝药物相互作用的成分，导致出血风险增加，危及患者的健康。

4.使用偏方可能延误治疗时机

一些严重疾病，如癌症、心脑血管疾病等，需要及时的现代医学干预和治疗。如果过分依赖偏方，可能会导致治疗时机的延误，使疾病恶化，从而增加治疗难度和风险。

我们也不排除一些偏方可能在某些情况下具有一定的辅助作用，对轻微症状或一些常见病症可能有效。但是，对于严重疾病和疑难病症，我们仍应该倚重现代医学的专业知识和科学研究，寻求医生的建议和治疗。

在治疗疾病的认知方面，我们应该注重科学和证据，保护公众的健康和安全。相关部门应加强对偏方的监管和管理，促进科学研究和实证医学的发展，为人们提供安全、有效的医疗服务。同时，公众也应提高科学健康意识，正确对待偏方，避免盲目跟从和风险行为，确保自身的健康和安全。

4.46 试说"以脏补脏"和
"以形补形"的科学依据

在鲁迅先生1919年5月发表的小说《药》中，通过"人血馒头"这一象征性事物，揭示了当时社会的道德沦丧和人性扭曲，以及对当时国民迷信无知的讽刺。小说背景设定在1907年由秋瑾、徐锡麟领导的浙皖起义中，革命者流血牺牲却未被群众理解。故事中，革命者的鲜血被无知迷信之人制成"人血馒头"以治疗痨病，因为肺结核晚期往往伴有咯血症状，存在"以血补血"的错误观念。"吃什么补什么"，如"以脏补脏"和"以形补形"，是中医食疗中的一种说法，意指食用与人体某器官形状相似或功能相关的食物，可对该部位有益。例如，吃核桃利于大脑健康，吃百合能补肺，男性食用海参可壮阳，女性食用木瓜有助于丰胸等。

然而，"吃什么补什么"并非所有传统说法都有科学依据。现代科学研究发现，某些食疗观念中的确有合理之处，如核桃富含多不饱和脂肪酸，对大脑发育有益，肝脏中的维生素A有助于预防夜盲症等，说明均衡的饮食和合理的营养摄入对身体健康至关重要。不同食物提供不同的营养物质，适当搭配可以满足身体需求。

尽管如此，我们也应认识到，并非所有食疗观念都被现代科学所支持。有些观点可能仅基于人们的经验观察而无科学根据。随着营养科学的发展，我们已有更丰富的营养知识和科学研究成果,应通过科学方法获取均衡营养。

因此,根据个人身体状况、喜好和营养需求选择食物,避免过分依赖某种食物的特定功效,是保持健康的理智方式。

4.47　罕见病和孤儿药

1.罕见病

与其他常见病相比,罕见病是一种影响相对较少人群健康状况的疾病。在各国提出的大多数罕见病定义中,考虑了国家人口、要求和政策,为这些疾病分配了特定的患病率门槛。WHO建议,将患病率少于每1万人6.5～10人定义为罕见病。在欧盟,这一定义是每1万人少于5人(或每2000人中有1人)。多数国家已将欧盟的定义作为其罕见病的国家战略。除了疾病患病率外,识别这些疾病还考虑了其他罕见病常见的标准。例如,这些疾病是慢性的、进行性的、威胁生命的、引起身体组织退化并导致残疾的,对于其中大多数疾病没有治愈和有效的治疗方法。这些疾病在80%的病例中具有遗传起源,50%~70%的患者为儿童,30%的患者在5岁之前去世。到目前为止,已经确认了5000~7000种罕见病,并且定期报告新的罕见病。大多数已知疾病被分类为几个主要组别,包括代谢紊乱、神经肌肉疾病、血液疾病、心血管和呼吸系统疾病、自身免疫疾病、皮肤疾病和罕见肿瘤。

2.世界上有多少种罕见病

根据Wakap等于2020年发表的一项关于罕见病的研究,全球有6172种独特的罕见病。在这6172种独特的罕见病中,81.3%(n=5018)例描述了发病年龄,其中,69.9%(3510种罕见病)仅在儿童时期发病;11.9%(600种罕见病)仅在成年时期发病;18.2%(908种罕见病)发病时间横跨儿童和成人群体。

基于欧洲罕见癌症监测(RARECARE)项目欧洲人群为基础的罕见癌症登记数据的估计,仅在欧盟就有430万人被诊断患有罕见癌症,这一数字占欧盟所有癌症诊断的24%。

在全球范围内,罕见病影响着 3.5%~5.9% 的人口。这意味着全球范围内有 2.63 亿~4.46 亿人患有罕见病。

3.相对常见的罕见病

相对常见的罕见病有埃勒斯-丹洛斯综合征(EDS),镰状细胞病,囊性纤维化,进行性假肥大性肌营养不良(DMD),血友病。

不同的罕见病在症状、起因和影响方面是多样的,有些是遗传的,而其他一些没有遗传原因。而其他一些是基因产生的新变化引起的。

4.孤儿药

用于治疗罕见病的药物通常被称为孤儿药。由于市场相对较小,研发罕见病药物的成本较高,因此一些国家为了鼓励药企开发罕见病治疗药物,提供了一些法规和政策支持,如缩短专利保护期、提供税收优惠等。

罕见病领域由于孤儿药的发展其未来趋势令人期待。随着医学科技的不断进步,对于罕见病的认知和研究也在增加,这将为疾病的诊断和治疗带来新的机遇。孤儿药的研发和批准将进一步推动针对罕见病的治疗选择增加,为患者提供更多个体化和有效的疗法。然而,由于罕见病市场相对较小,药物研发仍可能面临挑战。随着国际合作的加强和政策的支持,我们可以期待在未来看到更多针对罕见病的创新治疗方法和孤儿药的出现。

4.48　生活中10种免费的"良物"

在日常生活中,存在许多免费且对身心健康有益的"良物"。它们简单易行,却能带来立竿见影的健康效益。

(1)运动:提高体质、增强免疫力,还能改善心情和睡眠质量。

(2)睡眠:充足的睡眠对恢复体力、提高记忆力和情绪管理至关重要。

(3)节食:促进体重管理,减少患心脏病、糖尿病等慢性疾病的风险。通过控制食量,提高新陈代谢。

(4)饮水:充分补水对维持身体功能和促进新陈代谢至关重要。

（5）阳光：促进身体产生维生素D，有助于骨骼健康和情绪调节。

（6）乐观：保持积极乐观的心态，减少压力和焦虑，提升生活质量。

（7）微笑：不仅能提升自己的心情，还能正面影响周围的人。

（8）大度：适当放宽对自己和他人的苛求，减轻心理负担，享受生活。

（9）赞美别人：增强人际关系，同时也提升自我价值感和满足感。

（10）冷静：在面对压力和冲突时保持冷静，有助于做出更理智的决策，减少冲动行为的负面影响。

这些简单的生活习惯，如同天然药物，不仅无须成本，还能在日常生活中轻松实践，为我们的身心健康带来积极影响。通过积极地调整生活方式和态度，我们能够有效地提升生活质量和幸福感。

参考文献

[1] 中国医疗保险.如何确定谈判药品的合理价格?[R].2023-08-10.

[2] 侯静.中国2009年人均输液约达8瓶 过度用药危害健康[N].新华网.2010-12-24.

[3] 董伟.卫生部:我国抗生素使用多数情况好于美国[M].中国青年报.2011-04-21.

[4]《中国医疗保险》杂志官方账号.数据显示过度医疗问题仍需引起重视,如何进行协同治理[N]? 澎湃新闻,2021-09-06.

[5] WAKAP S N, LAMBERT D M, OLRY A, et al. Estimating cumulative point prevalence of rare diseases: analysis of the Orphanet database [J]. Eur J Hum Genet, 2020, 28(2): 165-173.

第五章

看未来

以自信和健康的步伐走向未来

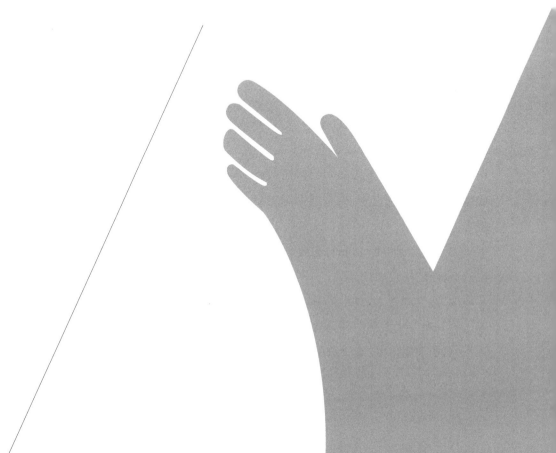

5.1　人类未来的样子

根据目前考古发现和人类遗传基因学数据研究,我们人类共同的祖先,即现代人类(Homo sapiens),在六七万年前走出非洲,淘汰了其他地区的古人类。然后,人类先是向东迁移到亚洲,包括现今的中东地区,然后分别向东扩散到东亚、澳大利亚,以及向西扩散到欧洲。后来,人类继续向北迁移至欧洲更远的地区,以及向东迁至美洲大陆。人类迁移的驱动因素可能包括寻找新的食物资源、逃避环境变化(如气候变暖或寒冷)、避免与其他人群的竞争和冲突,以及对新地域的探索和好奇心。

然而,自人类祖先那次覆盖全球的大迁移开始,数万年适应不同环境的过程在我们的遗传构成中留下了深刻的痕迹,从而塑造了人类的多样性,并形成了今天我们看到的丰富多样的生理和文化特征。在传统意义上,基于外表特征(如皮肤颜色、头发类型、面部结构等)的人种由早期人类学家和生物学家分为3~5个主要人种。

1.世界上目前5个主要人种

(1)高加索人种(Caucasoid):通常指的是欧洲、中东和印度次大陆的人群,特点是皮肤颜色较浅,眼色和头发颜色变化较大。

(2)蒙古人种(Mongoloid):包括东亚、东南亚和美洲原住民,特点是黄色或棕色皮肤,黑色直发,眼睛通常为单眼皮。汉族及大部分其他中国人属于蒙古人种。

(3)黑色人种(Negroid):主要是撒哈拉沙漠以南非洲的人群,特点是黑色皮肤,卷曲的头发和宽鼻梁。

(4)澳大利亚人种(Australoid):有时被视为一个单独的类别,包括澳大利亚土著人和一些太平洋岛民,特点是深色皮肤和卷曲的头发。

(5)美洲原住民:有时被单独分类,特点是红棕色皮肤和直黑发。

2.科学观点的转变

随着遗传学的发展,科学家们已经认识到,所有现代人类之间的遗传差异其实非常小,约为0.1%。更重要的是,人类群体之间的遗传变异是连续的,而不是严格分割的,这意味着没有清晰的遗传界限来划分不同的"人种"。实际上,一个群体内部的遗传差异往往与来自不同群体之间的遗传差异一样大。

自从18世纪末到19世纪初的工业革命以来,蒸汽机的发明和完善对交通工具产生了革命性的影响,催生了对大量廉价劳动力的需求,促使人们从农村迁移到城市,以及从经济较不发达的国家移民到工业化国家寻找工作机会。随着人口的流动,不同种族和文化的人们开始在新的城市和国家相遇、交流和融合。目前日益加速的全球化进程通过方便快速的交通技术,使人们得以跨越从前难以逾越的地理障碍,实现了前所未有的流动性和相互影响,从而进一步扩展了全球范围内的文化交流和种族融合。历史长河如此顺流而下,未来的人类将会长成什么样?人类长相会不会失去各民族的特色,融合成一种相似的样子,最终以另外一种形式"复古"(图5-1)?

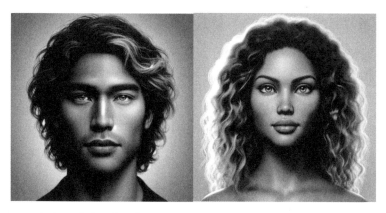

图5-1　AI根据目前的人类面容大数据,预测100年后具有多元遗传特征的男女面容

预测未来人类的外观是极具挑战性的,因为它不仅涉及生物学上的遗传因素,还受到社会、文化、环境变化等多重因素的影响。然而,可以基于当前的全球化趋势和人类遗传学的基本原理做出一些推测:随着全球化的深入发

展和科技的不断进步,未来的人类社会将更加紧密相连,种族和文化的界限将进一步模糊。这一进程已经在发生,我们可以预见,未来的人类将展现出前所未有的多样性和融合性。

(1)生理特征的融合:未来的人类可能会展现出更加混合的生理特征,这是全球范围内人口流动和种族间结合不断加速的直接结果,人们很难以皮肤颜色、头发类型、眼睛形状等传统方法区分不同"人种"。这种融合不仅是生理上的,也是遗传上的,反映了人类共同进化历程的新篇章。

(2)环境适应性的变化:随着全球环境的变化,未来的人类也可能发生适应性的生理变化。例如,随着气候变暖,人们可能会发展出更好地适应热环境的能力。这些变化将是人类演化对环境压力响应的一部分,反映了生物学上的灵活性和多样性。

(3)科技对人类形象的影响:科技的发展,尤其是基因编辑技术,可能会使得人类有能力在更大程度上塑造自己的生理特征。比如半人类半机器人的概念,通常称为"赛博格"(Cyborg),指的是将人类的生理功能通过合成或机械部件进行增强或扩展的生物实体。这种能力将带来深刻的伦理和社会问题,但也可能进一步促进人类形象的多样化。同时,虚拟现实和增强现实技术的发展可能会使得物理形象变得不那么重要,人们可能更加重视个人的虚拟身份和在线表现。

总之,未来的人类,将以一种全新的形式展现我们的共同性和多样性。

5.2　与智能机器人共存

根据近期一家日媒报道,一名日本艺术专业的女生在著名景点东寻坊轻生被救。日本福井县坂井市的著名景点东寻坊悬崖峭壁,非常险峻,据说是当地人选择跳崖自杀的地方。该女生坦言,她在中学时期获得了绘画比赛的重磅奖项,而在大学课程中接触到AIGC(AI-Generated Content,人工智能生成内容)后,她对人工智能(AI)只用10分钟就能生成一幅完整的画作深感恐惧。她不是唯一担心自己会被AI取代的人。一位来自日本关东地区要想自杀的

20多岁女生,打电话到咨询中心求救。她之所以想要自杀,是因为她虽然已经从关西某艺术大学毕业,但大学的课程引进了AI,她学习的漫画、动画和游戏等都能交给AI制作,这让她觉得自己已经没了发挥技能的地方。"现在这个世界,就连毕业论文都可以交给AI轻松写出来。这让我不知道读大学还有什么意义,所以就来到东寻坊。"

我们不得不面对这样的问题,应如何与人工智能共同高效生活?

首先,我们应该认识到人工智能可以帮助我们完成重复和烦琐的任务,让我们释放出更多时间和精力用于更有意义的工作。其次,我们需要积极学习和适应新技能,以与人工智能保持竞争力。这包括数据分析、创造性思维和沟通能力等方面。最后,我们应该善于运用人工智能工具和平台,提高工作效率和质量。同时,我们也要保持自己的创造力和独特的人类智慧,以便在与人工智能的合作中发挥最大的价值。

总之,我们既要利用人工智能的长处,又要明白它的不足及潜在风险,学会与人工智能共存,高效地生活。

1.人工智能与人类未来共同高效生活的方式

(1)伴侣和保姆。

(2)自动驾驶汽车。

(3)医疗助手。

(4)聊天机器人。

(5)教育助手。

2.人类未来应如何准备

(1)人类应该积极学习与人工智能相关的技术,包括机器学习、数据分析和编程等,以适应未来的工作需求。

(2)人类需要更好地与智能机器进行沟通和合作。

(3)人工智能虽然能够完成许多重复性的任务,但创造力和创新能力是人类的独特优势。人类应该保持创造性思维,积极参与解决复杂问题和开发新的创新解决方案。

（4）人类需要不断学习和适应新的技术和应用，以保持与人工智能共同高效生活的竞争力。

智者不念过往，亦不惧将来。我们应不断学习和适应新技术，保持与时俱进的竞争力。

5.3　没有汽车驾照的未来

1.场景设想

在2028年一个晴朗的周末早晨，你决定去当地的购物中心购买一些生活用品。

（1）你拿出智能手机，打开无人驾驶交通工具的应用程序。在地图上选择购物中心作为目的地，并确认出发时间。

（2）应用程序显示附近有一辆空闲的无人驾驶交通工具，你点击"叫车"按钮。不久后，一辆外形时尚的无人驾驶汽车停在了你家门口。

（3）车辆的车门自动打开，你坐进车内。车内没有司机，取而代之的是先进的车载控制系统和显示屏。

（4）车内设备会提示你确认目的地，你简单地说出"前往购物中心"。车辆开始自动启动，出发前进行环境感知和系统自检。

（5）无人驾驶交通工具遵守交通规则和道路标识，与周围车辆和行人保持安全距离。它利用激光雷达、摄像头和传感器等不断感知周围环境，确保行驶的安全和可靠（图5-2）。

（6）车内空间宽敞舒适，你可以通过车载显示屏查看新闻、天气，选择你出门前还没有听完的音乐或者在购物中心购物前预览优惠活动。

（7）在没有交通拥堵的情况下，车辆会准时到达购物中心。你在下车前，车内的支付系统自动结算车费，无须使用现金或信用卡。

（8）车辆在购物中心附近的指定停车区域自动寻找停车位，并停好车辆。你下车后，车辆自动上锁，并等待下一位乘客的预约。

（9）你在购物中心愉快地购物,购买完了所需商品后,你可以打开无人驾驶交通工具的应用程序,预约车辆回家。

（10）车辆按时到达购物中心,你上车后,确认目的地为家,车辆开始自动驾驶回家。

（11）车辆安全地将你送回家门口。你下车后,车辆自动驶离。

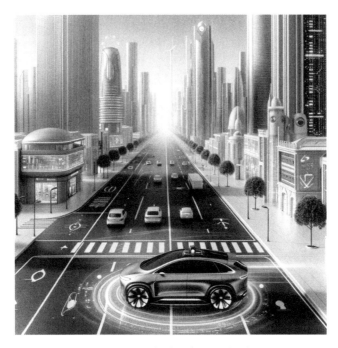

图 5-2　无人驾驶汽车的场景设想

2.无人驾驶汽车技术原理

无人驾驶汽车是指不需要人类操控的自动驾驶车辆,是利用先进的传感器和计算机技术来感知周围环境,并根据预先设定的算法和规则进行自主决策和控制。无人驾驶汽车通常使用雷达、激光雷达、摄像头、GPS等多种传感器来获取周围道路、交通和障碍物的信息,然后通过机器学习和人工智能技术来解释这些信息并做出相应的驾驶决策。

首先,无人驾驶汽车有望减少交通事故和道路交通拥堵,因为它们能够更准确地感知环境和做出决策,避免人为驾驶错误和情绪导致的事故。其次，无人驾驶汽车还将提高交通运输效率，节约时间和成本。无人驾驶汽车可以优化路线，避免不必要的停车，从而减少交通拥堵和能源消耗。此外，对于那些无法驾驶汽车的人，如老年人和残疾人，无人驾驶技术将为他们提供更多的独立和便利。

3.如何应对未来的无人驾驶汽车时代

（1）政府的宣传和教育：对无人驾驶汽车进行宣传，促进人们对这一技术的接受和适应。

（2）法律与监管：建立完善的法律和监管框架，明确无人驾驶汽车的责任和法律责任，加强对无人驾驶汽车的测试和验证，确保其安全性和可靠性。

（3）基础设施升级：投资改善交通基础设施，为无人驾驶汽车提供更好的通行条件，比如智能交通信号灯和车辆互联技术。

（4）数据隐私保护：确保无人驾驶汽车收集和处理的数据得到妥善的保护，防止个人隐私泄露和数据滥用。

（5）人机合作：在过渡阶段，可以考虑引入半自动驾驶模式，鼓励驾驶员与无人驾驶系统共同合作，逐步增加人类对技术的信任。

4.无人驾驶交通工具面临的风险和挑战

（1）技术可靠性：无人驾驶技术依赖于复杂的传感器、计算机系统和人工智能算法。技术故障或漏洞可能导致意外事故或系统崩溃，危及乘客和其他道路用户的安全。

（2）数据安全和隐私问题：无人驾驶汽车需要收集大量数据来感知环境和做出决策。这些数据可能包含个人隐私信息，需要得到妥善保护。

（3）法律和责任问题：目前法律框架还没有完全适应无人驾驶技术的发展，对于事故责任的界定和赔偿问题可能会引发争议和法律纠纷。

（4）对就业的影响：无人驾驶技术的推广可能导致部分职业司机失去工作机会，需要采取措施来帮助他们再就业或获得其他技能。

（5）道路规则和交通管理：需要适应无人驾驶技术的特点和需求，确保交通系统的安全和有序运行。

（6）对基础设施的要求：无人驾驶交通工具需要高精度的地图数据、智能交通信号灯和其他基础设施支持，相关部门需要投入大量资源进行升级和改造。

（7）黑客攻击威胁：如果黑客成功入侵车辆的控制系统，他们可能可以篡改车辆的路线、速度或其他驾驶参数，从而将无人驾驶交通工具转变成一种危险的武器。

5.4 展望未来：健康地长寿

随着医疗技术和生活水平的不断提升，人类的平均寿命正逐年增加。根据 WHO 的数据，全球平均预期寿命已经从 20 世纪的 50 岁增加到现在的 72 岁，而在一些国家如日本，这个数字甚至超过了 80 岁（87 岁）。人们可以充满信心地预期每 10 年增长 1 岁的趋势。按每 10 年增加 1 年的趋势为基础作推算，当下还是中年人的未来大有可能活到 90 岁或 100 岁。根据民政部发布的数据（图 5-3），截至 2022 年底，中国 60 周岁及以上老年人口有 28004 万人，占总人口的 19.8%，其中 65 周岁及以上老年人口有 20978 万人，占总人口的 14.9%。

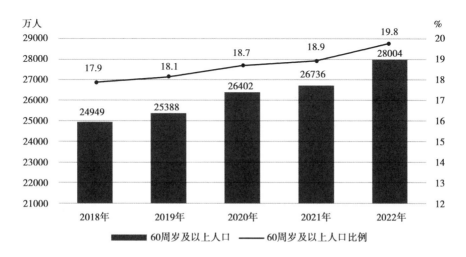

图 5-3 2018—2022 年中国 60 周岁及以上老年人口及占全国总人口比重

然而,在迈向更长寿命的道路上,老年人也面临着许多社会挑战。比如在当今的社会,人们更习惯于把过多的资源和关注放在年轻的下一代身上,从而忽视了对曾经创造社会财富现在却不断变老衰弱的老一代人的关心。这种不公正的社会风气,进一步加重了老年人因为身体衰弱而引发的心理障碍甚至绝望而自杀。

1.实现长寿的重要因素

(1)合理的饮食和健康的生活方式是实现长寿的重要基石:据估计,全球有1/3的死亡病例与不健康的饮食和生活习惯有关。通过采取适度的饮食,避免过度摄入高热量、高盐、高糖和高脂肪食品,同时增加蔬菜、水果和全谷物的摄入,可以降低患心脏病、中风和糖尿病等慢性疾病的风险。2024年复旦大学营养研究院高翔教授团队运用中国大陆老年人健康长寿调查数据(CLHLS),前瞻性地调查了80岁以上人群中可改变的生活方式、与成为百岁老人的可能性之间的关系。高翔教授团队经过初步分析,发现过去和现在是否饮酒、BMI与活到100岁之间均没有显著的统计学关联,而不吸烟、优质膳食和参加运动与活到100岁之间显著相关。

(2)充分利用科技和医疗进步也是延长寿命的关键:随着医疗科技的飞速发展,疾病的早期检测和治疗变得更加精确和有效。例如,基因编辑技术的突破可能有助于治愈一些遗传性疾病,延缓人体衰老过程。人工智能在医学影像解读、药物研发等领域的应用,也为疾病诊断和治疗带来了新的可能性。

2.长寿命的挑战

(1)人口老龄化和养老问题:预计到2030年,全球60岁以上的老年人口将超过20亿,占总人口的近1/3。这将对社会养老体系、医疗资源和经济发展造成巨大压力。

(2)退休不再是人生终点:传统的人生三部曲(童年、工作生涯和退休)的概念正在发生改变。随着人类寿命的延长,退休不再是一个终点,而是一个新的开始,人们可以继续参与工作、学习和其他活动。有人估计,在发达国家,如果你现在20岁,你可能要到72岁才能得到养老金。因此,由于人们寿命的延长,职业生涯的规划变得更加复杂,包括学习新技能、适应新的工作方式及寻找更加灵活的职业选择,以及鼓励老龄化人口继续参与社会活动,保持活力和自尊。

(3)人工智能可能成为长寿的推手:人工智能的广泛应用使得医疗服务更加个性化和高效,各种慢性疾病可以被及早发现和控制。同时,机器人保姆也可以帮着照顾老年人。

(4)健康和幸福:幸福可能长寿,长寿不一定幸福。老年人还需要学习如何在更长的寿命下保持心理健康,处理与年龄相关的社会生活和人际问题,增加生命的深度和宽度,不仅是长度。

5.5　"保持饥饿,保持愚蠢"

"保持饥饿,保持愚蠢(Stay hungry, stay foolish)"这句话最初来自《全球概览》(*Whole Earth Catalog*),后被苹果公司联合创始人史蒂夫·乔布斯在2005年斯坦福大学的毕业典礼演讲中引用,鼓励毕业生追求他们的梦想和探索未知。这句话如今已经成为许多人面对未来时的座右铭,它传达了以下几个核心思想。

1.保持饥饿

保持饥饿意味着永远不要停止追求更多的知识、技能和经验。它鼓励人们对生活保持好奇心和积极向上的态度,不断寻求成长和进步的机会。

2.保持愚蠢

保持愚蠢在这里并不是指缺乏智慧,而是鼓励保持一颗开放和愿意学习的心,实现创新和突破。

3.实践建议

(1)追求终身学习:无论年龄多大,都不应停止学习新知识和技能。世界在不断变化，终身学习是适应这种变化、发现新机会的关键。

（2）勇于尝试：不要害怕尝试新事物，即使看起来有风险。正是通过尝试，我们才能发现自己的潜力和可能。

（3）保持好奇心：对世界保持好奇，对未知保持敬畏。好奇心是创新的源泉，能引领我们进入未被探索的领域。

"保持饥饿，保持愚蠢"是一种强大的信条，它鼓励我们勇往直前，不断探索、学习和成长，以开放的心态面对未来的挑战和机遇。

5.6　如何在数字时代保持健康的社会关系

在数字时代，由于技术介导的互动盛行，培养健康和充实的社会关系需要有意识的努力，以保持联系感和亲密感。以下是一些策略。

（1）重质轻量：专注于发展有意义的联系，而不是积累大量肤浅的联系。将你的时间和精力投入对你真正重要的人身上，以及与你有共同兴趣和价值观的人身上。

（2）视频通话和面对面互动：尽可能选择视频通话或面对面互动，而不是纯文本交流。非语言暗示和面部表情在建立融洽关系和传达情感、增强联系感和亲密感方面发挥着重要作用。

（3）练习同理心和理解：由于缺乏上下文和非语言线索，在线互动有时会导致误解。请注意这一点并假设积极的意图。当发生冲突或分歧时，练习同理心，努力进行开放和尊重的沟通。

（4）计划线下活动：虽然数字互动很方便，但请尽可能与你的社交圈一起计划线下活动。组织聚会、郊游或活动，让你能够亲自共度美好时光，培养更深层次的联系。

（5）设置界限并管理屏幕时间：注意你的屏幕时间并设置界限以在你的数字交互和现实生活关系之间保持健康的平衡。为线下活动、自我护理和高质量的面对面互动分配专门的时间。

（6）加入社区和兴趣小组：参与符合你的热情和爱好的在线社区和兴趣

小组,这可以帮助你与志趣相投的人建立联系,培养归属感并提供进行有意义的互动的机会。

5.7 虚拟现实世界对未来生活的影响

最近看到一档节目,4年前,韩国的一位妈妈痛失了自己的爱女,她的女儿因为突发白血病而离开了她。至此,父母一直沉浸在丧女之痛中无法自拔。韩国一家科技公司为这位妈妈打造了专属的虚拟现实(virtual reality,VR)系统,让这位年轻的母亲戴上VR头盔和手套,与去世3年的女儿"重逢",这段视频播出之后也看哭了无数网友,不少人感慨这是真实版的"妈妈,再爱我一次"。节目最后,面对记者采访,这位母亲表示自己能够与女儿再次重逢是一件很幸福的事情,通过和女儿的"接触",她也变得比之前要坚强和乐观一些了,可能这就是女儿带给她的力量。但是这一举动也引起相当大的争议:使用VR技术让人们与已故的亲人重逢可能会给某些人带来安慰和治愈,但对于其他人来说可能是一种困扰,因为这可能会加深他们的悲伤。

在未来,随着配备了一切必要传感器以模拟现实体验的先进虚拟现实技术的出现,我们与世界互动的方式将发生重大转变。这种转变将对社交互动、工作、旅行、教育、婚姻和子女抚养等人类生活的各个方面产生深远影响。

1.社交互动

(1)虚拟聚会:未来一代将能够在沉浸式环境中举办虚拟派对、聚会和活动。他们可以创建个性化的虚拟形象,参与对话和活动,培养社区意识。

(2)跨文化体验:VR将使个人能够亲身体验不同的文化。他们可以参加虚拟节日、探索传统地标,与来自不同背景的人进行互动,促进全球理解和欣赏。

(3)治疗应用:VR可用于治疗目的,例如虚拟支持小组,可以让面临类似挑战的人们联系在一起,分享经验并获得情感支持。

2.工作

(1)虚拟办公室：未来的专业人士可以拥有根据自己喜好定制的虚拟办公室。他们可以与不同时区的同事合作，在沉浸式环境中进行会议，并无缝访问工作资源。

(2)培训和模拟：VR将通过提供逼真的模拟来彻底改变员工培训。例如，医务人员可以在虚拟手术室中进行手术实践，提高技能，并降低传统培训方法带来的风险。

(3)远程协作：未来一代将利用VR远程协作在项目中合作。他们可以在虚拟工作空间中共同工作，以3D形式可视化数据，并实时分享思想，提高工作效率。

3.旅行

(1)虚拟旅游：借助VR，未来一代可以探索他们可能没有机会亲身探访的目的地。他们可以虚拟参观埃及的金字塔，漫步在古罗马的街道上，甚至冒险进入太空，从而扩展他们的视野，培养对不同文化的好奇心。

(2)环保旅行：VR可以减少长途旅行所带来的碳足迹，从而促进可持续旅行方式。环保旅行可以使未来一代满足对不同文化和环境的好奇心，而无需进行大量的空中旅行，推动环境保护。

4.教育

(1)沉浸式学习体验：未来的学生可以参加虚拟实地考察，探索生态系统、历史遗址甚至遥远的星球。这些互动体验可以加深他们对各种学科的理解和参与。

(2)个性化教育：VR可以适应个体的学习风格和节奏，提供个性化教育。例如，虚拟导师可以提供实时反馈，并根据学生的优势、劣势和兴趣量身定制课程。

(3)技能培养：VR可以在安全环境中实现动手技能的培养。未来一代可以通过沉浸式场景实践公众演讲、解决问题和团队合作，为应对现实世界的挑战做好准备。

5.婚姻和子女抚养

（1）虚拟约会：未来一代可以参与提供沉浸体验的虚拟约会平台。他们可以在浪漫的环境中进行虚拟约会，参与共同活动，在决定亲自见面之前加深情感连接。

（2）家庭亲子关系：VR可以为家庭提供共享虚拟体验的机会。例如，父母和子女可以一起进行虚拟冒险、探索教育模拟或参与多人游戏，促进亲子关系和优化时间。

（3）育儿支持：VR技术可以提供育儿资源和支持。父母可以参加虚拟研讨会，从专家那里获得见解，并在模拟场景中实践育儿技能，促进积极有效的育儿实践。

在这个新世界中，未来一代对先进VR技术的成功融通将取决于在这个快速发展的数字化环境中，他们如何接受变革、适应新模式下的人际连接，以及个人的价值观和社会公德之间的平衡。

5.8　互联网诊疗和人工智能生成处方

互联网诊疗和人工智能（artificial intelligence，AI）生成处方是近年来医疗技术与人工智能领域的热门研究话题。随着技术进步，这两个概念正在逐步改变医疗健康领域的面貌。

1.互联网诊疗

（1）定义：利用互联网技术为患者提供医疗咨询、治疗建议、健康管理等服务的新兴模式。

（2）优点：方便患者远程咨询，特别是在偏远地区。节省时间，减少不必要的医疗资源浪费。有助于传染病的防控，减少交叉感染。

（3）挑战：如何确保诊疗的质量和准确性？医生和患者的沟通如何像面对面那样高效？如何对待法律、隐私和伦理问题？

2.AI生成处方

(1)定义:利用人工智能技术,基于大量的医疗数据和病历,为患者提供药物和治疗建议。

(2)优点:可以处理大量的数据,辅助医生进行更精确的诊断和治疗。能够迅速分析和推荐处方,提高效率。随着数据的积累,模型可能会变得更加准确。

(3)挑战:依赖于数据质量,垃圾数据可能导致错误推荐。需要经常更新和调整,以适应新的医学研究和发现,以及法律、隐私和伦理问题,即如何确保模型的决策是对的? 谁对机器的错误负责?

未来,这两个技术可能会更加深度地整合,提供一体化的医疗服务。但在这之前,确保安全性、准确性和伦理性是非常重要的。此外,面对新技术,患者、医生和相关组织也需要进行适当的培训和教育。

当前,为了深入整合这两项技术,提供更加高效和安全的一体化医疗服务,政府和相关机构需要关注安全性、准确性和伦理性问题。比如,随着《北京市互联网诊疗监管实施办法(试行)》的实施,医疗机构在开展互联网诊疗活动时,要求加强对医务人员的管理,禁止自动生成处方,确保医务人员的合法资质和实名认证,以及保障患者提供真实的身份信息和病历资料,以确保诊疗服务的质量和安全。

5.9 从数字支付预测未来的支付方式

数字支付包括手机支付、二维码支付和图像支付,已成为我们日常生活的一部分,它带来了便捷性和安全性等多重优势。这些支付方式依赖现代科技,如智能手机和支付应用,允许用户跨平台支付并减少纸质交易,符合数字化支付的趋势。

手机支付通过智能手机和支付应用完成交易,特点是便捷、安全,但依赖技术和可能引发隐私担忧。二维码支付通过扫描包含支付信息的二维码进行,低成本且透明,但存在安全风险和设备依赖问题。图像支付利用图像识别技术通过拍摄或上传图像完成支付,提供创新体验和便捷性,但技术复杂且存在安全和误识别风险。

未来支付方式的发展可能包括加密货币支付、生物识别支付、智能设备支付、声波支付、虚拟现实支付、自动化支付、区块链支付和社交媒体支付等。这些潜在的支付方式反映了支付领域的技术和社会发展趋势,但其实现和普及需要考虑技术可行性、用户体验、社会接受度以及法律、安全和隐私保护等多方面因素。

5.10　无孔不入的人工智能

实际上,人工智能就在我们身边。我们每天几乎都以不同的方式接触到人工智能。从你醒来查看手机到观看根据你最近的购买和消费活动推送来的广告,人工智能正以你想不到的速度走进了我们的日常生活。市场即是需求,随着生成式 AI 技术在各个行业中的应用潜力迅速增长,从亚马逊的电商业务,到 Hinge 的在线约会平台,再到 Netflix 的媒体流服务,都在争抢 AI 技术人才,比如日前报道 Netflix 为机器学习平台产品经理提供的高达 90 万美元的年薪的惊人的数字。

人工智能模仿人类智能,通过算法和大数据学习、决策并执行任务。AI的工作原理包括大量数据学习、使用算法进行迭代学习、应用知识做出决策并根据反馈优化。AI 的进化表现在能从简单的“死记硬背”(overfitting)状态发展到拥有“领悟力”(grokking),表现出对新数据的泛化能力,这是其掌握泛化能力的关键。

最近,有几位谷歌科学家给一些很简单的 AI 模型“照了个 X 线”——将它们的训练过程可视化后,发现了有意思的现象:随着训练时间的增加,一些 AI会从“死记硬背”的状态中脱离出来,进化出“领悟力”,对没见过的数据表现出概括能力。这正是 AI 掌握泛化能力的关键。

AI 已被应用于各个方面,从语音助手、聊天机器人、图像和人脸识别系统、推荐系统到在线翻译服务等，大大方便了人们的生活。同时，AI也在药物研发等领域显示出其正面的潜力，能加速发现新药，对治疗无法治愈的疾病具有重大意义。然而，AI的负面应用同样不容忽视，比如可能被用于设计有害药物。AI在药物研发中的正面应用：AI可以分析海量生物数据，找到潜在的药物候选物，预测它们的疗效，并优化分子以治疗特定疾病。这一加速过程可以治疗目前无法治愈的疾病，拯救生命，改善全球健康。

如世上万物，有正必有反，有利总有弊。如果AI落入错误的"手"中，它可能被用于恶意目的，比如设计有害药物。例如，恶意行为者可能尝试创造极端毒性的药物，给特定个人、群体甚至整个人群造成伤害。当我们知道人工智能应用可以帮助我们简化流程、节省时间（更快地决策）、减少人为错误，公正的决策（消除感情因素，当数据是完整和准确的），全天候可用性，以及自动执行重复任务（包括危险环境）等，我们也必须明白其缺点包括实施成本高昂、潜在的人员失业以及缺乏情感和创造力等。我们今天的生活中面临着无数与人工智能有关的风险。当今最大的一些风险包括消费者隐私、有偏见的编程、对人类的危险及不明确的法律监管等。最近，英国3所大学联合研究发现，利用人工智能通过视讯软件或智能手机可偷听电脑键盘声音，窃取密码准确度可高达95%，再次提醒我们关于技术和隐私的重要性。对于个人和企业来说，为了加强设备的安全性，未来更多人将使用无声键盘、音频扰动器或是隔音措施来抵消这种安全隐患。

比尔·盖茨最近发表了一篇3000字的博文，分享了他对人工智能弊端的看法。这篇博文题目为《AI确实存在风险，但是可控》。笔者非常赞同他的观点，在此与读者分享。盖茨表示："人工智能的未来并不像某些人想象的那样严峻，也不像其他人想象的那样美好。风险是真实存在的，但我乐观地认为这些风险是可以控制的。"AI带来的影响虽不及工业革命那般巨大，但肯定比得上计算机问世所带来的影响。针对AI的风险，比尔·盖茨指出了5点：①AI生成的错误信息、深度伪造信息可能被用来欺骗民众；②AI可以自动搜索计算机系统中的漏洞，大大增加网络攻击的风险；③AI可能会抢走人们的工作；④AI系统会编造信息并表现出偏见；⑤使用AI工具可能意味着学生无法学习基本技能,如论文写作。

在谈及AI抢走人类工作时,比尔·盖茨写道,在接下来的几年里,人工智能对工作的主要影响将是帮助人们更有效地完成工作。无论他们是在工厂还是在办公室处理销售电话和应付账款,都是如此。最终,人工智能将足够善于表达您的想法,它将能够为您写电子邮件和管理您的收件箱。您将能够用简单的语言编写请求,并生成有关您工作的丰富演示文稿。它让人们有更多的时间在工作和家庭中做其他事情。对帮助他人的需求,例如教学、照顾患者和支持老年人,永远不会消失。但确实,在我们向人工智能驱动的工作场所过渡的过程中,一些工人将需要支持和再培训。

比尔·盖茨对AI技术仍抱有乐观态度,他在文中最后部分鼓励大家尽可能关注AI发展,因为"这是我们有生之年将看到的最具变革性的创新"。

5.11　计算机辅助药物设计

近年来,随着计算机科学及相关基础学科的发展与进步,基于计算机图形学、数据库技术、人工智能等新技术的药物分子设计手段正日臻成熟,不断取得突破性进展,有力地推动了药物设计领域日趋完善。这不仅为新药创制事业提供了新利器,更有效加速了新药成功开发的概率、缩短新药上市周期,更好地满足了临床需求。

计算机辅助药物设计(computer-aided drug design,CADD)是通过计算机模拟等计算方法,预测药物与受体生物大分子之间的关系,设计和优化先导化合物。这种方法大大加快了新药设计的速度,节省了药物发现的人力和物力,使药物学家能够以理论为指导,有目的地开发新药。同时,在药物机制的研究中,在用实验方法验证药物与受体的相互作用之前,通常会用分子对接的方法预测药物与非靶标(off-target)的结合及与肝代谢酶的结合预测该药的毒副作用。

然而,计算机辅助药物设计(CADD)也有可能会落入不良人手,被用于设计开发武器化药物或有毒药物,以攻击人类或对目标人群造成伤害。这种情况不能不防。我们必须采取措施确保技术的合理使用和监督，防止其被滥用。同时，加强法律法规和伦理道德的监管，保障科技的良性发展是至关重要的。只有在科技的积极应用和适当管理下，我们才能更好地利用CADD这样的技术为社会健康和发展作出贡献。

5.12　人机链接治疗

人机链接（brain-computer interface，BCI）技术指通过直接在大脑和外部设备之间建立通信连接的技术，使得大脑可以直接控制外部设备，或者反过来，外部设备可以直接传输信息给大脑。BCI技术在治疗和康复方面具有巨大的潜力，特别是对于那些因疾病或伤害而失去正常运动或感觉能力的人们。以下是BCI技术在未来可能的一些发展前景和应用领域。

1.神经康复

BCI技术可以帮助脑卒中、脊髓损伤或其他神经系统损伤后的患者恢复运动能力。通过大脑控制虚拟的肢体或外骨骼，患者可以通过思考运动来练习和加强神经连接，从而促进康复过程。

2.假肢控制

BCI技术可以使截肢患者通过他们的思维直接控制假肢，使假肢的运动更加自然和精准。这种技术的进步将极大地提高假肢的功能性和用户的生活质量。

3.通信辅助

对于患有肌萎缩侧索硬化症（ALS）或其他导致严重运动障碍的疾病的人，BCI技术可以提供一种沟通的方式，使他们能够通过思维控制计算机或其他通信设备，从而进行文字输入、网络浏览或与他人交流（图5-4）。

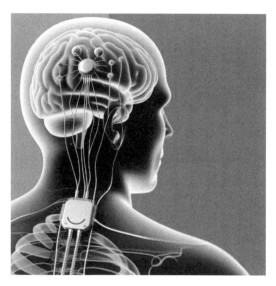

图5-4　人机链接治疗示意图

4.治疗难治性疾病

BCI技术有潜力用于治疗抑郁症、癫痫、帕金森病等难以治疗的神经系统疾病。通过直接在大脑特定区域植入电极,可以调节异常的神经活动,从而改善症状。

5.增强认知能力

虽然目前主要集中在治疗和康复上,BCI技术未来也可能被用于增强正常人的认知能力,如提高记忆、注意力或处理速度。

许多国家都在进行人机链接治疗相关的科学研究和临床试验。美国在人机链接治疗领域处于领先地位,拥有多个在此领域进行研究和开发的公司和研究机构,如埃隆·马斯克(Elon Musk)的Neuralink技术主要依赖于极细的脑电极植入人脑,这些电极能够高密度、高精度地读取和刺激大脑中的神经活动,其他美国公司如Blackrock Neurotech和Kernel等。中国也在积极进行人机链接治疗的研究,特别是在脑科学和神经工程领域。中国的一些研究机构和大学,如中国科学院、清华大学和浙江大学等都在开展相关的研究工作。

这种人机链接治疗的潜在应用非常广泛,包括帮助治疗帕金森、癫痫、抑郁症等神经系统疾病，以及帮助瘫痪患者恢复运动能力，甚至未来可能实现直接通过思维控制外部设备或虚拟界面。

5.13　生物机器人

生物机器人（biorobots）是一种结合了生物学组件和机械或电子系统的技术，旨在模仿生物体的功能、结构或行为。这些机器人可以采用从微观尺度的细胞或组织到宏观尺度的完整生物体的任何形式。生物机器人的研发正在开辟新的科学和技术领域，其应用前景广泛，包括但不限于以下几方面。

1.医疗和健康领域

（1）精准药物递送：利用微型生物机器人直接将药物输送到体内特定的细胞或组织，提高治疗效果并减少副作用（图5-5）。

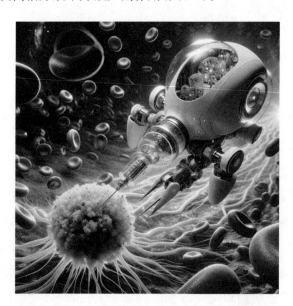

图5-5　未来生物机器人直接向人体内的目标细胞提供精准医疗

（2）癌症治疗：开发能够识别并攻击癌细胞的生物机器人，为癌症治疗提供新的手段。

(3)组织工程和再生医学：使用生物机器人作为组织工程的框架，促进受损组织的修复和再生。

2.环境监测与修复

(1)污染监测：部署能够检测水质或空气中有害物质的微型生物机器人，实时监控环境状况。

(2)生态修复：利用生物机器人在受污染的环境中分解或吸收有害物质，帮助恢复自然生态平衡。

3.农业领域

(1)病虫害控制：开发能够精确识别并消除农作物病虫害的生物机器人，减少化学农药的使用。

(2)作物监测与管理：利用生物机器人对农作物生长环境进行实时监控，优化灌溉、施肥等管理措施。

4.工业应用

(1)生物生产：使用生物机器人进行生物材料的合成和加工，如生产生物可降解的塑料或其他高附加值生物化合物。

(2)自我修复材料：开发含有微型生物机器人的材料，能够在受损后自我修复。

(3)监测和响应系统：生物机器人能够在特定环境下检测到化学、生物或核威胁，并采取相应的防护措施。

5.科学研究

(1)基础生物学：通过生物机器人模拟生物过程，帮助科学家们更好地理解生命的基本原理。

(2)人工智能和机器学习：生物机器人的复杂行为可以为开发更高级的AI算法提供灵感。

尽管生物机器人技术的潜力巨大，但其发展仍面临技术、伦理和监管方面的挑战。例如，如何确保这些技术的安全性和生物兼容性、避免对自然生态系统的潜在影响，以及管理与隐私和生物伦理相关的问题，都是未来发展中需要认真考虑的重要方面。随着研究的深入和相关法规的完善，生物机器人技术有望在未来几十年内在多个领域实现突破性进展。

5.14　半人半机器人

半人半机器人（cyborgs），也称赛博格，是指通过将机械或电子设备集成到生物体内，以增强或恢复人类的生理功能或能力的生物机械融合体。这一概念在科幻文学和电影中非常流行，但在现实世界中，赛博格技术也正在逐步成为可能，尽管它们目前的形势和科幻作品中的描绘相去甚远。以下是一些半人半机器人技术的实际应用和未来前景。

1.实际应用

（1）医疗植入物：包括心脏起搏器、人工耳蜗和视网膜植入物等，这些设备帮助恢复或增强了人体的自然功能。

（2）神经假肢：通过神经接口连接的假肢能够响应大脑的指令，使截肢者能够以接近自然的方式控制假肢。

2.外骨骼

穿戴式外骨骼可以增强人类的体力和耐力，帮助残障人士行走或协助重体力劳动者进行工作。

3.未来前景

（1）增强认知能力：未来的赛博格技术可能包括增强人类大脑的设备，比如提高记忆力、学习速度或处理信息的能力。

（2）感官增强：通过植入或接入额外的传感器，人们可能获得超越自然界限的感官能力，如夜视、超声波感知或电磁场感知。

（3）远程控制和通信：将通信设备集成到人体内，可以使人们能够直接用思维进行通信或控制外部设备。

（4）长寿与生物修复：赛博格技术有潜力通过机械或生物工程手段修复受损组织和器官，甚至可能延长人类寿命。

4.面临的挑战

（1）伦理问题：关于隐私、身份和人性的边界等问题需要深入探讨。

（2）社会接受度：对于身体增强的社会影响和潜在的不平等问题需要进行广泛的社会讨论。

（3）技术限制：安全性、生物兼容性和长期效果的未知性是目前技术发展的重要障碍。

半人半机器人技术的发展正在逐步将科幻变为现实，未来的社会可能会更加依赖于这些融合了生物和机械元素的复杂系统。

5.15　治疗性疫苗

传统疫苗是用来预防传染病的一种生物制剂，它通过激活人体的免疫系统对特定病原体产生免疫反应，从而在未来遇到该病原体时能够迅速有效地防御，减少疾病的发生或减轻疾病的严重程度。比如预防新型冠状病毒感染的各种疫苗（减毒疫苗，灭活疫苗，亚单位、重组、多糖和结合疫苗，mRNA疫苗）在这次全球公共危机中作出了巨大贡献。

治疗性疫苗是一种设计用于治疗已经存在的疾病而不是预防疾病的疫苗。与传统的预防性疫苗不同，治疗性疫苗旨在激活人体免疫系统对抗和消除已经感染的病原体或治疗非传染性疾病，如某些类型的癌症。

治疗性疫苗的工作原理通常涉及向身体引入一种特定的、弱化的或死亡的病原体，或者该病原体的一部分，以激发免疫系统的反应。这种反应旨在帮助身体识别和攻击真正的病原体或癌细胞。例如，在癌症治疗中，治疗性疫苗可能被设计为激发免疫系统识别和攻击癌细胞。

治疗性疫苗的研究和开发是一个活跃的研究领域，其中包括对多种癌症、自身免疫疾病、感染性疾病等的研究。这类疫苗提供了一种潜在的治疗方法,可以作为传统治疗(如手术、放疗、化疗)的补充或替代。

目前,一些治疗性疫苗已经被批准用于治疗特定的疾病,如前列腺癌疫苗Sipuleucel-T(商品名Provenge),它是首个被美国FDA批准的治疗性癌症疫苗。然而,许多治疗性疫苗仍处于临床试验阶段,其安全性、有效性和最佳用途仍在研究中。

5.16　健康地生活在缺乏隐私的世界

在现代社会,随着数字多媒体应用的普及,个人隐私空间正日益缩小。社交媒体的无处不在让我们的生活被轻易揭露在公众视野中,一张街拍照片可能引发连锁反应,影响到人们的生活和事业。在这个时代,隐私变成了一种奢侈品,我们开始质疑这种巨大变化是否还符合"文明"的定义。

图像识别技术,作为一种人工智能技术,通过算法和机器学习模型识别和理解图像内容。这项技术广泛应用于多个领域,包括自动化、安全监控、医疗影像分析等,它提高了工作和生产的效率,为我们带来了便捷。然而,图像识别技术的广泛部署同时也带来了隐私和安全问题,使个人信息面临受监视和泄露的风险。

我们的数字足迹被各方面收集,从社交媒体到在线分享,人们的个人信息和喜好被广泛传播,而数据泄露事件频发,引发了对身份盗窃和金融欺诈的担忧。图像识别技术的应用,虽然在很多方面带来了便利,但也引发了关于知情同意、数据安全、歧视和偏见等伦理问题的思考。

我们如何健康地生活在缺乏隐私的世界？以下是一些可以采纳的建议。

1.增强网络安全意识

(1)使用强密码:为不同的账户设置复杂且唯一的密码,并定期更换。

(2)双因素认证:在可能的情况下启用双因素认证,为账户安全添加额外保障。

（3）谨慎分享信息：在社交媒体和其他平台上应谨慎地分享个人信息，包括地理位置、生日等敏感信息。

2.掌握信息分享的主动权

（1）了解隐私政策：使用任何服务前，阅读并理解其隐私政策，知晓你的数据是如何被收集、使用和分享的。

（2）调整隐私设置：在社交网络和应用程序中，调整隐私设置以控制哪些信息可以被公开。

3.维护心理健康

（1）数字断舍离：定期进行数字断舍离，减少对社交媒体的依赖，关注现实生活中的互动和关系。

（2）意识到比较的陷阱：社交媒体上的生活往往是经过精心策划的，避免将自己与他人的"亮点时刻"进行比较。

（3）培养线下兴趣：通过线下活动和兴趣来平衡线上生活，如阅读、运动、绘画等。

4.建立良好的数据习惯

（1）数据清理：定期检查和清理不再使用的应用程序和账户，限制数据的潜在泄漏风险。

（2）使用匿名工具：在可能的情况下，使用虚拟专用网络（VPN）、匿名浏览模式等工具来保护在线活动的隐私。

5.17 为健康对"程序超载"说不

"程序超载"这一概念源于计算机科学，原意是指计算机系统在处理大量任务和信息时，超出了其处理能力的上限，导致系统性能下降，甚至崩溃。这种情况通常发生在任务或信息的复杂度、数量或速度超过了系统设计时预设的能力。

在广义上，"程序超载"可以被用来形容任何系统或实体(如政府、组织、个人等)在面对超过其处理能力的任务或信息时出现的问题。这种超载可能导致效率下降，决策错误，压力增大等一系列负面影响。

1."程序超载"现象

比如在美国两党政治体制中，这种现象尤为突出。

(1)立法超载：国会需要处理的问题范围广泛，包括经济、环境、社会福利、国防等许多领域，超过了它们的处理能力。根据美国国会网站数据统计，116届(2019—2020年)美国国会在两年任期内提出了超过1.4万项立法，但最终只有396项成为法律。这表明国会在处理的问题上存在超载，这不仅降低了立法效率，也使得一些重要问题得不到解决。

(2)选民超载：由于问题复杂度的增加，选民在选举时需要考虑的因素越来越多，超过了他们理解和决策的能力。一项对美国选民进行的调查发现，大约30%的人表示，他们对选举过程的复杂性和需要了解的信息量感到压力，而这种压力使他们在选举时更可能做出不完全知情的决定。这可能导致选民对政治产生疏离感，降低选举参与率。

(3)政府职能超载：由于社会问题的复杂性增加，政府需要处理的任务也增加，这超过了政府的能力。对于联邦政府，一个明显的例子是新冠病毒流行期间的危机管理。一份报告指出，美国政府在应对卫生危机、经济压力、供应链问题和疫苗分发等多个方面都面临了重大挑战，显示出职能超载。这可能导致政府的执行效率降低，造成政策实施的一度混乱。

在美国两党政治体制中，这种"程序超载"现象有时会加剧两党间的竞争，因为每个党派都试图推动自己的政策议程，但是面临的问题和挑战超过了他们的处理能力。最终导致政策僵局，影响国家的治理效能。

2.引发"程序超载"的政治、社会和经济问题

(1)社会治理超载：随着社会问题复杂度的提升，如环境污染、收入差距、老龄化等问题，政府的社会治理能力面临挑战。这可能导致政策制定和实施的滞后，甚至引发社会不满。

(2)城市化超载:超快发展的国家正在经历快速的城市化进程,但是城市的基础设施和公共服务的建设往往赶不上人口流入的速度,这导致城市的资源和服务超载,可能引发各种社会问题。

(3)网络信息超载:随着互联网的普及,信息的产生和传播速度极快,人们需要处理的信息量大大增加,这可能导致公众的决策能力受到挑战,同时也给网络监管带来了压力。

3.对"程序超载"说不:坚持"4个极简"原则

(1)物质极简:减少不必要的物品,只保留真正需要的东西。这可以减少生活的复杂度,让你有更多的时间和精力去关注更重要的事情。

(2)时间极简:审视自己的日常活动和任务,去掉那些无意义或者无效的任务,只保留真正有价值和必要的活动。

(3)信息极简:控制信息的接收,比如设定固定的时间接收和处理信息,减少在社交媒体上的时间,选择高质量的信息源等。

(4)关系极简:评估你的社交关系,减少那些消极或者无效的关系,只保留那些对你有积极影响的关系。

通过实践这些极简主义的原则,你可以减少生活中的"程序超载",从而提高生活的质量和满足感。

5.18　未来与机器人保姆

一个晴朗的夏日早晨,蓝是王先生前天从机器人保姆服务公司挑选的看起来和蔼可亲的机器人保姆。

6:00 AM:随着天亮,蓝从夜间模式感知到王先生开始醒来。它开始为王先生煮草药茶,并准备了传统的中式早餐,如粥、鸡蛋、腌菜和馒头。

6:30 AM:王先生被蓝轻轻唤醒,它温暖地问候他:"早上好,王先生。您的早餐准备好了。"(图5-6)

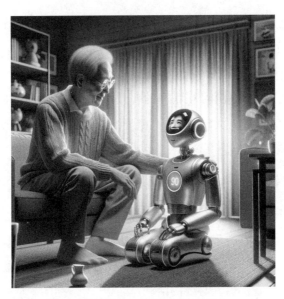

图 5-6　机器人保姆与主人互动

7:00 AM：早餐后，蓝在他们的小院子里帮助王先生进行早晨的太极锻炼，并在背景中轻轻播放传统的中国音乐。

8:00 AM：蓝帮助王先生完成早晨的梳洗，确保他当天看起来精神体面。

9:00 AM：王先生享受一些独处的时间，练习书法。蓝为他准备墨水，并摊开宣纸。它站在一旁，确保他感到舒适。

11:00 AM：王先生与他的子女和孙子、孙女进行视频通话。蓝帮助设置连接，并确保技术运作无缝。

12:30 AM：午餐时间。蓝准备了传统的菜肴，如蒸鱼、豆腐和炒蔬菜，考虑到王先生的饮食喜好和限制。

2:00 PM：短暂的午休后，王先生希望去当地的寺庙。蓝陪伴他，帮助他穿越繁忙的街道，确保他的安全。

4:00 PM：他们在茶馆停下来。当王先生与朋友聊天时，蓝耐心地等待。

6:00 PM：晚餐是一个家庭的聚餐时间。王先生的子女和孙子、孙女经常过来。蓝协助准备经典的菜肴。它还帮助摆放餐桌、上菜和清理餐后。

8:00 PM：家人聚在客厅里，分享故事，享受彼此的陪伴。蓝在背景中播放传统的中国旋律。

9:30 PM：睡前,蓝帮助王先生进行夜间例行程序,确保他喝了他的草药茶并感到舒适。

10:00 PM：当王先生渐入梦乡时,蓝启动夜间模式。它持续监控环境以确保安全,并检测王先生的生命体征,确保整夜的平安和安全。自己开始悄悄地打扫卫生。

随着科技进步的步伐加速,我们正逐渐接近一个由AI和机器人照顾老年人的未来。不久之前,这样的景象可能只是科幻电影中的画面,但现在,这已经是一种可行的现实。

根据美国退休人员协会(America Association of Retired Persons ,AARP)对20世纪80—90年代出生的一代进行的一项调查结果,超过1/2的被调查者相信,在他们步入老年时,机器人会成为他们的生活助手,无论是简单的日常工作还是为他们提供陪伴。现在已经有将近七成的人希望能使用AI在他们身体出现问题或跌倒时通知家人。

这不仅仅是一个空想。事实上,AARP已经开始在少数行动不便的老年人家中进行"长者照护机器人"的测试。这些机器人的出现预示着长期护理的未来可能会发生重大变革。AI的进步和消费者对其的接受程度都在增加,这意味着长者将有机会享受到更多的安全和独立的生活。

当然,人们对AI和机器人的照护接受程度各不相同。仍然有2/3的人表示,他们更喜欢由真人为其提供照护。近35%的受访者表示愿意接受机器人,希望AI帮助完成日常任务,如如厕、穿衣,甚至与之进行对话。

AI机器人不仅仅是工具,它们还能为老年人提供情感支持。例如,ElliQ聊天机器人已被证明能有效减少老年人的孤独感。而像Nadine这样的AI机器人,能够模仿人类的手势,专为与患者或老年人互动而设计。

除了美国,中国企业也在这方面取得了突破。据报道,傅里叶智能推出的GR-1机器人能够协助老人完成日常任务。该机器人不仅可以行走、避开障碍物,还可以执行一些基本任务,如握住瓶子。

机器人保姆能为我们做什么？目前机器人保姆的基本功能包括以下几方面。

（1）日常照顾：包括喂食、如厕协助、穿衣、基础医疗监控等。

（2）移动协助：如帮助老年人起身、走路或者移至轮椅。

（3）紧急响应：如检测跌倒、身体异常，能迅速通知家人或医务人员。

（4）交流与陪伴：能与人进行基础对话、提供心理安慰。

（5）智能提醒：如提醒吃药、做运动或医生预约。

（6）家务助理：清洁、做饭、洗衣等。

（7）医疗监控：定期检测身体指标，如血压、心率，并记录。

（8）身心互动：诸如音乐、故事、轻松的游戏等，为老年人提供休闲娱乐。

当然，所有AI产品，如机器人保姆也存在技术和社会伦理挑战。

（9）隐私问题：机器人在收集、处理和传输个人信息时可能会涉及隐私泄露。

（10）人机互动：如何确保机器人与人的互动安全、自然。

（11）伦理问题：如机器人在紧急医疗情况下的决策权。

（12）替代真人陪伴的问题：机器人能否完全替代人类的情感陪伴及其长期效应。

我们正处在一个技术革命的时代。随着人口老龄化，对于长期照护的需求也将持续增长。AI和机器人可能会是这个问题的解决方案，为老年人提供更多的安全和独立的生活机会。不过，要真正达到这样的未来，我们还需要更多的研究、测试和创新，在确保机器人真正能满足老年人的需求的同时，还要确保人们的隐私和安全。

5.19　网上墓地

网上墓地，也称虚拟墓地或数字纪念馆，是利用互联网技术创建的纪念已故亲人的虚拟空间。这种形式的纪念逐渐成为现代社会悼念逝者和缅怀亲人的新方式。

1.优点

（1）环境友好：相比传统的墓地，网上墓地不占用物理空间，对环境影响小。

（2）成本效益：建立和维护网上墓地的成本远低于传统墓地。

（3）易于访问：亲朋好友无论身在何处，只要有互联网连接，就能随时访问，分享回忆和悼念信息。

（4）个性化：提供丰富的个性化选项，如添加照片、视频、音频和文字，更全面地展现逝者的生平和个性。

（5）永久性：数字信息可以长期保存，不受自然侵蚀和地理位置限制。

2.接受程度

随着社会对数字技术的广泛接受和使用，尤其是在年轻一代中，网上墓地作为一种新兴的纪念方式正逐渐被公众接受。然而，接受程度受到文化、传统观念和个人偏好的影响，不同地区和年龄段的人可能有不同的接受度。

3.技术支持

网上墓地的建立和维护依赖于多项技术，具体如下。

（1）网页设计和开发：创建用户友好的界面和互动体验。

（2）数据库管理：安全地存储和管理用户上传的内容，如文字、图片和视频。

（3）网络安全：保护用户数据和隐私，防止未经授权的访问和数据泄露。

（4）VR 和 AR：未来网上墓地可能会结合 VR 和 AR 技术，提供更加沉浸和真实的纪念体验。

4.未来市场展望

随着数字化趋势的加深和技术的不断进步，网上墓地的市场前景看好。预计将有更多创新功能和服务出现，如利用 AI 技术重现逝者的声音或形象，以及通过 VR 和 AR 技术提供虚拟纪念馆的沉浸式体验。此外，随着社会对环保意识的增强和数字纪念方式的逐渐接受，网上墓地可能会成为更多人选择的纪念方式。

5.20　更加信息化和数字化的未来社会

在未来社会,信息化和数字化将达到前所未有的高度,深刻影响着我们的生活、工作和社会结构。

1. 信息化

信息化(informatization)是指将信息技术应用于各个领域和方面,以提高效率、增强管理、改进服务和创造价值的过程。它强调的是信息的获取、传递、存储和利用。信息化的目标是将信息技术与组织、业务和管理相结合,实现资源的优化配置和业务流程的优化。例如:一家制造公司决定进行信息化改造,他们引入了先进的企业资源计划(ERP)系统。通过数字化各个部门的数据和流程,包括采购、生产、库存和销售等,ERP系统将不同部门的信息整合在一起,使得公司能够更好地管理供应链、优化生产计划,并提供实时的数据分析和决策支持。通过信息化的改进,公司能够更高效地协调各个环节,提高生产效率和客户满意度,从而增强竞争力。

2. 数字化

数字化(digitization)是将模拟数据(如纸质文档、照片、音频等)转换为数字形式的过程。数字化是信息化的基础,它是将现实世界中的数据和信息转化为数字表示形式,以便于存储、处理、传输和共享。数字化的目标是实现数据的高效管理、分析和利用。例如:一座图书馆决定进行数字化转型。他们开始将纸质图书、期刊和档案资料进行数字化处理,将其转换为电子文档和数字格式。这些数字化资源可以存储在数据库中,并通过网络让用户访问和检索。读者现在可以通过图书馆的网站或移动应用程序在线查阅电子书籍、下载学术论文和浏览历史档案。数字化使得图书馆的资源更易于管理和共享,读者也能够更方便地获取所需的知识和信息。

以上两个例子展示了信息化和数字化在不同领域中的具体应用,它们通过引入先进的技术和方法,改善了组织和业务的管理,提高了效率和便利性。

3.信息化和数字化的广泛应用

（1）通信与媒体：互联网的普及使得信息的传递变得更加快速和便捷。数字化技术改变了媒体的形式，使得电子书、网络视频和数字音乐成为主流。

（2）商业与零售：数字化的支付方式（如移动支付、电子钱包）和电子商务平台（如在线购物网站）使得商业交易更加便利和全球化。

（3）教育与培训：数字化技术在教育中得到了广泛应用，包括在线课程、远程教育和电子学习资源的提供。

（4）健康与医疗：电子病历和医疗影像数字化提高了医疗信息管理和医疗服务的质量。远程医疗技术可以让患者通过网络与医生进行远程咨询和诊断。

（5）城市与交通：智能交通系统利用信息化和数字化技术实现交通流量监控、公共交通调度和智能停车管理。

在这样一个高度信息化和数字化的未来社会中，适应能力、学习能力和创新能力将成为个人成功的关键因素。社会将需要培养能够灵活应对快速变化环境的人才，并确保所有人都能从技术进步中受益。

5.21　生活在数字货币的世界

今天和不远的未来的"钱"已经开始演变为看得见、摸不着的"数字货币"。数字货币是一种完全电子化的、不具有物理形态的货币，它是加密技术的产物并在一个分散式的系统中运行。

1.数字货币与现实货币的区别

（1）形态：数字货币是纯电子的，没有实物形态，而现实货币可以是纸币或硬币。

（2）发行与管理：大多数数字货币是分散的，不受任何中央机构（如中央银行）的控制；而现实货币由政府或中央银行发行和管理。

（3）匿名性：某些数字货币提供更高的交易匿名性。

(4)交易速度与费用:数字货币交易通常更快且费用更低。

2.发展历史与种类

2009年,比特币作为第一个去中心化的数字货币被引入。其后,多种其他的加密货币(或称数字货币)如以太坊、莱特币、瑞波币等应运而生。除了纯数字货币,还有"稳定币"如USDC或USDT,它们的价值与某些实物资产(如美元)挂钩。

3.影响、利与弊

(1)影响:数字货币提供了一种新的交易、投资和财务管理方式,为全球经济引入了新的参与者。

(2)利:交易速度快、费用低、提供金融服务给未被传统银行体系服务的人群。

(3)弊:价格波动性大、可能被用于非法活动、存在技术和安全问题。

4.技术和社会挑战

(1)技术挑战:如何确保数字货币系统的安全性、如何提高交易效率、如何解决可扩展性问题等。

(2)社会挑战:如何制定相关的法律法规、如何对其征税、如何避免其被用于非法活动等。

5.与数字货币共存

数字货币是金融领域的一次重大创新,但与此同时也带来了一系列的挑战和问题。对于现代社会来说,理解、接受并妥善应对这些挑战和问题至关重要。然而,数字货币的一个最重要,也是最薄弱的环节就是账户的密码。一旦忘记,你就会失去一切,而且是不可逆的。数字货币的安全性大部分依赖于密码学,并且这一点给人们带来了一系列的安全和使用上的挑战。

(1)私钥的重要性:在大多数加密货币系统中,私钥是访问和控制账户的关键。这与传统的"密码"有所不同。一旦私钥丢失或被盗,与之关联的资金很可能永远无法恢复。

（2）不可逆的交易：一旦加密货币的交易被确认,它就是不可逆的,这与信用卡或其他传统支付方式有所不同,信用卡或其他传统支付方式在某些情况下可能允许撤销或退款。

（3）没有中央权威：由于大多数数字货币都是去中心化的,这意味着没有中央权威或机构可以帮助恢复丢失的私钥或资金。

6.数字货币用户需要采取一系列的预防措施

（1）冷存储与热存储：将大部分资金存放在与互联网断开连接的设备上（如硬件钱包）,只保留日常使用的少量资金在线上。

（2）备份私钥：多次、在多个物理位置备份私钥,并确保这些备份受到足够的保护。

（3）使用多重签名：这要求多个私钥才能执行交易,为资金安全增加了额外的保障层。

（4）定期更新：了解和遵循最佳实践,定期检查和更新相关软件,提高对钓鱼和其他网络威胁的警觉性。

尽管数字货币提供了许多优势和机会,但与此同时,它也要求用户对其资金的安全承担更多的责任。在没有中央权威的情况下,个人责任和警觉性成为保护资产的关键。

5.22 数字精准医学

数字精准医学（digital precision medicine）是利用先进的数字技术和大数据分析,结合个人的遗传信息、环境因素和生活方式,为个体提供量身定制的预防、诊断和治疗方案的一种新兴医学模式。它标志着从"一刀切"的传统治疗模式向更加个性化、精准化医疗的转变。数字精准医学涵盖了广泛的技术和应用,包括基因组学、生物信息学、医学影像分析、可穿戴设备、移动健康应用等,通过这些技术收集、分析和应用大量健康数据,以提高医疗服务的效率和效果。

1.核心要素

（1）基因组学与遗传信息：通过分析个人的基因组信息，医生可以了解患者对某些药物的反应、疾病易感性等，从而实现更加个性化的药物配给和治疗方案。

（2）生物信息学：利用生物信息学工具和算法处理复杂的生物数据，包括基因组数据、蛋白质组数据等，帮助识别疾病的生物标志物和治疗靶点。

（3）医学影像分析：利用人工智能技术，如深度学习，对医学影像进行更精准的分析，辅助诊断和治疗决策。

（4）可穿戴设备和移动健康应用：通过监测和分析用户的生理参数和生活习惯，实时收集健康数据，为用户提供个性化的健康管理和疾病预防建议。

（5）大数据与云计算：利用大数据分析和云计算技术处理和存储大量健康数据，实现数据的共享和深入分析，支持精准医疗的研究和应用。

2.应用前景

数字精准医学的应用前景广阔，不仅可以提高疾病的诊断准确性和治疗效果，还能够促进疾病的预防和健康管理。例如，通过基因组学分析，可以为患者提供针对其遗传背景的定制化治疗方案；利用可穿戴设备收集的数据，可以监测患者的健康状况，及时调整治疗策略；通过大数据分析，可以发现疾病的新风险因素和治疗方法。

3.面临的挑战

尽管数字精准医学具有巨大的潜力，但其发展也面临着一系列挑战，包括数据隐私和安全问题、数据标准化和互操作性问题、高昂的技术成本及医疗专业人员对新技术的接受度等。此外，确保所有人都能平等获得精准医疗服务，避免医疗资源的不公平分配，也是一个重要的社会伦理问题。

数字精准医学代表了医疗领域的一大进步，通过整合各种数字技术和个人化信息，为实现更加个性化、精准化的医疗服务提供了可能。未来，随着相关技术的不断发展和完善，以及所面临挑战的逐步解决，数字精准医学有望成为提高公众健康水平和医疗服务质量的重要力量。

5.23 "元宇宙"在生命科学和
健康生活方面的应用

"元宇宙"(metaverse)是一个由"元"(meta)和"宇宙"(universe)组合而成的词,原意指代一个超越现实世界的虚拟空间。它是一个由3D虚拟世界组成的集合体,这些虚拟世界互相连接,人们可以通过虚拟化身在其中互动、工作、游戏和社交。元宇宙融合了AR、VR、3D动画技术、社交媒体、在线游戏和加密货币等多种技术和概念,旨在创造一个沉浸式的、持续存在的数字环境,为用户提供与现实世界平行的数字体验。

1.元宇宙的一般应用

(1)社交与娱乐:元宇宙提供了一个新的社交和娱乐平台,用户可以通过虚拟化身参与线上聚会、音乐会、艺术展览等活动,甚至在虚拟世界中建立和发展人际关系。

(2)教育与培训:借助VR和AR技术,元宇宙可以提供沉浸式的教育体验,如虚拟实验室、历史场景重现等,使学习更加直观和有效。

(3)电子商务:在元宇宙中,用户可以像在现实世界一样购物,试穿虚拟服装、浏览3D产品模型,甚至参与虚拟市场和拍卖。

(4)工作和会议:随着远程工作的普及,元宇宙为远程团队提供了一个新的协作平台,可以通过虚拟办公室进行会议、项目管理和团队建设活动。

(5)游戏:元宇宙为游戏行业带来了革新,玩家不仅可以在更加沉浸的环境中游戏,还可以在游戏内进行社交、创造和交易,甚至赚取真实世界的货币。

2.元宇宙在生命科学和健康生活的应用

(1)虚拟医疗和远程诊疗:利用元宇宙平台,医生和患者可以在虚拟空间中进行互动。这不仅使得远程医疗变得更加直观和互动,还能提供更为沉浸的诊疗体验。例如,通过虚拟现实技术,医生可以向患者展示3D人体模型,更直观地解释疾病信息和治疗方案。

（2）医学教育与培训:在元宇宙中,医学生和专业医生可以参与到虚拟的手术模拟和临床培训中,这些模拟场景可以高度还原真实手术环境和紧急医疗情况,帮助医学生和医生提高临床技能和应急反应能力。

（3）健康生活与健身:元宇宙为个人健康管理和健身提供了新的可能。用户可以在虚拟环境中参加瑜伽课程、健身训练或其他体育活动,同时也能通过社交功能与其他用户互动,增加锻炼的乐趣和动力。

（4）心理健康和治疗:元宇宙提供了新的心理健康支持和治疗方式,例如通过虚拟现实进行焦虑症或创伤后应激障碍的治疗。虚拟环境可以创建安全、可控的场景,帮助患者逐步面对和克服他们的恐惧。

（5）患者支持群体:元宇宙可以创建针对特定疾病或条件的支持群体,患者可以在虚拟空间中相互交流经验、提供支持,打破地理限制,使患者感受到社区的温暖和支持。

（6）健康数据管理和分析:利用元宇宙平台收集的健康数据,结合人工智能和大数据分析,可以为个人提供更加精准的健康建议和预警,促进个性化健康管理。

元宇宙为我们未来正开启一个全新的数字化时代,其广泛的应用和深远的影响正逐渐成为现实。

5.24　超导技术与未来医学

1.超导技术

超导技术是基于超导材料在极低温度下电阻突然降为0的物理现象,为众多领域提供了广泛的应用前景。超导研究起源于1911年,荷兰物理学家海克·卡末林发现了在极低温下(−268.95 ℃)时,测试水银电阻,电阻消失了。某些材料电阻突然消失的现象,称为超导现象。此后10年,物理学家不断更换金属材料,最后止步于1930年的金属铌,超导温度停留在9 K(−264.15 ℃)。随后的几十年里,研究者不断探索新的超导材料和提高临界温度,使得超导材料的应用温度逐渐升高。

超导技术在医学领域的应用,尤其在医学成像、疾病治疗和生物医学研究等方面展现出巨大潜力。以下是一些关键应用和未来的影响。

(1)医学成像:超导磁共振成像(MRI)是现代MRI设备的核心,利用超导电磁体生成强大而稳定的磁场,可提高成像质量。这对于诊断各种疾病,如脑部疾病、肿瘤、骨骼和软组织损伤等至关重要。未来,随着超导材料和技术的进步,MRI设备将变得更加高效和经济,使更多医疗机构和患者能够享受到高质量成像服务。

(2)疾病治疗:粒子治疗是利用超导技术的粒子加速器在癌症治疗中的应用,尤其是质子治疗和重离子治疗,为靶向肿瘤提供了更高精度和效率,减少了对周围正常组织的损伤。随着超导技术的发展,这种治疗方法有望变得更加可行和普及。

(3)生物医学研究:超低温保存(cryopreservation)指的是超导技术提供的极低温环境对于生物样本、细胞甚至是器官的长期保存至关重要。这对于生物医学研究、器官移植和生物样本库的建立和维护具有重要意义。

(4)超导量子干涉仪(SQUID):是一种极其灵敏的磁场检测设备,能够探测生物体内极其微弱的磁场变化。在神经科学研究、心脏病诊断以及其他需要高灵敏度磁场测量的医学领域,SQUID展现出了巨大潜力。

2.超导技术对未来的影响

(1)个性化医疗:超导技术将促进个性化医疗的发展,特别是通过高精度的医学成像和精准的治疗方法,使医疗服务更加贴合个体患者的具体情况。

(2)医疗成本和可接近性:随着超导材料和冷却技术的进步,相关医疗设备的成本将降低,可接近性将提高,使得先进的医疗技术能够惠及更广泛的患者群体。

(3)跨学科研究:超导技术的发展将推动物理学、材料科学、生物学和医学等多个领域的跨学科研究,促进新的科学发现和技术创新。

超导技术在未来医学应用中扮演着关键角色,它不仅将改善现有的医疗手段,还将开辟新的治疗和研究领域。

5.25　量子共振与通信安全

量子共振是指在特定条件下，两个或多个量子系统可以以一种非常特殊的方式相互影响或交互。这种现象常常用于描述量子系统之间的纠缠态、量子计算和量子通信等领域的现象和应用。在量子共振中，系统的特定属性可能会出现强烈的相互作用，导致它们表现出非经典性质，这与我们在经典物理中所经历的经验是不同的。量子共振是量子力学研究的一个重要课题，它对于我们理解和利用量子世界具有重要的意义。

量子共振具有重要的科学价值和社会价值，以下是几个主要方面。

1.科学价值

(1)探索量子世界：量子共振帮助我们理解微观世界中奇特的现象和量子力学的基本原理，从而拓展我们对自然界的认知。

(2)理论物理：研究量子共振可以推动量子力学的理论研究，帮助我们更好地理解和描述量子系统的行为。

(3)量子计算与通信：量子共振是量子计算和量子通信的基础，这些领域有着巨大的潜力，可以在解决复杂问题和保护通信安全等方面发挥重要作用。

2.社会价值

(1)技术应用：量子共振有望推动量子技术的发展，包括更快速的计算、高效的通信、精确的测量等，这将给信息科技、医疗、能源等领域带来深远的影响。

(2)通信安全：利用量子共振的特性，可以实现量子密钥分发，保障通信的安全性，抵抗未来可能出现的量子计算攻击等。

(3)材料科学：量子共振的研究有助于发现新的材料，改进能源存储和转换技术,为可持续发展提供支持。

在传统通信系统中,信息的传输依赖于加密算法的保护。然而,随着计算技术的发展,未来量子计算机可能会破解当前常用的加密算法,这将给传统通信系统带来巨大的安全威胁。为了应对这一挑战,量子通信应运而生。量子通信利用量子力学的特性进行信息传输,其中最为重要的是量子密钥分发(quantum key distribution,QKD)技术。QKD技术充分利用了量子共振的纠缠态现象,以确保通信过程中的安全性。在QKD中,通信双方使用量子密钥分发的方法,通过发送量子比特来共享秘密密钥。由于量子测量原理的限制,任何窃听或攻击都会引起量子态的坍缩,从而被立即察觉。

因此,量子共振为通信安全提供了前所未有的保障,它可以有效地抵御未来可能出现的量子计算攻击。虽然量子通信技术还在发展阶段,但其潜力在于提供高度安全和保密性的通信手段,为未来信息社会构建更可靠的通信网络。

5.26 核战争生存指南

在过去数年里,美俄放弃了核武器军控条约,开始发展新型核武器,增加使用核武器的情况,使核战争风险显著上升。布鲁金斯学会(Brookings institution)估计,核战争爆发的可能性为10%~25%,远高于Covid-19死亡率的2.2%~4.9%(约翰霍普金斯大学数据)。历史的教训表明,人们往往低估了大规模冲突的可能性。美俄大规模核武器战争可能导致数亿人失去生命。普林斯顿大学模拟显示,战争初期可能导致9150万人伤亡。核爆炸短期可造成巨大冲击波、热辐射和辐射,长期后果包括癌症和环境污染。核战争将导致气候紊乱,可能触发核冬天和全球饥荒,对社会经济影响巨大,所以防范核战争需要国际合作和减少核武器。

1.核爆炸对人类短期的影响

(1)核爆炸短期内(大约10秒)可导致巨大冲击波、热和辐射,并立即在爆炸中心附近造成大量死亡和伤害。

(2)热辐射可引发广泛火灾,即使地下避难所内也可能因缺氧和一氧化碳中毒而致死。

(3)核爆炸使医疗救援资源达到极限,超出任何预设救援系统能力,导致巨大的人口流离失所危机。

2.核爆炸对人类的长期影响

(1)长期影响包括电离辐射导致的癌症、遗传损伤和环境污染,预计大气核试验将导致240万人死于癌症。

(2)核武器使用不足1%便可引发全球气候紊乱和广泛饥荒,核冬天可能毁灭整个生态系统。

(3)核战争将带来社会经济巨大冲击,发展中国家和边缘群体受害最严重,且核武器研发耗资巨大。

3.应急准备

如果不幸发生了核爆炸,以下紧急应急方案供读者参考。

(1)预防措施包括注册社区警报、置备应急物资包和家庭通信计划。

(2)面对核爆炸,寻找避难所,保护皮肤免受冲击波和高温伤害,前24小时内避难所内辐射水平迅速下降。

(3)爆炸后措施包括脱掉外层衣物、保持清洁、维持水分和食物安全、照顾自己和他人。

(4)如果核战争发生,搬迁至南半球可能是较好的生存选择,但预防和准备是关键,全球需共同努力消除核武器的威胁。

唯一完全消除核风险的方法就是从地球上消除核武器。因此,防止核战争是一项复杂的任务,需要各国持续努力、对话和合作,通过减少并最终消除核武器的威胁,为每个人创造更安全的世界。

参考文献

[1] 中华人民共和国民政部 . 2022 年民政事业发展统计公报[R]. 2022.

[2] THOMSON J. How Can We Predict a Nuclear War? [N] .Newsweek. 2022-11-4.

[3] WELLERSTEIN A, PATTON T, KÜTT M, et al. Science & Global Security[R]. Plan A.